Sleep Food – Besser schlafen durch die richtige Ernährung

Markus Dworak • Anna Hüsing

Sleep Food – Besser schlafen durch die richtige Ernährung

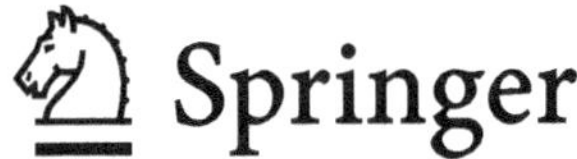
Springer

Markus Dworak
Düsseldorf, Deutschland

Anna Hüsing
Düsseldorf, Deutschland

ISBN 978-3-662-72728-7   ISBN 978-3-662-72729-4 (eBook)
https://doi.org/10.1007/978-3-662-72729-4

Die Deutsche Nationalbibliothek verzeichnet diese Publikation in der Deutschen Nationalbibliografie; detaillierte bibliografische Daten sind im Internet über https://portal.dnb.de abrufbar.

Einbandabbildung: © stanhert/ Generated with AI / Stock.adobe.com

Planung/Lektorat: Ken Kissinger
Springer ist ein Imprint der eingetragenen Gesellschaft Springer-Verlag GmbH, DE und ist ein Teil von Springer Nature.
Die Anschrift der Gesellschaft ist: Heidelberger Platz 3, 14197 Berlin, Germany

Wenn Sie dieses Produkt entsorgen, geben Sie das Papier bitte zum Recycling.

Einleitung

Schlaf gut, iss besser – oder umgekehrt?

Stellen Sie sich vor, Sie könnten Ihre Schlafqualität verbessern, ohne auf Matratzen, Melatonin oder Meditations-Apps zurückzugreifen – sondern ganz einfach über Ihren Teller. Klingt erstaunlich? Ist aber wissenschaftlich belegbar. Denn Schlaf und Ernährung sind keine voneinander getrennten Lebensbereiche, sondern eng miteinander verwoben. Sie beeinflussen sich gegenseitig – täglich, stündlich, manchmal sogar bissenweise.

In unserem modernen Alltag geraten beide schnell unter Druck: Wir schlafen zu wenig, zu unregelmäßig und oft nicht tief genug. Gleichzeitig fällt es uns schwer, uns ausgewogen zu ernähren – zwischen Beruf, Familie und dem nächsten Termin greifen viele zu schnellen, nährstoffarmen Lösungen. Die Folge: ein gestörter Biorhythmus, Heißhunger, Übergewicht, Konzentrationsprobleme – und ein Gefühl von chronischer Erschöpfung.

Doch was wäre, wenn wir lernen könnten, diese beiden Säulen unserer Gesundheit nicht getrennt, sondern im Zusammenspiel zu stärken? Genau hier setzt Sleep Food an. Dieses Buch möchte Ihnen zeigen, wie eng Schlafverhalten, Essverhalten und unser Stoffwechsel zusammenhängen – und wie wir durch gezielte Ernährung unseren Schlaf positiv beeinflussen können.

Wissenschaftliche Studien der letzten Jahre liefern spannende Erkenntnisse: Schlafmangel verändert unser Hunger- und Sättigungsempfinden, steigert das Verlangen nach kalorienreicher Nahrung und verlangsamt den Stoffwechsel. Umgekehrt wirken bestimmte Nährstoffe, Mahlzeiten und Essgewohnheiten direkt auf unser Schlafzentrum im Gehirn – sie beeinflussen Einschlafzeit, Schlafdauer und Tiefschlafphasen.

Dabei geht es nicht um Diäten oder starre Ernährungspläne. Es geht um ein besseres Verständnis für die biologischen Prozesse in unserem Körper – und darum, wie wir durch kleine Veränderungen Großes bewirken können: besser schlafen, erholter aufwachen, mehr Energie haben und gesünder leben. Sleep Food verbindet Erkenntnisse aus der Chronobiologie, Ernährungswissenschaft und Schlafforschung mit praktischen Tipps für den Alltag. Sie erfahren, welche Makro- und Mikronährstoffe eine schlaffördernde Wirkung haben, was Schlafräuber in der Ernährung sind, wie Nahrungsergänzungsmittel sinnvoll eingesetzt werden können – und wie sich all das mit Genuss und Lebensfreude vereinbaren lässt. Am Ende erwartet Sie eine Auswahl an Rezepten, die nicht nur gut schmecken, sondern auch Ihre innere Uhr in Balance bringen.

Dieses Buch ist für alle, die sich nicht mit schlechten Nächten abfinden wollen. Für alle, die spüren, dass Gesundheit mehr ist als ein gutes Blutbild. Und für alle, die bereit sind, ihren Schlaf und ihre Ernährung als Team zu betrachten – als Schlüssel zu mehr Wohlbefinden, Leistungsfähigkeit und Lebensqualität.

Wir wünschen Ihnen viel Spaß beim Lesen!

Markus Dworak

Anna Hüsing

Inhaltsverzeichnis

1

Schlaf und Ernährung- Zwei Säulen unserer Gesundheit

1.1 Wodurch wird unsere Gesundheit definiert

Was ist eigentlich Gesundheit? Diese scheinbar einfache Frage eröffnet ein komplexes Feld, in dem biologische, psychologische und soziale Faktoren miteinander verflochten sind. Die Weltgesundheitsorganisation (WHO) definierte bereits 1946 Gesundheit als „einen Zustand vollständigen körperlichen, geistigen und sozialen Wohlbefindens und nicht nur das Freisein von Krankheit oder Gebrechen" – ein Anspruch, der bis heute richtungsweisend, aber auch herausfordernd ist (WHO, 1946).

Gesundheit ist demnach nicht bloß ein passiver Zustand, sondern ein aktiver Prozess des Gleichgewichts, der ständig durch innere und äußere Reize moduliert wird. Dieses Gleichgewicht betrifft die Funktion zentraler Körper- und Regulationssysteme – vom endokrinen System über das Immunsystem bis hin zum autonomen Nervensystem. Auch mentale Stabilität, Stressresilienz und soziale Einbettung sind Schlüsselfaktoren für unser Wohlbefinden, unsere Leistungsfähigkeit und letztlich auch für unsere Lebensspanne (Longevity).

Die biopsychosoziale Perspektive
Ein ganzheitliches Verständnis von Gesundheit basiert heute auf dem sogenannten biopsychosozialen Modell. Es beschreibt Gesundheit als das Ergebnis des Zusammenspiels von biologischen Faktoren (z. B. Genetik, Ernährung, Schlaf), psychischen Aspekten (z. B. Stressverarbeitung, Emotionen, Kognition) und sozialen Einflüssen (z. B. Beziehungen, Beruf, Umwelt). Dieses

M. Dworak, A. Hüsing, *Sleep Food – Besser schlafen durch die richtige Ernährung*, https://doi.org/10.1007/978-3-662-72729-4_1

Modell hat sich in der modernen Gesundheitswissenschaft und Medizin durchgesetzt, weil es sowohl objektive Befunde (Laborwerte, Symptome) als auch subjektive Erfahrungen (Wohlbefinden, Lebensqualität) integriert (Engel, 1977).

Zwei biologische Säulen stechen dabei in ihrer Wirkungskraft besonders hervor: Schlaf und Ernährung. Beide sind essenzielle Voraussetzungen für körperliche und geistige Gesundheit – und sie interagieren auf vielfältige Weise miteinander. In der Longevity-Forschung gewinnen sie zunehmend an Bedeutung, da sie stark mit Biomarkern für biologische Alterung, Zellreparaturmechanismen und systemische Entzündungsprozesse in Verbindung stehen.

Schlaf und Ernährung – mehr als nur Lebensstil

Während Ernährung oft bewusst gestaltet wird, ist der Schlaf ein Bereich, dem lange zu wenig Aufmerksamkeit geschenkt wurde. Doch mittlerweile ist klar: Schlaf ist kein passiver Ruhezustand, sondern ein hochaktiver, biologisch gesteuerter Regenerationsprozess. Er beeinflusst das Immunsystem, den Glukosestoffwechsel, den Blutdruck, die emotionale Verarbeitung und die Gedächtniskonsolidierung (Walker, 2017). Chronischer Schlafmangel wird heute mit einem erhöhten Risiko für Übergewicht, Typ-2-Diabetes, Depressionen, kardiovaskuläre Erkrankungen und neurodegenerative Prozesse in Verbindung gebracht (Medic et al., 2017) – allesamt Erkrankungen, die eng mit einer reduzierten Lebenserwartung verknüpft sind.

Gleichzeitig ist Ernährung nicht nur Energielieferant, sondern auch ein zentrales Regulationsinstrument für zirkadiane Rhythmen, die Zellalterung und die Produktion schlaffördernder Neurotransmitter wie Serotonin und Melatonin (Peuhkuri et al., 2012). Mangelernährung, einseitige Diäten oder unregelmäßige Mahlzeiten wirken direkt auf unseren Biorhythmus, unsere Hormonlage und damit auch auf die Qualität unserer nächtlichen Erholung.

Die moderne Chrononutrition-Forschung zeigt, dass das „Wann" des Essens genauso bedeutsam ist wie das „Was" – etwa durch den Effekt von Spätmahlzeiten auf die nächtliche Schlafarchitektur oder durch die Beeinflussung der nächtlichen Thermoregulation durch bestimmte Lebensmittel (Almoosawi et al., 2013). Auch hier eröffnen sich spannende Perspektiven für die Langlebigkeitsforschung: Ein stabiler zirkadianer Rhythmus, verbunden mit zeitlich strukturierter Nahrungsaufnahme, scheint entzündungshemmend zu wirken und den Alterungsprozess auf zellulärer Ebene zu verlangsamen.

Gesundheit ist also nicht einfach vorhanden oder abwesend – sie entsteht im täglichen Zusammenspiel unserer Verhaltensweisen. Schlaf und Ernährung gehören zu den wenigen Faktoren, die wir jeden Tag aktiv beeinflussen können. Wer besser schläft, trifft nachweislich gesündere Essentscheidungen, hat eine bessere Glukosetoleranz und reguliert seine Appetit- und Sättigungshormone effizienter (Spiegel et al., 2004a, b, c). Umgekehrt kann eine nährstoffreiche, zirkadian abgestimmte Ernährung die Schlafqualität verbessern, das Einschlafen erleichtern und Tiefschlafphasen verlängern.

Das Bewusstsein für diese Wechselwirkungen bietet nicht nur unmittelbare Vorteile für Energie, Stimmung und Stoffwechsel – es öffnet auch Türen für langfristige Gesundheitsziele wie gesunde Langlebigkeit, Resilienz gegenüber altersassoziierten Erkrankungen und eine höhere Lebensqualität im Alter.

1.2   Die Funktion des Schlafs

Schlaf ist eine der grundlegendsten Verhaltensweisen des Menschen – und zugleich eine der mächtigsten Regenerationsressourcen, die unser Körper kennt. Obwohl wir rund ein Drittel unseres Lebens schlafend verbringen, wird seine Bedeutung im Alltag oft unterschätzt. Dabei zeigen immer mehr wissenschaftliche Studien: Schlaf ist nicht nur notwendig für kurzfristige Erholung, sondern beeinflusst langfristig nahezu alle gesundheitsrelevanten Systeme unseres Körpers – inklusive der Stoffwechselprozesse, die durch unsere Ernährung gesteuert werden. In der Kombination mit nährstoffreicher Ernährung wird Schlaf zur zentralen Stellschraube für Gesundheit und gesunde Lebensjahre (healthspan).

Schlaf ist aktive Regeneration – nicht passive Ruhe

Die Vorstellung, dass der Schlaf ein passives „Abschalten" des Körpers sei, gilt längst als überholt. Vielmehr handelt es sich um eine Phase intensiver biologischer Aktivität – nur eben auf andere Art. Während der Tiefschlafphasen (N3-Stadium, *Slow-Wave Sleep*) sinken Blutdruck, Herzfrequenz und Körpertemperatur ab, die Muskeln entspannen, und das Gehirn fährt seine Aktivität auf ein Minimum herunter. Diese metabolische Reduktion ist kein Zeichen von Inaktivität, sondern gezielte Ressourcenlenkung: Das Gehirn nutzt diesen Zustand, um zelluläre Reparaturprozesse einzuleiten, Abfallprodukte aus dem Interzellularraum zu entfernen (z. B. über das glymphatische System) und die Energiespeicher (ATP) wieder aufzufüllen (Dworak et al., 2010).

Gleichzeitig kommt es zu einer verstärkten Ausschüttung regenerativer Hormone wie dem **Wachstumshormon (GH),** das insbesondere in der Tiefschlafphase pulsatil freigesetzt wird und wichtige anabole Prozesse in Gang setzt – darunter Muskelregeneration, Fettstoffwechsel, Gewebereparatur und Zellneubildung. Diese Prozesse bilden die biologische Grundlage für

Erholung, Regeneration und letztlich auch den Schutz vor vorzeitiger Zellalterung. In der Longevity-Forschung wird diese nächtliche GH-Ausschüttung daher zunehmend als Marker für „funktionalen Tiefschlaf" interpretiert (Leproult & Van Cauter, 2011).

Ein erholsamer Schlaf ist die Voraussetzung für einen stabilen Stoffwechsel. Schon eine einzige Nacht mit zu wenig Schlaf kann die **Insulinsensitivität** signifikant reduzieren – ein Effekt, der dem eines prädiabetischen Zustands ähnelt. Spiegel et al. (2004a, b, c) zeigten, dass Schlafmangel mit erhöhten Ghrelin- (Hungerhormon) und reduzierten Leptinspiegeln (Sättigungshormon) einhergeht. Menschen, die zu wenig schlafen, haben tagsüber nicht nur mehr Appetit, sondern tendieren auch zu nährstoffarmen, energiedichten Lebensmitteln – ein Phänomen, das über Veränderungen im Belohnungssystem des Gehirns erklärt werden kann (Benedict et al., 2012a, b).

Zusätzlich steigt bei chronischem Schlafmangel der abendliche Cortisolspiegel – ein Hinweis auf eine gestörte Hormonachse (HPA-Achse). Dieses „Stresshormon" mobilisiert zwar kurzfristig Energie, wirkt aber langfristig katabol, immunsuppressiv und proentzündlich – mit negativen Folgen für Gewicht, Immunsystem und Zellalterung. Auf diese Prozesse werden wir im weiteren Verlauf des Buches näher eingehen.

Unsere biologischen Prozesse folgen einem 24-h-Rhythmus – gesteuert vom **Suprachiasmatischen Nukleus (SCN)** im Hypothalamus. Dieser zirkadiane Takt beeinflusst unter anderem unsere Körpertemperatur, Hormonsekretion, Verdauung, Essverhalten und kognitive Leistung. Schlaf ist dabei nicht nur Ausdruck dieses Rhythmus, sondern auch dessen Regulator.

Ein gestörter Schlaf-Wach-Rhythmus, wie er etwa bei Schichtarbeit oder Jetlag auftritt, bringt diese Abläufe durcheinander. Die Folge: gestörte Verdauungsenzyme, ineffiziente Nährstoffaufnahme, verschobene Insulinreaktion – und damit ein erhöhtes Risiko für Adipositas, metabolisches Syndrom und Typ-2-Diabetes (Zimmet et al., 2019). In Kombination mit falschen Mahlzeitenzeiten wird der circadiane Rhythmus zusätzlich belastet – weshalb aktuelle Empfehlungen zunehmend auf *Chrononutrition* setzen: also die Abstimmung von Essenszeiten auf die innere Uhr.

Im Kontext der Langlebigkeit wird Schlaf zu einem zentralen Gesundheitsfaktor. Studien zeigen, dass Menschen mit guter Schlafqualität nicht nur seltener an Herz-Kreislauf- oder Stoffwechselerkrankungen leiden, sondern auch einen niedrigeren **biologischen Alterungsgrad** aufweisen – gemessen über epigenetische Marker (Carroll et al., 2019). Tiefer, regelmäßiger Schlaf korreliert mit einer besseren mitochondrialen Funktion, einer geringeren inflammatorischen Last („inflammaging") und einer stabileren Telomerstruktur –

alles Faktoren, die mit längerer Lebenserwartung und gesunder Zellfunktion in Verbindung stehen (Xie et al., 2013).

1.2.1 Warum müssen wir schlafen?

Die Frage, warum wir schlafen müssen, gehört zu den ältesten ungelösten Rätseln der Biologie – und zugleich zu den faszinierendsten. Warum sollte ein Lebewesen – inmitten potenzieller Gefahren und ohne die Möglichkeit, zu essen, sich zu vermehren oder zu fliehen – ein Drittel seines Lebens im Zustand der „Bewusstlosigkeit" verbringen? Die Antwort: Weil Schlaf nicht verzichtbar ist. Er ist ein biologischer Imperativ. Kein Organismus, der über ein Nervensystem verfügt, kann langfristig ohne ihn überleben.

Doch Schlaf ist nicht nur notwendig für das Überleben. Er ist essenziell für Funktionalität, Balance und Vitalität – für Körper, Geist und Stoffwechsel. In den letzten zwei Jahrzehnten hat die moderne Schlafforschung die Bedeutung des Schlafs auf ein neues Niveau gehoben: Er ist nicht einfach eine Pause, sondern ein aktiver, feinregulierter Zustand, der sämtliche Systeme unseres Körpers beeinflusst – von der neuronalen Informationsverarbeitung bis zur zellulären Entgiftung, vom Hormonhaushalt bis zur Immunabwehr.

Und gerade im Kontext von Ernährung und Langlebigkeit wird deutlich: Wer besser schläft, lebt gesünder, hat einen stabileren Stoffwechsel und altert langsamer – auf molekularer Ebene.

Schlaf als Grundvoraussetzung für Gehirnfunktion und mentale Gesundheit

Unser Gehirn ist eines der energieintensivsten Organe des Körpers. Obwohl es nur etwa 2 % unseres Körpergewichts ausmacht, verbraucht es rund 20–25 % der gesamten Energie – insbesondere im Wachzustand, wenn Reize verarbeitet, Entscheidungen getroffen und Bewegungen geplant werden. Dieser hohe Verbrauch erzeugt nicht nur neuronalen „Datenmüll", sondern auch molekulare Nebenprodukte des Energiestoffwechsels – darunter oxidative Metabolite, Entzündungsmarker und neurotoxische Abfallstoffe wie β-Amyloid.

Im Schlaf – insbesondere während des Tiefschlafs – aktiviert das Gehirn sein **glymphatisches System,** das funktional dem lymphatischen System des Körpers ähnelt, aber spezifisch für das Gehirn zuständig ist. Es sorgt für die „Reinigung" des Gehirns, indem es diese Abfallprodukte abtransportiert und damit entscheidend zur Neuroprotektion beiträgt (Xie et al., 2013). Diese Entgiftung ist nicht nur für kognitive Leistungsfähigkeit, sondern auch für die Prävention neurodegenerativer Erkrankungen wie Alzheimer relevant – und gilt in der modernen Longevity-Forschung als potenzieller Schlüsselprozess für gesunde Hirnalterung.

Gleichzeitig kommt es im Schlaf zur **Gedächtniskonsolidierung,** zum Transfer von Informationen vom Hippocampus ins Langzeitgedächtnis sowie zur emotionalen Verarbeitung. Auch psychische Resilienz – also unsere Fähigkeit, mit Stress, Unsicherheit und negativen Emotionen umzugehen – wird im Schlaf gestärkt. Studien zeigen, dass Schlafmangel mit erhöhter Reizbarkeit, depressiven Symptomen und sogar mit einem erhöhten Risiko für Angststörungen und Burnout einhergeht (Walker, 2017).

Schlaf als Koordinator unseres Energiehaushalts und Metabolismus

Eine der wichtigsten Funktionen des Schlafs – und zugleich ein zentrales Thema in diesem Buch – ist seine Rolle im **Energiestoffwechsel.** Schlaf ist der Moment, in dem der Körper bilanziert, reguliert und regeneriert. Während wir schlafen, verändert sich unser hormonelles Gleichgewicht grundlegend: Insulinempfindlichkeit steigt, Cortisol fällt, Wachstumshormone nehmen zu. Diese Konstellation schafft ideale Bedingungen für Fettabbau, Zellreparatur und Energieeinsparung.

Der Körper nutzt die nächtliche Phase nicht nur zur Erholung, sondern auch zur „Neujustierung" seiner Stoffwechselwege:

- Leberglykogen wird wieder aufgebaut.
- ATP-Speicher im Gehirn regenerieren sich (Dworak et al., 2010).
- Die Lipidoxidation wird gefördert – insbesondere bei frühem Schlafbeginn und nährstoffangepasster Ernährung.

Umgekehrt kann ein Schlafmangel bereits nach wenigen Nächten zu **Störungen im Glukosemetabolismus** führen, wie Studien eindrucksvoll zeigen: Schlafdeprivation führt zu einer Reduktion der Insulinsensitivität um bis zu 30 % – vergleichbar mit einem prädiabetischen Zustand (Buxton et al., 2012a, b). Menschen mit chronischem Schlafmangel zeigen zudem erhöhte Nüchtern-Insulinspiegel, was auf eine kompensatorische Überproduktion hindeutet – ein langfristiger Risikofaktor für Typ-2-Diabetes, viszerale Adipositas und chronische Entzündungen.

Schlaf schützt vor systemischer Entzündung und beschleunigter Alterung

Ein erholsamer Schlaf wirkt **entzündungshemmend** – ein entscheidender Aspekt im Kontext von *healthy aging.* Chronischer Schlafmangel oder fragmentierter Schlaf sind mit erhöhten zirkulierenden Spiegeln pro-inflammatorischer Zytokine wie Interleukin-6 (IL-6) und Tumor-Nekrose-Faktor alpha (TNF-α) assoziiert (Irwin, 2015). Diese molekularen Marker stehen im Zentrum zahlreicher altersassoziierter Erkrankungen, von Arteriosklerose über Insulinresistenz bis hin zu neurodegenerativen Prozessen.

Der Schlaf scheint hier wie ein natürlicher **Anti-Entzündungsprozess** zu wirken – durch die Aktivierung parasympathischer Mechanismen, die Reduktion oxidativen Stresses und die Hemmung proentzündlicher Signalwege. In Kombination mit einer antientzündlichen Ernährung – reich an Omega-3-Fettsäuren, Polyphenolen, Magnesium und Pflanzenstoffen – entsteht so eine synergetische Wirkung auf die Regulation des Immunsystems und die „Verlangsamung" biologischer Alterung.

Schlaf ist essentiell für Hormonbalance und Essverhalten

Schlaf ist ein hormoneller Orchestrator. In kaum einem anderen Zustand kommt es zu einer so fein abgestimmten Ausschüttung unterschiedlicher Hormone. Neben dem bereits erwähnten **Wachstumshormon** wird im Schlaf auch das appetitregulierende Hormon Leptin verstärkt freigesetzt, während das Hungerhormon Ghrelin sinkt – eine Balance, die durch Schlafmangel schnell aus dem Gleichgewicht gerät.

Spannend ist in diesem Zusammenhang auch der Einfluss von **Melatonin,** dem „Schlafhormon", das am Abend in der Zirbeldrüse produziert wird. Melatonin hat nicht nur schlaffördernde Wirkung, sondern beeinflusst auch die **Insulinfreisetzung,** die mitochondriale Energieproduktion und die antioxidative Kapazität der Zellen (Hardeland, 2012). In der Longevity-Forschung wird Melatonin daher nicht nur als Zeitgeber, sondern als potenziell *geroprotektives Molekül* diskutiert.

Fazit

Wir müssen schlafen – nicht trotz unserer biologischen Komplexität, sondern genau deshalb. Schlaf ist ein intelligentes Programm der Natur, das Gesundheit, Stoffwechsel, Gehirnleistung und Lebenserwartung schützt. In seiner idealen Form ist er synchronisiert mit unseren inneren Rhythmen, hormonell fein abgestimmt und eingebettet in einen nährstoffreichen Lebensstil.

Ein Körper, der regelmäßig und tief schläft, regeneriert nicht nue besser lebt länger. Und wer seine Ernährung so gestaltet, dass sie den Schlaf unterstützt, hat ein effektives Werkzeug an der Hand, um Gesundheit auf allen Ebenen zu stärken.

1.2.2 Was passiert im Schlaf?

Während wir schlafen, scheint unser Körper äußerlich zur Ruhe zu kommen: Die Muskeln entspannen, das Bewusstsein schaltet ab, Herzschlag und Atmung verlangsamen sich. Doch dieser äußere Eindruck trügt. Im Inneren läuft ein hochkomplexes Programm ab – präzise gesteuert, fein abgestimmt und in seiner Wirkung tiefgreifend. Der Schlaf ist eine dynamische Abfolge neurobiologischer und physiologischer Prozesse, die eng mit unserem Stoffwechsel, unserer Hormonregulation und der Funktion unserer Organe verknüpft sind.

Diese Vorgänge vollziehen sich in verschiedenen **Schlafphasen,** die sich zyklisch wiederholen und spezifische Aufgaben übernehmen. Ein gesunder Schlaf besteht aus vier bis sechs solcher Zyklen pro Nacht – jeder etwa 90 bis 110 min lang – und enthält sowohl Phasen des Leicht- und Tiefschlafs als auch des REM-Schlafs (Abb. 1.1). Jeder dieser Zustände aktiviert unterschiedliche biologische Funktionen, die in ihrer Gesamtheit entscheidend für Gesundheit und Langlebigkeit sind.

Die Abbildung zeigt die typischen Veränderungen der EEG-Aktivität in den einzelnen Schlafstadien während der Nacht. Der Schlaf gliedert sich in wiederkehrende Zyklen aus **Non-REM-Schlaf (Stadium 1–4)** und **REM-Schlaf.** In der **ersten Nachthälfte** überwiegen die tiefen Schlafstadien (Stadium 3 und 4, Slow-Wave-Schlaf), die vor allem der **körperlichen Erholung und Energieregeneration** dienen. In der **zweiten Nachthälfte** treten vermehrt **REM-Phasen** und Leichtschlafstadien auf, die für **Traumaktivität, Gedächtniskonsolidierung und emotionale Verarbeitung** relevant sind. Der Wechsel zwischen den Phasen folgt einem zyklischen Muster von etwa 90 min Dauer und wiederholt sich durchschnittlich vier- bis sechsmal pro Nacht.

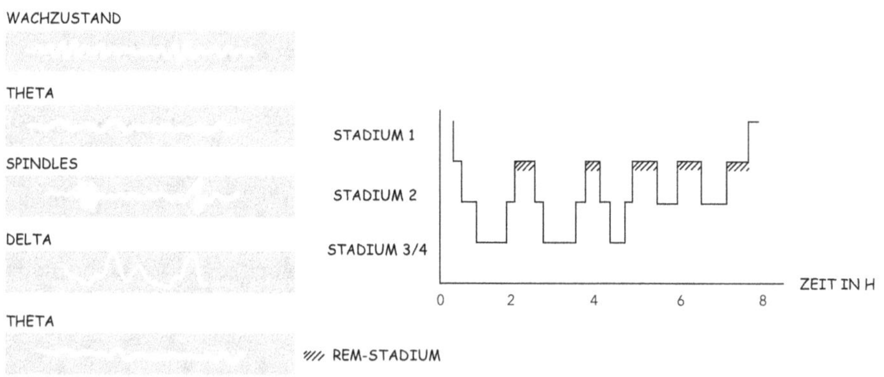

Abb. 1.1 Schematische Darstellung der Schlafphasen über den Nachtverlauf

Tiefschlaf: Zellreparatur, Energieaufbau und metabolische Optimierung
Die tiefsten Erholungsprozesse laufen im **Tiefschlaf (Stadium N3, Slow-Wave Sleep)** ab. Diese Phase macht etwa 15–25 % des Gesamtschlafs aus, ist besonders zu Beginn der Nacht dominant und wird durch langsame Delta-Wellen im EEG charakterisiert. Während dieser Zeit sinken Herzfrequenz, Blutdruck und Körpertemperatur – gleichzeitig jedoch laufen auf zellulärer Ebene Prozesse auf Hochtouren:

- **Energiespeicher füllen sich auf:** Die ATP-Produktion (Adenosintriphosphat) im Gehirn erreicht im Tiefschlaf ihr Maximum. Diese Energieeinlagerung ist notwendig für die Funktion des Gehirns im Wachzustand (Dworak et al., 2010).
- **Zelluläre Reparaturprozesse:** Wachstumshormone (GH) fördern die Regeneration von Muskeln, Gewebe und Haut. Gleichzeitig wird das Immunsystem aktiviert, um beschädigte Zellen zu eliminieren.
- **Fettstoffwechsel:** Der Tiefschlaf fördert die Lipidoxidation – insbesondere in der Kombination mit einer nährstoffbewussten, abendlichen Ernährung.
- **Reinigung des Gehirns:** Das glymphatische System entfernt neurotoxische Metabolite wie β-Amyloid – ein Schutzmechanismus gegen neuro-degenerative Erkrankungen (Xie et al., 2013).

Diese Prozesse machen den Tiefschlaf zu einer Art „nächtlicher Reparatur-werkstatt". Menschen mit ausreichend Tiefschlaf sind nachweislich wider-standsfähiger gegenüber Stress, zeigen niedrigere Entzündungswerte im Blut und verfügen über eine höhere metabolische Flexibilität.

REM-Schlaf: Emotionale Regulation, kognitive Leistungsfähigkeit und neuroplastische Prozesse
Der **REM-Schlaf (Rapid Eye Movement)** ist die Phase mit der höchsten Ge-hirnaktivität. Sie tritt meist in der zweiten Nachthälfte auf und ist gekenn-zeichnet durch schnelle Augenbewegungen, lebhafte Träume und eine nahezu vollständige Muskelatonie (Muskelerschlaffung). Auch wenn der Körper ruht, ist das Gehirn in einem Zustand intensiver Aktivität – vergleichbar mit dem Wachzustand.

Was passiert dabei?
- **Gedächtnisbildung:** Der REM-Schlaf unterstützt die Konsolidierung emotionaler und prozeduraler Erinnerungen.

- **Emotionale Verarbeitung:** Studien zeigen, dass der REM-Schlaf dabei hilft, emotionale Erlebnisse des Tages zu verarbeiten und die emotionale Reaktionsfähigkeit zu modulieren (van der Helm et al., 2011).
- **Neuroplastizität:** Neue neuronale Verbindungen werden gestärkt oder gelöscht – ein Prozess, der auch durch Nährstoffe wie Omega-3-Fettsäuren, B-Vitamine oder Antioxidantien unterstützt werden kann.

Im REM-Schlaf „sortiert" das Gehirn Informationen, bewertet Erlebtes und stärkt neuronale Netzwerke. Ein regelmäßiger, ungestörter REM-Anteil steht in engem Zusammenhang mit psychischer Gesundheit, Entscheidungsfähigkeit und mentaler Widerstandskraft.

Leichtschlaf und Übergangsphasen: Stabilisierende Funktion und metabolische Taktung

Der **Leichtschlaf (Stadium N1 und N2)** macht etwa 50 % unseres Gesamtschlafs aus. Diese Phasen gelten oft als weniger „erholsam", spielen aber eine wichtige Rolle:

- **Stabilisierung des Schlafes:** Schlafspindeln und K-Komplexe schützen vor Aufwachen durch äußere Reize.
- **Sensorisches „Runterfahren":** Die Sinne schalten sich zunehmend ab – ein Prozess, der durch bestimmte Aminosäuren (z. B. Tryptophan) unterstützt werden kann.
- **Zirkadiane Taktung:** Leichtschlafphasen modulieren hormonelle Rhythmen, darunter die nächtliche Ausschüttung von Melatonin, Prolaktin und Schilddrüsenhormonen.

Besonders bei sensiblen Schläfern oder in stressreichen Lebensphasen ist eine gesunde Leichtschlafstruktur wichtig, um den Schlaf insgesamt stabil und effektiv zu halten.

Schlafzyklen: Der Rhythmus der Nacht – und seine Bedeutung für Stoffwechsel und Appetit

Im Verlauf der Nacht verändern sich die **Schlafzyklen dynamisch.** Die erste Nachthälfte ist tiefschlafdominiert und somit besonders regenerativ. Die zweite Nachthälfte enthält mehr REM-Anteile und ist daher kognitiv und emotional bedeutender. Wer zu früh oder mitten in der Nacht aufwacht, verpasst unter Umständen wichtige Regenerationsphasen – mit Folgen für Stimmung, Konzentration und Stoffwechselbalance am nächsten Tag.

Ein stabiler Schlafzyklus unterstützt:

- Die circadiane Rhythmik der Verdauung (z. B. morgendlicher Stuhlgang, Insulinempfindlichkeit).
- Die frühmorgendliche Cortisolfreisetzung (natürlicher „Wecker").
- Die nächtliche Leber-Entgiftung und Glukoneogenese.
- Den Aufbau von muskulärer Masse – vor allem bei proteinreicher Ernährung vor dem Schlaf.

Fazit: Schlaf ist ein biologisch getaktetes Orchester
Schlaf ist nicht ein passiver Verhaltenszustand – er ist ein **komplexer Ablauf** fein abgestimmter biologischer Prozesse, die sich gegenseitig ergänzen. Jede Schlafphase hat ihre Funktion – von der körperlichen Regeneration über die emotionale Stabilisierung bis zur energetischen Erneuerung. Und all diese Funktionen laufen in einer eng abgestimmten Reihenfolge ab und sind eng mit dem verknüpft. Achten wir auf einen regelmäßigen Schlafrhythmus und eine ausreichende Schlafdauer mit 7–8 h Schlaf pro Nacht, bringt der Schlaf zahlreiche gesundheitliche Vorteile mit sich und wird so zu einer tragenden Säule der Gesundheit und gesunden Langlebigkeit.

1.2.3 Schlaf und Stoffwechsel

Der Zusammenhang zwischen Schlaf und Stoffwechsel ist keine Einbahnstraße. Vielmehr handelt es sich um einen **dynamischen Dialog,** in dem beide Systeme in ständiger Wechselwirkung stehen: Der Zustand unseres Energiestoffwechsels beeinflusst maßgeblich, **wie müde wir werden, wie tief wir schlafen und wann wir erwachen.** Gleichzeitig steuert der Schlaf über hormonelle, neuronale und zelluläre Prozesse zentrale Komponenten unseres Stoffwechsels – von der **Glukoseverwertung** bis zur **Appetitregulation.** Diese bidirektionale Beziehung erklärt, warum Schlafmangel zu Gewichtszunahme, Stoffwechselstörungen und chronischer Erschöpfung führt – und warum gestörte Energieregulation Schlafqualität und Schlafstruktur beeinträchtigt.

1.2.3.1 Wie der Stoffwechsel den Schlaf beeinflusst

Schlaf ist weit mehr als ein passiver Erholungszustand – er ist ein hochregulierter physiologischer Prozess, der eng mit dem zellulären Energiestoffwechsel verknüpft ist. Insbesondere die Moleküle Adenosin, ATP, Kreatin und Glukose bilden zentrale Schnittstellen zwischen neuronaler Aktivität, Energieverbrauch und dem Bedürfnis nach Erholung. Sie spiegeln den energetischen Zustand des Gehirns wider – und modulieren maßgeblich, wann und wie wir schlafen.

Adenosin – Der molekulare Müdigkeitsbote

Eines der zentralen Signalmoleküle für die Schlafregulation ist Adenosin, ein Purin-Nukleosid, das als Abbauprodukt von ATP (Adenosintriphosphat) entsteht. Während des Tages – besonders bei hoher kognitiver Aktivität – wird ATP vermehrt verbraucht, wodurch sich Adenosin in neuronalen Synapsen und dem extrazellulären Raum anreichert. Je länger wir wach bleiben, desto stärker akkumuliert Adenosin und bindet an A1- und A2A-Rezeptoren im Gehirn, insbesondere im basalen Vorderhirn, Thalamus und präfrontalen Kortex. Diese Bindung hemmt wachheitsfördernde Neurotransmitter wie Dopamin und Noradrenalin – und löst so die Empfindung von Müdigkeit und Schlafdruck aus (Abb. 1.2).

In mehreren Studien konnte mittlerweile gezeigt werden, dass Adenosin mit der Dauer der Wachzeit linear zunimmt und als direkter Marker für den homöostatischen Schlafdruck dient (Basheer et al. 2004). Wird dieser Signalweg blockiert – etwa durch Koffein, einen Adenosinrezeptor-Antagonisten –, bleibt die Müdigkeit aus, was allerdings die Tiefschlafanteile in der folgenden Nacht reduziert.

Ein erhöhter Energieverbrauch während des Wachzustandes resultiert in der Entleerung zellulärer ATP-Speicher und der damit einhergehenden Steigerung der intrazellulären Adenosin-Konzentration. Adenosin wird dann aus den Zellen freigegeben und bindet an spezifische Rezeptoren (A1-Rezeptoren), die die neuronale Aktivität hemmen und die Müdigkeit entstehen lassen.

Nachfolgende bildgebende PET-Studien haben die Verfügbarkeit von Adenosinrezeptoren im menschlichen Gehirn in vivo untersucht. Diese konnten zeigen, dass Schlafmangel zu einer erhöhten Dichte und Bindungsfähigkeit von A1-Rezeptoren führt – insbesondere im präfrontalen Kortex und Thalamus (Elmenhorst et al., 2007). Dies wird als kompensatorische Reaktion auf die energetische Belastung interpretiert.

In einer späteren Arbeit zeigte das Team (Elmenhorst et al., 2012), dass interindividuelle Unterschiede in der Adenosinrezeptorverfügbarkeit mit der Schläfrigkeit am Tag und der kognitiven Performance nach Schlafrestriktion korrelieren. Somit ist Adenosin nicht nur molekularer Müdigkeitsmarker, sondern auch ein potenzieller biologischer Mediator zwischen Energieverbrauch, Ernährung und kognitiver Leistungsfähigkeit.

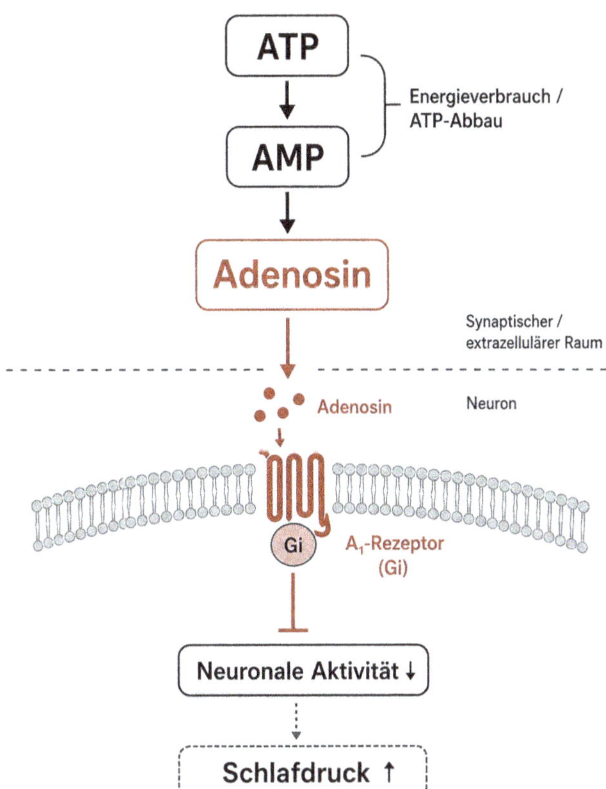

Abb. 1.2   Darstellung des ATP – Adenosin- Stoffwechselweges

Zudem wurde gezeigt, dass Adenosin ein neuroenergetischer Sensor ist, der sowohl auf zirkadiane Rhythmen als auch auf metabolischen Stress reagiert (Bauer et al., 2014). So kann z. B. eine überkalorische Ernährung oder eine entzündliche Stoffwechsellage zu einer verfrühten Akkumulation von Adenosin und damit zu Tagesmüdigkeit oder gestörtem zirkadianem Timing führen.

ATP – Schlaf als Energiereserve für das Gehirn

Während des Schlafs – insbesondere im Tiefschlaf (NREM-Stadium N3) – kommt es zur einer Reduktion des Energieverbrauchs im Gehirn. Dies begünstigt die Regeneration der zellulären ATP-Speicher im Gehirn. In eigenen Studien konnten wir zeigen, dass die ATP-Konzentration im Kortex während des Tiefschlafs signifikant ansteigt – vermutlich, um die tagsüber erschöpften

Energiequellen für neuronale Aktivität, synaptische Plastizität und Ionenhomöostase wiederherzustellen. Die Auffüllung der Energiespeicher korreliert stark mit der EEG Delta Aktivität, einem Marker für die Schlaftiefe. Man könnte nun annehmen, dass die ATP-Speicher nach der Auffüllung in den Tiefschlafphasen bis zum nächsten Morgen gefüllt bleiben. Dies scheint jedoch nicht der Fall zu sein. Der Anstieg der ATP Konzentrationen führt auf molekularer Ebene zu einem verbesserten ATP – AMP (Adenosin-Monophosphat) Verhältnis, wodurch zentrale Proteinkinasen wie die Adenosin-Monophosphat aktivierte Proteinkinase (AMPK) aktiviert werden und anabole Prozesse anstoßen. Diese Aufbauprozess bei Proteinen, Immunzellen etc. verbrauchen wiederum Energie, sind aber essentiell für die geistige und körperliche Regeneration. Diese energetische Regeneration erfordert nicht nur Schlaf selbst, sondern auch eine ausreichende Verfügbarkeit essenzieller Mikronährstoffe, darunter Magnesium, B-Vitamine, Coenzym Q10 und L-Carnitin, die für die mitochondrialen ATP-Zyklen essenziell sind.

Auf der anderen Seite kann ein dauerhaft niedriger ATP-Spiegel – etwa durch Unterzuckerung, chronischen Schlafmangel oder mitochondriale Dysfunktion – die Schlafarchitektur stören, zu vermehrtem nächtlichen Erwachen führen und den Tiefschlaf reduzieren.

Kreatin – Neuroenergetischer Puffer bei Schlafmangel

Neben ATP bildet Kreatin eine weitere zentrale Säule der zellulären Energiebereitstellung im Gehirn. Kreatin ist eine stickstoffhaltige Verbindung, die aus den Aminosäuren Arginin, Glycin und Methionin gebildet wird. Etwa die Hälfte des täglichen Bedarfs produziert der Körper selbst in Leber, Nieren und Pankreas, die andere Hälfte stammt aus der Nahrung – vor allem aus Fleisch und Fisch. Rund 90 bis 95 % des Kreatins befinden sich im Muskelgewebe, doch auch das Gehirn enthält nennenswerte Mengen, die für die Stabilisierung der Energieversorgung entscheidend sind. Seine Hauptfunktion erfüllt Kreatin über das Kreatin-Kreatinkinase-System: Hier wird Kreatin zu Phosphokreatin phosphoryliert, das als kurzfristiger Energiespeicher dient. Bei akutem Energiebedarf kann Phosphokreatin ein Phosphat auf ADP übertragen und so ATP regenerieren, die unmittelbare Energiewährung der Zellen. Dieses System wirkt wie ein metabolischer Puffer, der schnelle Energiefluktuationen ausgleicht und die zelluläre Homöostase stabilisiert. Damit ist Kreatin nicht nur für Muskelkraft und sportliche Leistungsfähigkeit bedeutsam, sondern auch für kognitive Prozesse, neuronale Plastizität und die Schlafregulation. Gerade in Situationen erhöhter Belastung oder bei Schlafmangel kann Kreatin helfen, die negativen Effekte einer reduzierten ATP-

Verfügbarkeit im Gehirn abzufedern und damit indirekt zur Erhaltung von Leistungsfähigkeit und Schlafqualität beitragen. Das Kreatin-Kreatinkinase-System ist insbesondere in kognitiv aktiven Arealen wie dem Hippocampus und dem präfrontalen Kortex stark exprimiert.

Kleine Schwankungen im ATP-Haushalt können große Auswirkungen auf neuronale Aktivität und Schlafarchitektur haben. Kreatin übernimmt hier eine Schlüsselrolle als schnell verfügbarer ATP-Puffer. Tierstudien von Dworak und Kollegen konnten zeigen, dass ATP-Konzentrationen im Kortex während des Schlafs wieder ansteigen – Schlaf ist also nicht nur Erholung, sondern ein aktiver Regenerationsprozess für Energiereserven. Genau hier setzt Kreatin an: Es stellt sicher, dass auch bei hoher Belastung oder Schlafrestriktion ausreichend ATP bereitsteht, um neuronale Aktivität und synaptische Prozesse aufrechtzuerhalten.

Die praktische Bedeutung dieses Mechanismus wurde in mehreren Humanstudien untersucht. Besonders hervorzuheben ist die Arbeit von Morris et al. (2015): In einer kontrollierten Studie zeigte sich, dass eine orale Kreatinsupplementierung die kognitive Leistungsfähigkeit unter Schlafentzug verbessern kann. Probanden, die Kreatin einnahmen, schnitten bei Aufmerksamkeitstests und Gedächtnisaufgaben deutlich besser ab als die Kontrollgruppe. Die Autoren führten dies auf die stabilisierte ATP-Bereitstellung im Gehirn zurück.

In eigenen Studien (Dworak et al., 2017) beleuchteten wir die Langzeitwirkung einer Kreatinsupplementierung bei Ratten. Nach vierwöchiger Einnahme zeigten die Tiere weniger Gesamtschlafzeit, verbrachten weniger Zeit im NREM-Schlaf und waren häufiger wach, insbesondere in den Ruhephasen. Gleichzeitig veränderten sich die Muster der Delta-Aktivität, die als Marker für den homöostatischen Schlafdruck gilt. Das sind Indizien dafür, dass Kreatin die homöostatische Schlafregulation moduliert, indem es den Energiemangel im Gehirn reduziert, der normalerweise als Signal für erhöhten Schlafdruck dient. Mit anderen Worten: Ist der Energiestatus durch Kreatin stabilisiert, benötigt der Organismus weniger Tiefschlaf, um das Gleichgewicht wiederherzustellen.

Auch beim Menschen konnte die Wirkung von Kreatin auf den Schlafstoffwechsel direkt nachgewiesen werden. In einer aktuellen Studie von Gordji-Nejad und Kollegen (2024) erhielten Probanden während einer Phase von Schlafentzug eine hohe Einzeldosis Kreatin. Mithilfe moderner bildgebender Verfahren zeigte sich, dass Kreatin die High-Energy-Phosphat-Verhältnisse im Gehirn stabilisierte und den Abfall des pH-Werts verhinderte, der typischerweise bei Schlafentzug auftritt. Gleichzeitig verbesserten sich die kognitive Verarbeitungsgeschwindigkeit und Gedächtnisleistung signifikant. Diese Ergebnisse unterstreichen, dass Kreatin akute metabolische Stressreaktionen des Gehirns bei Schlafmangel abfedern kann – eine Eigenschaft, die sowohl für Alltagsbelastungen als auch für klinische Szenarien wie Schichtarbeit oder Jetlag von Bedeutung sein könnte.

Kreatin ist somit weit mehr als ein Supplement für Sportler. Seine Funktion als zellulärer Energiespeicher und Puffer macht es zu einem wichtigen Akteur im Zusammenspiel von Stoffwechsel, Gehirn und Schlafregulation. Studien belegen, dass Kreatin sowohl die kognitive Leistungsfähigkeit bei Schlafentzug verbessern als auch den homöostatischen Schlafdruck modulieren kann. Während Tierstudien Hinweise darauf geben, dass Kreatin die Menge an benötigtem Tiefschlaf reduziert, zeigen Humanstudien, dass es akute Belastungen abfedern und die Gehirnenergie stabilisieren kann. Für ein Ernährungs- und Schlafkonzept wie *Sleep Food* eröffnet Kreatin damit einen spannenden Ansatzpunkt: als natürliche Ergänzung zur Stabilisierung des Energiestoffwechsels in Phasen, in denen Schlaf reduziert oder fragmentiert ist.

Glukose – Der Brennstoff für neuronale Homöostase

Als primärer Energieträger des zentralen Nervensystems spielt Glukose eine Schlüsselrolle für die Schlafarchitektur. Während des Wachzustands wird Glukose kontinuierlich verbraucht, um synaptische Aktivität, Transmitterumsatz und neuronale Feuerraten aufrechtzuerhalten. Im Tiefschlaf hingegen – speziell im NREM-Stadium – kommt es zu einer signifikanten Reduktion des Glukoseverbrauchs, wie Studien mit PET-Scans zeigten (Maquet et al., 1997).

Diese metabolische Drosselung ermöglicht dem Gehirn, Energie zu konservieren und Reparaturprozesse wie Synapsenabbau, oxidativen Stressabbau und DNA-Reparatur effizienter durchzuführen. Umgekehrt kann eine gestörte Glukosehomöostase, wie sie bei Spätsnacks mit hohem Zuckeranteil, Insulinresistenz oder nächtlicher Hypoglykämie auftreten kann, zu unruhigem Schlaf, nächtlichem Erwachen und gestörter REM-Schlafqualität führen. Dies unterstreicht die enge Verbindung zwischen glykämischer Kontrolle, Ernährung und Schlafqualität.

1.2.3.2   Wie Schlaf den Stoffwechsel beeinflusst

Schlaf ist ein zentraler Regulator des Energie- und Stoffwechselhaushalts, und in den letzten zwei Jahrzehnten haben zahlreiche Studien gezeigt, dass ein gestörter oder verkürzter Schlaf tiefgreifende Auswirkungen auf die Regulation von Appetit und das hormonelle Gleichgewicht hat. Diese Effekte sind nicht nur kurzfristig spürbar – etwa in Form von gesteigertem Hunger am Tag nach einer schlaflosen Nacht –, sondern können langfristig zu Übergewicht, Insulinresistenz und metabolischem Syndrom beitragen. Damit wird deutlich, dass Schlaf, Ernährung und Stoffwechsel keine voneinander getrennten Systeme sind, sondern in einem hochdynamischen Regelkreis miteinander verflochten sind. Besonders eindrucksvoll zeigen dies die Veränderungen zweier Schlüsselhormone: Ghrelin und Leptin. Ghrelin wird vor allem in der Magenschleimhaut gebildet und signalisiert Hunger, indem es im Hypothalamus ansetzt und Nahrungsaufnahme fördert. Leptin hingegen wird in den Fettzellen produziert und vermittelt Sättigung, indem es dem Gehirn signalisiert, dass die Energiespeicher ausreichend gefüllt sind. Unter normalen Bedingungen sorgen beide Hormone für ein feines Gleichgewicht zwischen Hunger und Sättigung, das Energieaufnahme und -verbrauch optimal reguliert. Schlafmangel jedoch verschiebt dieses Gleichgewicht auf ungünstige Weise: Schon wenige Nächte mit reduzierter Schlafdauer führen zu einem Anstieg von Ghrelin und gleichzeitig zu einer Absenkung der Leptinspiegel. Bereits die klassischen Arbeiten von Spiegel und Kollegen aus dem Jahr 2004 belegten, dass gesunde junge Männer nach zwei Nächten mit eingeschränkter Schlafdauer eine hormonelle Konstellation aufwiesen, die Hunger fördert und Sättigungssignale abschwächt. Parallel dazu berichteten die Probanden von gesteigertem Appetit, insbesondere auf energiedichte, süße und fettreiche Nahrungsmittel. Damit war erstmals auf eindrucksvolle Weise gezeigt, dass Schlaf nicht nur Erholung bedeutet, sondern unmittelbar mit der Regulation von Hunger- und Sättigungshormonen verbunden ist.

Dieser hormonelle Shift ist jedoch nur ein Teil des Bildes, denn auch das Gehirn reagiert empfindlich auf Schlafmangel. Funktionelle bildgebende Studien haben gezeigt, dass die Aktivität des dopaminergen Belohnungssystems unter Schlafentzug verstärkt wird. Besonders das Striatum, die Amygdala und der orbitofrontale Kortex reagieren deutlich stärker auf Nahrungsreize, wenn die Probanden vorher eine Nacht kaum oder gar nicht geschlafen haben. Eine vielbeachtete Untersuchung von Benedict und Kollegen aus dem Jahr 2012 zeigte, dass Probanden nach einer schlaflosen Nacht Bilder von Kuchen, Chips oder Schokolade als attraktiver bewerteten und dass die entsprechenden Hirnareale eine verstärkte Aktivierung zeigten. Gleichzeitig war die Aktivität im präfrontalen Kortex, der für Impulskontrolle und rationales Entscheiden zuständig ist, reduziert. Damit entsteht eine gefährliche Kombination: die Attraktivität kalorienreicher Lebensmittel steigt, während die Fähigkeit, Versuchungen zu widerstehen, sinkt. Dies erklärt, warum Schlafmangel häufig mit gesteigerter Kalorienaufnahme verbunden ist und warum die Wahl der Nahrungsmittel besonders stark in Richtung fettreich und zuckerhaltig verschoben ist.

Neben Ghrelin und Leptin sowie den neurobiologischen Veränderungen des Belohnungssystems beeinflusst Schlafmangel auch weitere Hormonsysteme, die für den Energiestoffwechsel zentral sind. Besonders hervorzuheben ist hier die Insulin-Glukose-Achse. Schon wenige Nächte mit eingeschränktem Schlaf reichen aus, um die Insulinsensitivität der Gewebe zu reduzieren und die Glukosewerte im Blut ansteigen zu lassen. Spiegel und Kollegen berichteten bereits 1999, dass eine Woche mit nur vier Stunden Schlaf pro Nacht bei gesunden Probanden zu einer um bis zu 40 % reduzierten Glukosetoleranz führte – ein Wert, wie er ansonsten bei älteren Menschen oder Prädiabetikern beobachtet wird. Die Konsequenzen sind weitreichend: Am Tag nach einer schlafarmen Nacht reagiert der Körper weniger effektiv auf Kohlenhydrate, der Blutzuckerspiegel steigt nach den Mahlzeiten stärker an, und die Regulation durch Insulin ist beeinträchtigt. Dies führt nicht nur zu einem erhöhten Risiko für die Entwicklung von Typ-2-Diabetes, sondern beeinflusst auch direkt das Essverhalten, da Blutzuckerschwankungen eng mit dem Hunger- und Sättigungszentrum im Hypothalamus verknüpft sind. Instabile Blutzuckerverläufe fördern Heißhungerattacken, insbesondere auf schnell verfügbare Kohlenhydrate, die den Blutzuckerspiegel rasch ansteigen lassen.

Ein weiterer Faktor, der in diesem Kontext nicht vernachlässigt werden darf, ist das Stresshormon Cortisol. Normalerweise zeigt Cortisol einen klaren Tagesrhythmus: Es erreicht in den frühen Morgenstunden seinen Höhepunkt, fällt im Tagesverlauf ab und ist in der Nacht niedrig (Abb. 1.3). Schlafmangel oder fragmentierter Schlaf stören diesen Rhythmus und führen zu einer erhöhten nächtlichen Cortisolausschüttung. Dies hat mehrere Folgen: Zum einen steigert Cortisol den Blutzuckerspiegel, indem es die Glukoseproduktion in der Leber anregt, zum anderen verstärkt es das Hungergefühl und fördert die Einlagerung von Fett im Bauchraum. Damit erklärt die Kombination aus gestörtem Cortisolrhythmus und veränderten Hungerhormonen, warum chronischer Schlafmangel so eng mit Gewichtszunahme und insbesondere mit viszeraler Adipositas verbunden ist.

Die Grafik zeigt den typischen tageszeitlichen Verlauf der beiden zentralen Hormone, die den Schlaf-Wach-Rhythmus steuern. Während **Melatonin** (hellgraue Kurve) in den Abendstunden mit zunehmender Dunkelheit ansteigt, erreicht es in der **ersten Nachthälfte** seine höchsten Konzentrationen und signalisiert dem Körper „Nacht" und Schlafbereitschaft. In den frühen Morgenstunden sinkt der Spiegel rasch ab. **Cortisol** (dunkle Kurve) zeigt den

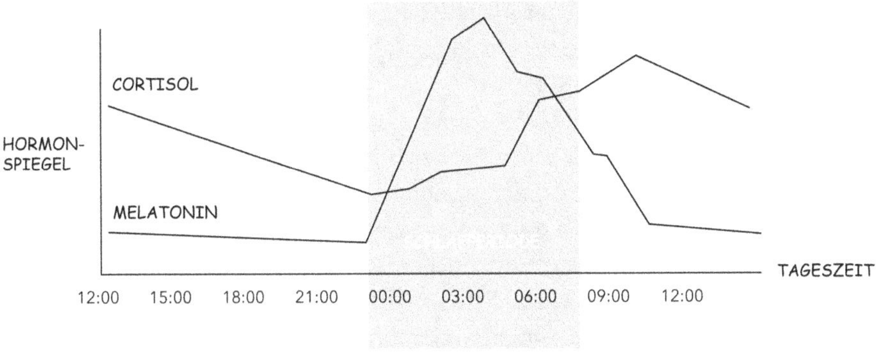

Abb. 1.3 Circadianer Verlauf der Hormone Cortisol und Melatonin im 24-Stunden-Rhythmus

entgegengesetzten Verlauf: Es bleibt während der Nacht niedrig, steigt aber gegen **4–6 Uhr morgens** stark an („Cortisol-Aufwachreaktion") und erreicht kurz nach dem Erwachen sein Maximum. Diese gegenläufige Rhythmik sorgt dafür, dass der Organismus abends in den Ruhemodus übergeht und morgens aktivierungsbereit ist.

Langfristig bleiben diese Veränderungen nicht ohne Konsequenzen. Prospektive Kohortenstudien haben gezeigt, dass Menschen, die regelmäßig weniger als sechs Stunden pro Nacht schlafen, ein deutlich erhöhtes Risiko für Gewichtszunahme und Adipositas aufweisen. Die zugrunde liegenden Mechanismen sind komplex und multifaktoriell: gesteigerter Appetit, erhöhte Kalorienaufnahme, veränderte Nahrungsmittelpräferenz, reduzierte Insulinsensitivität und eine Dysregulation des Cortisolhaushalts summieren sich zu einer Situation, in der Gewichtszunahme fast unausweichlich wird. Besonders problematisch ist dabei die moderne Ernährungsumgebung, in der kalorienreiche Snacks und Fast Food jederzeit verfügbar sind. Während in früheren Zeiten Hunger durch knappe Nahrungsressourcen begrenzt war, sorgt die heutige Verfügbarkeit dafür, dass die durch Schlafmangel gesteigerte Appetitregulation unmittelbar in übermäßige Kalorienaufnahme umgesetzt wird.

Besondere Aufmerksamkeit verdienen Kinder und Jugendliche, die besonders empfindlich auf die Folgen von Schlafmangel reagieren. Studien haben gezeigt, dass kürzere Schlafdauer bei Schulkindern eng mit einem erhöhten Risiko für Übergewicht verbunden ist. Dabei zeigt sich, dass diese Kinder insbesondere am Nachmittag und Abend mehr Kalorien aufnehmen, oft in Form von zuckerhaltigen Getränken und Snacks. Jugendliche, die regelmäßig spät ins Bett gehen und früh aufstehen müssen, sind besonders gefährdet, da sie häufig eine Kombination aus chronischem Schlafdefizit, ungesunder Ernährung und geringer körperlicher Aktivität aufweisen. Diese Muster sind besorgniserregend, weil Übergewicht im Jugendalter ein starker Prädiktor für Adipositas im Erwachsenenalter ist.

Auch epidemiologische Daten unterstützen die enge Verknüpfung von Schlaf und Ernährung. In einer großen Querschnittsstudie konnte gezeigt werden, dass Menschen mit kurzer Schlafdauer nicht nur mehr Kalorien zu sich nehmen, sondern auch eine andere Zusammensetzung ihrer Ernährung aufweisen: Der Anteil an Fett und Zucker ist höher, während der Verzehr von Obst und Gemüse reduziert ist. Schlafmangel verändert somit nicht nur die Menge, sondern auch die Qualität der Nahrungsaufnahme. Interessanterweise gibt es auch Hinweise, dass Menschen mit chronischem Schlafdefizit stärker auf externe Reize wie Werbung oder visuelle Essenssignale reagieren, was die Attraktivität kalorienreicher Lebensmittel zusätzlich erhöht.

Aus all diesen Befunden ergibt sich ein klares Bild: Schlafmangel verändert das hormonelle Gleichgewicht in einer Weise, die Hunger steigert, Sättigungssignale schwächt und die Attraktivität kalorienreicher Nahrung erhöht. Diese Effekte sind sowohl hormonell – über Ghrelin, Leptin, Insulin und Cortisol – als auch neurobiologisch – über die Sensibilisierung des dopaminergen Belohnungssystems – erklärbar. Die Folge ist eine verstärkte Nahrungsaufnahme, eine Verschiebung hin zu energiedichten Lebensmitteln und langfristig ein erhöhtes Risiko für Übergewicht, metabolisches Syndrom und Typ-2-Diabetes. Schlaf und Ernährung sind damit untrennbar verbunden: Wer zu wenig schläft, isst nicht nur mehr, sondern auch anders – mit erheblichen Konsequenzen für die Gesundheit.

Glukoseverwertung und Insulinresistenz

Schlaf hat einen tiefgreifenden Einfluss auf den Glukose- und Insulinstoffwechsel, und diese Wirkung tritt selbst dann auf, wenn die Kalorienzufuhr konstant bleibt. Schon kurze Episoden reduzierten Schlafs genügen, um messbare Veränderungen hervorzurufen. Studien zeigen, dass bereits ein bis zwei Nächte mit nur vier bis fünf Stunden Schlaf zu einer deutlichen Verschlechterung der Insulinsensitivität führen. Buxton und Kollegen (2012) konnten nachweisen, dass Probanden, die für wenige Tage in ihrer Schlafdauer eingeschränkt waren, eine um bis zu 20 bis 30 % reduzierte Fähigkeit zur Glukoseverwertung aufwiesen. Das bedeutet, dass Muskel- und Fettzellen weniger effizient Glukose aus dem Blut aufnehmen, während die Bauchspeicheldrüse als Kompensation mehr Insulin ausschüttet. Es handelt sich hierbei um eine Art Vorstufe des diabetischen Stoffwechsels, die, wenn sie über Monate oder Jahre hinweg regelmäßig auftritt, den Weg in Richtung einer manifesten Insulinresistenz und letztlich eines Typ-2-Diabetes ebnen kann.

Dieses Muster ähnelt erstaunlich stark dem, was man bei älteren Menschen oder Prädiabetikern beobachtet: eine Situation, in der das Insulinangebot zwar hoch, die Insulinwirkung auf Gewebeebene jedoch abgeschwächt ist. Während ein gesunder Organismus normalerweise in der Lage ist, nach einer Mahlzeit den Blutzuckerspiegel rasch wieder zu normalisieren, bleibt der Blutzucker bei Schlafmangel länger erhöht. Dies führt zu einer stärkeren Belastung der Gefäße und erhöht langfristig das Risiko für kardiometabolische Erkrankungen. Entscheidend ist dabei, dass diese Effekte unabhängig von der tatsächlich aufgenommenen Energiemenge auftreten. Mit anderen Worten: Selbst wer sich kalorienbewusst ernährt, kann durch wiederholten Schlafmangel in einen metabolischen Risikozustand geraten.

Die Ursachen dafür sind komplex und betreffen sowohl die periphere Glukoseaufnahme als auch die Steuerung der Glukosefreisetzung durch die Leber. Muskel- und Fettgewebe reagieren nach Schlafmangel weniger empfindlich auf Insulin, was bedeutet, dass die Zahl und Aktivität der Glukosetransporter (insbesondere GLUT4) eingeschränkt ist. Gleichzeitig kommt es zu einer verstärkten Freisetzung von Glukose aus der Leber, einem Prozess, der als hepatische Glukoneogenese bezeichnet wird. Normalerweise wird die nächtliche Glukoseproduktion fein abgestimmt durch zirkadiane Rhythmen und hormonelle Signale wie Cortisol oder Wachstumshormon. Bei gestörtem Schlaf jedoch verschieben sich diese Rhythmen. Cortisol, das in den frühen Morgenstunden ansteigen sollte, zeigt eine unregelmäßige Ausschüttung und kann auch in der Nacht erhöht sein. Dies stimuliert die Glukoneogenese und trägt zu erhöhten nächtlichen und morgendlichen Blutzuckerspiegeln bei.

Die Veränderungen beschränken sich dabei nicht auf das nächtliche Zeitfenster. Auch am Tag nach einer schlafarmen Nacht sind die Stoffwechselparameter verändert. Untersuchungen von Spiegel, Van Cauter und Kollegen zeigten bereits Ende der 1990er-Jahre, dass eine Woche mit eingeschränktem Schlaf ausreichte, um bei jungen gesunden Erwachsenen ein Stoffwechselprofil zu erzeugen, das ansonsten typisch für deutlich ältere Personen war. Die Insulinwirkung war reduziert, die Blutzuckerspiegel nach Mahlzeiten erhöht, und die Ausschüttung anderer metabolisch relevanter Hormone wie Leptin und Ghrelin ebenfalls verschoben. Damit wirkt Schlafmangel wie ein „metabolischer Alterungsbeschleuniger".

Besonders bedeutsam wird dieser Mechanismus, wenn er mit modernen Ernährungsgewohnheiten zusammentrifft. In industrialisierten Gesellschaften ist es üblich geworden, spät am Abend oder sogar in der Nacht noch zu essen. Genau in dieser Zeit ist die Insulinantwort des Körpers jedoch physiologisch abgeschwächt – ein Phänomen, das als „circadiane Insulinresistenz" bezeichnet wird. Evolutionär war diese Anpassung sinnvoll: In Zeiten, in denen die Nahrungsaufnahme weitgehend auf den Tag beschränkt war, gab es keinen Grund, nachts große Mengen an Kohlenhydraten zu verstoffwechseln. Das Energiesystem des Körpers schaltet nachts in einen Modus der Erholung, Regeneration und relativen Glukoseeinsparung. Werden in dieser Phase jedoch Kalorien zugeführt, insbesondere in Form schnell verdaulicher Kohlenhydrate, trifft dies auf einen Organismus, der dafür nicht optimal vorbereitet ist. Die Folge sind besonders hohe Blutzuckerspitzen und eine starke Insulinbelastung, die langfristig das Risiko für Stoffwechselstörungen erhöhen.

Auch experimentelle Studien stützen diese Beobachtungen. In Untersuchungen, bei denen Probanden identische Mahlzeiten entweder am Morgen oder am späten Abend zu sich nahmen, zeigten sich deutlich höhere postprandiale Blutzucker- und Insulinspiegel bei der abendlichen Mahlzeit. Diese Effekte wurden durch parallelen Schlafmangel weiter verstärkt, sodass sich ein doppelter Risikoeffekt ergibt: Schlafdefizit senkt die Insulinsensitivität, und nächtliche Mahlzeiten belasten den ohnehin gestörten Glukosestoffwechsel zusätzlich. Die moderne Kombination aus spätem Essen, hoher Kalorienverfügbarkeit und unzureichendem Schlaf wirkt damit wie ein „metabolischer Stresstest", der auf Dauer kaum ohne Folgen bleibt.

Auf molekularer Ebene spielen dabei auch die zirkadianen Uhren der einzelnen Organe eine Rolle. In den letzten Jahren konnte gezeigt werden, dass fast jedes Gewebe des Körpers über eine eigene „innere Uhr" verfügt, die in enger Abstimmung mit dem suprachiasmatischen Nukleus im Gehirn arbeitet. Diese Uhren steuern die Aktivität von Enzymen, Transportern und Hormonen und bestimmen, zu welcher Tageszeit ein Organ besonders aufnahmefähig oder aktiv ist. Im Falle des Glukosestoffwechsels bedeutet dies, dass Insulinrezeptoren und Glukosetransporter am Morgen effizienter arbeiten als am Abend. Wird diese Ordnung durch Schichtarbeit, Jetlag oder chronisch unregelmäßigen Schlafrhythmus gestört, gerät die metabolische Feinabstimmung ins Wanken.

Epidemiologische Studien bestätigen die klinische Relevanz dieser Befunde. Schichtarbeiter, die häufig wechselnde Schlaf- und Essenszeiten haben, zeigen ein signifikant erhöhtes Risiko für Insulinresistenz, Diabetes mellitus und kardiovaskuläre Erkrankungen. Selbst moderate Verschiebungen im Schlaf-Wach-Rhythmus, wie sie etwa durch das Phänomen des „Social Jetlag" am Wochenende entstehen, sind mit erhöhtem BMI, veränderten Blutzuckerwerten und gestörter metabolischer Flexibilität assoziiert.

Interessant ist, dass auch genetische Faktoren die individuelle Anfälligkeit beeinflussen. Polymorphismen in Genen, die für die zirkadiane Rhythmik (z. B. CLOCK oder PER) oder die Insulinwirkung relevant sind, können bestimmen, wie stark ein Individuum auf Schlafmangel oder späte Mahlzeiten reagiert. Manche Menschen entwickeln schneller Insulinresistenz, andere sind etwas widerstandsfähiger. Doch die generelle Tendenz bleibt: unzureichender oder verschobener Schlaf führt zu einer Störung des Glukose- und Insulinstoffwechsels, die unabhängig von Kalorienzufuhr und Bewegung wirkt.

In der praktischen Konsequenz bedeutet dies, dass Schlaf und Ernährung nicht isoliert betrachtet werden dürfen. Wer seine Stoffwechselgesundheit schützen möchte, sollte nicht nur auf die Qualität und Quantität seiner Ernährung achten, sondern ebenso auf ausreichenden, regelmäßigen und zirkadian abgestimmten Schlaf. Späte Mahlzeiten, nächtliches Snacken und wiederholter Schlafmangel erzeugen eine biochemische Situation, die langfristig kaum kompensierbar ist. Die moderne Lebensweise hat damit gleich mehrere Risikofaktoren kombiniert: zu wenig Schlaf, zu viel spätes Essen und eine Ernährung, die reich an Zucker und gesättigten Fetten ist.

Zusammenfassend lässt sich sagen, dass Schlaf einen tiefgreifenden Einfluss auf den Glukose- und Insulinstoffwechsel ausübt, und zwar unabhängig von der aufgenommenen Kalorienmenge. Bereits wenige Nächte mit eingeschränktem Schlaf reduzieren die Insulinsensitivität, führen zu einer kompensatorisch gesteigerten Insulinproduktion, erhöhen die hepatische Glukoneogenese und verschieben die Cortisolausschüttung. Werden in dieser Phase zusätzlich abendliche oder nächtliche Mahlzeiten konsumiert, verstärkt sich der Effekt erheblich, da die nächtliche Insulinantwort physiologisch abgeschwächt ist. Diese Kombination aus Schlafmangel und unpassender Nahrungszufuhr erzeugt eine Art circadiane Insulinresistenz, die kurzfristig zu hohen Blutzuckerspitzen führt und langfristig das Risiko für Typ-2-Diabetes und andere Stoffwechselstörungen deutlich erhöht. Schlaf ist damit nicht nur ein Regenerationsprozess für das Gehirn, sondern ein fundamentaler Pfeiler der metabolischen Gesundheit.

Schlaf, ATP und metabolische Effizienz

Schlaf ist nicht nur ein Zustand der Ruhe, sondern eine hochgradig regulierte Phase physiologischer Aktivität, in der der Energiehaushalt des Organismus auf nachhaltige Weise neu austariert wird. Besonders die erste Nachthälfte, die durch lange Phasen des Tiefschlafs geprägt ist, ist von zentraler Bedeutung für die Wiederherstellung der metabolischen Effizienz. Während dieser Zeit verschiebt sich das Gleichgewicht des vegetativen Nervensystems: Die Aktivität des Sympathikus nimmt ab, der Parasympathikus gewinnt die Oberhand. Diese Verschiebung führt zu einer Absenkung von Blutdruck, Herzfrequenz und Grundumsatz und bildet die Grundlage für eine Optimierung der zellulären Energienutzung. Parallel dazu stabilisieren sich die zirkadian gesteuerten Hormonrhythmen: Melatonin erreicht hohe nächtliche Spiegel, Cortisol sinkt ab, und das Wachstumshormon wird pulsatil freigesetzt. Dieses Zusammenspiel sorgt dafür, dass der Organismus in einen Modus versetzt wird, der durch Fettverbrennung, Reparatur und Regeneration charakterisiert ist.

Ein zentrales Element dieses nächtlichen Erneuerungsprozesses ist die Wiederauffüllung der zellulären Energiereserven.

Wird dieser fein austarierte Prozess gestört, gerät auch das ATP-Signalling aus dem Gleichgewicht. Unzureichender oder fragmentierter Schlaf führt dazu, dass die ATP-Speicher unvollständig regeneriert werden. Dies äußert sich zunächst in Symptomen wie chronischer Erschöpfung, reduzierter Leistungsfähigkeit und verminderter Belastungstoleranz. Doch die Auswirkungen reichen tiefer: Auf molekularer Ebene bedeutet ein unzureichender ATP-Pool, dass Zellen gezwungen sind, auf weniger effiziente Energiequellen zurückzugreifen. Statt einer stabilen mitochondrialen ATP-Produktion kommt es vermehrt zu anaeroben Stoffwechselprozessen, die mit einer höheren Produktion von Laktat und reaktiven Sauerstoffspezies einhergehen. Diese ineffiziente Energienutzung erhöht die metabolische Belastung und begünstigt entzündliche Prozesse, ein Zustand, der in der Literatur als „energetische Instabilität" beschrieben wird.

Die Folgen dieser energetischen Instabilität sind vielschichtig. Eine unzureichende ATP-Regeneration wirkt sich unmittelbar auf die mitochondriale Funktion aus. Mitochondrien sind nicht nur die „Kraftwerke" der Zellen, sondern auch zentrale Knotenpunkte in der Steuerung von Apoptose, oxidativem Stress und Immunantwort. Schlechter oder zu kurzer Schlaf führt zu einer anhaltenden Dysbalance im mitochondrialen Stoffwechsel: Die Kapazität zur oxidativen Phosphorylierung sinkt, während gleichzeitig die Bildung von freien Radikalen zunimmt. Studien mit Schlafentzug zeigen eine deutliche Erhöhung oxidativer Stressmarker wie Malondialdehyd oder 8-OHdG, was auf eine Schädigung von Lipiden, Proteinen und DNA hinweist.

Dieser oxidative Stress wiederum ist eng mit entzündlichen Prozessen verknüpft. Schlafmangel steigert die Expression proinflammatorischer Zytokine wie IL-6 oder TNF-α und reduziert gleichzeitig die Ausschüttung antiinflammatorischer Faktoren. Der Organismus gerät so in einen chronisch erhöhten Entzündungszustand, der nicht nur das subjektive Gefühl von Müdigkeit und Erschöpfung verstärkt, sondern auch langfristig die Entstehung kardiometabolischer Erkrankungen fördert. Es entsteht ein Teufelskreis: Schlafmangel führt zu unzureichender ATP-Regeneration, diese wiederum zu oxidativem Stress und Entzündung, die ihrerseits die Schlafqualität weiter verschlechtern können.

Die Konsequenzen für die langfristige Gesundheit sind gravierend. Chronisch schlechter Schlaf erhöht das Risiko für mitochondriale Dysfunktion, fördert die Ansammlung geschädigter Organellen und begünstigt Alterungsprozesse. Zahlreiche Studien belegen, dass Personen mit chronischer Schlafrestriktion ein erhöhtes Risiko für Erkrankungen wie Arteriosklerose, Typ-2-Diabetes oder neurodegenerative Störungen aufweisen. Oxidativer Stress und Entzündung gelten als zentrale Treiber der biologischen Alterung, und Schlafmangel wirkt hier wie ein Katalysator. Die Verkürzung der Telomere, ein Marker für zelluläre Alterung, wurde in mehreren Kohortenstudien mit chronischem Schlafdefizit in Verbindung gebracht.

Von besonderer Bedeutung ist auch die circadiane Komponente. Die zelluläre Energieproduktion ist eng an den Tag-Nacht-Rhythmus gekoppelt. Gene wie CLOCK, BMAL1 oder PER steuern die Expression zahlreicher Enzyme der mitochondrialen Atmungskette und koordinieren den Energiefluss im 24-h-Takt. Wird dieser Rhythmus durch unregelmäßigen Schlaf, Schichtarbeit oder chronische Schlafdefizite gestört, geraten auch diese molekularen Uhren aus dem Takt. Die Folge ist eine Desynchronisation zwischen zentraler und peripherer Uhr, die nicht nur die Schlafqualität beeinträchtigt, sondern auch die Effizienz der Energieproduktion mindert.

Schlaf kann somit als ein Zustand verstanden werden, in dem der Organismus von einem Modus akuter Energieproduktion in einen Modus langfristiger Effizienz und Reparatur wechselt. Während des Tages wird Energie in hohem Tempo verbraucht, um die vielfältigen Anforderungen des Wachzustands zu erfüllen. In der Nacht jedoch werden die Weichen auf Nachhaltigkeit gestellt: ATP-Speicher werden aufgefüllt, geschädigte Moleküle repariert, mitochondriale Biogenese angestoßen und entzündliche Prozesse reguliert. Fällt dieser Reparaturmodus wiederholt aus, entstehen Zustände chronischer energetischer Instabilität, die nicht nur das subjektive Wohlbefinden, sondern auch die biologische Alterung maßgeblich beeinflussen.

Zusammenfassend lässt sich festhalten, dass gesunder Schlaf eine grundlegende Voraussetzung für metabolische Effizienz ist. Er reduziert Sympathikusaktivität, stabilisiert Hormone wie Melatonin, Cortisol und Wachstumshormon und ermöglicht die Wiederauffüllung zellulärer Energie. Störungen dieses Prozesses führen zu unausgeglichenem ATP-Signalling, ineffizientem Energieumsatz, erhöhter Entzündung und oxidativem Stress. Langfristig sind mitochondriale Dysfunktion und eine Beschleunigung der biologischen Alterung die Konsequenzen. Schlaf ist damit nicht nur ein Ruhe- oder Erholungszustand, sondern ein aktiver Mechanismus zur Sicherung energetischer

Stabilität und ein zentraler Schutzfaktor gegen die frühzeitige Degeneration von Stoffwechsel und Zellen.

1.2.3.3 Fazit

Schlaf und Stoffwechsel formen gemeinsam unsere Gesundheit
Schlaf ist nicht nur ein Regenerationsprozess – er ist ein metabolischer Dirigent. Er beeinflusst, wie viel Energie wir verbrauchen, wie effizient wir Nährstoffe verstoffwechseln, wie stabil unser Blutzucker bleibt und wie stark unser Appetit ausfällt. Umgekehrt meldet unser Energiesystem über Moleküle wie Adenosin und ATP an das Gehirn zurück, wie dringend Schlaf benötigt wird.

Nur wenn **beide Systeme im Gleichgewicht** sind – Schlaf und Stoffwechsel – entstehen Erholung, Energie und langfristige Gesundheit. In einer Welt, die zunehmend von Schlafmangel, hochkalorischer Ernährung und ständiger Aktivierung geprägt ist, ist es umso wichtiger, diesen Zusammenhang zu verstehen – und zu nutzen.

1.3 Energiestoffwechsel – Die Verbindung zwischen Schlaf und Ernährung

1.3.1 Grundlagen des Energiestoffwechsels

Der Energiestoffwechsel ist das Fundament jeder Körperfunktion – vom Herzschlag über die Verdauung bis zur neuronalen Aktivität. Jede Zelle benötigt Energie, um ihre Aufgaben zu erfüllen, und diese Energie stammt aus der Nahrung, die wir aufnehmen – aber auch aus der Art, wie unser Körper sie verarbeitet. Dabei wird schnell klar: Schlaf und Ernährung sind zwei Seiten derselben Medaille. Sie steuern, verbrauchen und regenerieren Energie – und sie beeinflussen sich gegenseitig auf tiefster zellulärer Ebene.
In Ruhephasen – insbesondere während des Schlafs – verändert sich unser Energieverbrauch dramatisch. Der Körper nutzt die Nacht nicht nur zum Energiesparen, sondern auch zur Umverteilung, Reparatur und Optimierung seiner Energiesysteme. Genau hier liegt der Schlüssel zur Verbindung von Schlaf, Ernährung und metabolischer Gesundheit.

Der Energiestoffwechsel ist der Mechanismus unseres Körpers, der die aufgenommene Nahrung in nutzbare Energie umwandelt. Er besteht aus ineinandergreifenden Vorgängen, die die unterschiedlichen Quellen von

Nahrungsenergie, wie Kohlenhydrate, Fette und Eiweiße aufschlüsseln können. Das Ziel ist dabei, möglichst wenig Kraft für diesen Prozess zu verwenden, um den Netto-Energieerlös zu maximieren. Ohne einen funktionierenden Energiestoffwechsel wären Bewegung, Schlaf und Entwicklung nicht möglich. In biologischen Systemen ist Energie notwendig, um jegliche Arbeit zu verrichten. Auf unseren Körper bezogen heißt das konkret, dass diese Energie für Zellteilung und damit für das Wachstum von Gewebe verwendet wird, aber auch das Bewegen von Muskeln ist eine solche Arbeit. Damit der Körper die Energie – wir sprechen in diesem Zusammenhang häufig von Kalorien – aus der Nahrung aufschlüsseln kann, werden die aufgenommenen Nährstoffe enzymatisch zerlegt, in Zwischenprodukte umgewandelt und schließlich in transportable Energie überführt.

Enzyme

Wichtiger Mitspieler unseres Stoffwechsels und damit auch des ökonomischen Energieverbrauchs/-gewinns sind Enzyme. Sie sorgen dafür, dass Stoffwechselprozesse erleichtert werden und senken die Aktivierungsenergie biochemischer Reaktionen wodurch sie deren Ablauf ermöglichen. Jedes Enzym ist hochspezifisch und bindet nur an bestimmte Nährstoffe, so kann zum Beispiel das Enzym Laktase den Milchzucker Laktose spalten.

ATP: Die universelle Energiewährung

Adenosintriphosphat (ATP) ist das zentrale Energiemolekül jeder lebenden Zelle. Es wird als Transporteinheit von Energie in Gewebe und Organe geleitet, um dort die Kraft zur Verfügung zu stellen, die Benötigt wird, zum Beispiel um den Herzmuskel zu schlagen zu lassen, oder die Stoffaufnahme über den Darm zu ermöglichen. Im Darm treibt ATP die Natrium-Kalium Pumpe an, die dafür sorgt, dass der Natrium-Glukose-Cotransporter für die Glukoseaufnahme zur Verfügung steht. Auch bei der Weiterleitung von Sinnesreizen ist ATP beteiligt und wird ebenso für den Transport von Molekülen an ihren Bestimmungsort benötigt.

Durch die Wiederverwendbarkeit hat es ähnliche Eigenschaften wie ein universal Akku, der erneut aufgeladen und überall eingesetzt werden kann. Bei ATP handelt sich um ein Nukleotid, das aus Adenin (einer stickstoffhaltigen Base), Ribose (einem Zucker) und drei Phosphatgruppen besteht. Die Energie ist in den Bindungen zwischen den Phosphatgruppen gespeichert und wird freigesetzt, wenn ATP zu ADP (Adenosin*di*phosphat) oder AMP (Adenosin*mono*phosphat) hydrolysiert wird. Diese Reaktion liefert die Energie für zentrale zelluläre Prozesse, die im gesamten Körper stattfinden (Alberts et al., 2015).

ATP wird also ständig und überall gebraucht und muss fortwährend gebildet oder neu aufgeladen werden. Abhängig davon, wie schnell Energie gebraucht wird und welche Nährstoffe zur Verfügung stehen, kann ATP über unterschiedliche Wege synthetisiert werden:

Möglichkeit 1: ATP aus Zucker – die Glykolyse
Die Glykolyse verläuft zwar schnell, ist jedoch nur begrenzt effizient. Ein klarer Vorteil ist, dass die Energiegewinnung auch ohne Sauerstoff funktioniert und so auch dann ATP gebildet wird, wenn der Körper einer anaeroben Belastung ausgesetzt ist (zum Beispiel ein Sprint). Der Einfachzucker Glukose wird durch mehrere enzymatische Schritte zu Pyruvat umgewandelt, dabei entstehen pro Glukosemolekül 2 ATP und 2 NADH. Wenn kein Sauerstoff vorhanden ist, wird das Pyruvat zu Laktat, das bei längerer anaerober Belastung zu „sauren" Muskeln führt (Voet & Voet, 2011).

Möglichkeit 2: ATP in den Mitochondrien – die Zellatmung
Pyruvat wird bei verfügbarem Sauerstoff über den Stoffwechselweg des Citratzyklus zu NADH und FADH2. Diese können durch das Übertragen von Elektronen zu weiterer Energie verstoffwechselt werden. So kann pro Glukosemolekül eine Energieausbeute von 30 bis 32 ATP erreicht werden.

Möglichkeit 3: ATP aus Fett – die beta-Oxidation
Fette bzw. die Fettsäuren bieten Grundlage für eine noch reichere ATP Ausbeute. Nach dem Spalten der Fette werden die Fettsäuren durch Beta-Oxidation in Acetyl-CoA umgewandelt werden. Dieses gelangt ebenfalls in den Citratzyklus. Abhängig von der Länge der Fettsäuren können über hundert ATP-Moleküle gebildet werden. Der Nachteil der Fettverbrennung ist, dass sie langsamer ist und sehr viel Sauerstoff benötigt.

Möglichkeit 4: ATP aus Kreatinphosphat – der Phosphatpuffer
In den Muskeln steht ein kurzfristiger Energiespeicher bereit: das Kreatinphosphat. Dieses kann überaus schnell ein Phosphat an ADP abgeben und so ATP regenerieren – ideal für kurze, explosive Belastungen wie Sprint oder Gewichtheben. (Nelson et al. 2021)

Für die Herstellung von ATP wird also Nahrungsenergie benötigt, ATP selbst wird wiederum verwendet, um Nährstoffe aus dem Darm aufzunehmen.

Es ergibt sich also ein Kreislauf – unser Stoffwechselkreislauf. Wir tauschen Energie ein, um weitere Energie zu generieren und, um Energie an anderer Stelle zu nutzen. Im Rahmen unserer jahrtausendlangen Evolution wurde dieser Prozess so optimiert, dass die Kraft, die wir brauchen um Energie aufzunehmen geringer ist, als die gewonnene Energie. Das komplexe System kann unterschiedliche Nährstoffe für den Energiegewinn nutzen und Nahrungsengpässe ausgleichen.

ATP wird nicht grundsätzlich und allgemein immer gebildet; es wird bedarfsgerecht gesteuert, um eine Verschwendung zu umgehen und auf akute Bedarfe reagieren zu können. Die Steuerung erfolgt dabei durch Enzyme auf der einen Seite und Hormone auf der anderen Seite. Die Enzyme (wie Hexokinase, Phosphofruktokinase oder ATP-Synthase) können die Menge des vorhandenen ATPs ermitteln und auf unterschiedliche Signalmoleküle achten, um die Produktion zu hemmen oder zu beschleunigen. Hinsichtlich der Hormone sind Insulin als stimulierendes Hormon und Glukagon als hemmendes Hormon relevant für die Regulation der Produktion (Hall et al., 2021). Insulin wird von den β-Zellen des Pankreas bei hohem Blutzuckerspiegel ausgeschüttet und fördert die Glukoseaufnahme in Zellen, die Glykogensynthese sowie die Lipogenese. Das heißt bei einer hohen Verfügbarkeit von Zucker im Blut lagert der Körper diesen Zucker direkt in den Zellen oder überführt ihn in seine Speicherform Glukogen, also einer Kette aus einzelnen Glukosemolekülen, oder Fett. Glukogen ist nicht unbegrenzt für den Körper speicherbar, sodass nach der Einlagerung von wenigen hundert Gramm die Lipogenese also die Verstoffwechselung zur Speicherform Fett erfolgt. Das Hormon Glukagon hingegen wird bei niedrigem Blutzucker ausgeschüttet und aktiviert den Glykogenabbau, die Glukoneogenese und die Lipolyse. Darüber hinaus sind auch Adrenalin und das Schilddrüsenhormon Thyroxin an der Regulation beteiligt.

All diese Prozesse werden fein abgestimmt durch Enzyme und zirkadiane Rhythmen – und reagieren u. a. empfindlich auf unsere **Schlafqualität, Essenszeiten und Nährstoffzusammensetzung.**

1.3.2 Veränderter Energiestoffwechsel im Schlaf

Entgegen der verbreiteten Vorstellung, der Schlaf diene primär der „Ruhe" und Energiesparsamkeit, ist er in Wirklichkeit ein hochregulierter biologischer Zustand, in dem sowohl das zentrale Nervensystem als auch periphere Organe spezifische stoffwechselphysiologische Funktionen übernehmen. Diese

Funktionen unterscheiden sich dabei deutlich vom Wachzustand und variieren je nach Schlafphase (Non-REM vs. REM) und Tageszeit (zirkadianer Kontext).

Während sich das bewusste Erleben in den Hintergrund zurückzieht, findet auf zellulärer Ebene ein tiefgreifender Umbau und eine Umverteilung energetischer Ressourcen statt – mit dem Ziel, homöostatische Gleichgewichte wiederherzustellen, neuronale und hormonelle Systeme zu stabilisieren und molekulare Reparaturprozesse zu ermöglichen.

Zerebraler Energiestoffwechsel im Schlaf

Der Non-REM-Schlaf – insbesondere die Tiefschlafphase (Stadium N3) – stellt eine Phase besonders ausgeprägter neurophysiologischer Erholung dar, die sich in spezifischen Veränderungen des zerebralen Energiestoffwechsels widerspiegelt. Während das Gehirn im Wachzustand für seine kontinuierliche synaptische Aktivität große Mengen an Glukose benötigt reduziert sich dieser Energiebedarf während des Tiefschlafs deutlich.

Reduktion des zerebralen Glukoseverbrauchs im Tiefschlaf

Bereits Mitte der 1990er-Jahre konnten Maquet et al. (1997) mithilfe der Positronen-Emissions-Tomografie (PET) zeigen, dass der zerebrale Glukosemetabolismus im NREM-Schlaf, insbesondere in Stadium N3, um **bis zu 30 % gegenüber dem Wachzustand** absinkt. Dieser Rückgang betrifft vor allem **assoziative kortikale Areale,** darunter den präfrontalen Kortex, das parietale Assoziationsareal und Teile des Default Mode Networks (DMN).

Diese metabolische Einsparung geht einher mit einer **Verlangsamung der neuronalen Oszillationen** (z. B. Delta-Wellen mit 0,5–4 Hz), einer Reduktion spontaner Aktionspotenziale und einer funktionellen **Entkopplung kortikaler Netzwerke.** Aus neuroenergetischer Sicht handelt es sich also nicht um einen „Rückzug", sondern um eine gezielte, energieökonomische Umschaltung – weg von externer Reizverarbeitung, hin zur internen Restrukturierung und Energieakkumulation.

ATP-Wiederauffüllung und zelluläre Energiehomöostase

Besonders bemerkenswert ist die Tatsache, dass der Schlaf nicht nur mit einem geringeren Energieverbrauch einhergeht, sondern gleichzeitig die **zentrale zelluläre Energiequelle, Adenosintriphosphat (ATP), regeneriert** wird. Die Studie von Dworak et al. (2010) demonstrierte erstmals an Rattenmodellen, dass die ATP-Konzentrationen im Vorderhirn während des Tiefschlafs signifikant ansteigen – insbesondere nach Phasen erhöhter Wachaktivität.

Diese Wiederauffüllung folgt einem klaren zirkadianen und homöostatischen Muster: Je länger die Wachzeit und je stärker die neuronale Beanspruchung, desto größer der ATP-Verlust – und desto stärker der Rebound während des darauffolgenden Tiefschlafs. In molekularer Hinsicht wird dieser Prozess durch eine reduzierte synaptische Aktivität, geringeren Kalziumeinstrom, eine Umverteilung des mitochondrialen Potenzials und eine verstärkte oxidative Phosphorylierung ermöglicht.

ATP wird dabei nicht nur für neuronale Aktionspotenziale benötigt, sondern spielt eine **Schlüsselrolle bei der Aufrechterhaltung der Ionenhomöostase (Na^+/K^+-ATPase), dem Vesikeltransport, der DNA- und RNA-Synthese sowie der synaptischen Plastizität.** Seine Regeneration während des Schlafs stellt somit eine essenzielle Voraussetzung für kognitive Leistungsfähigkeit und zelluläre Integrität dar.

Metabolische Entlastung für synaptische Homöostase
Ein weiteres Konzept, das in diesem Zusammenhang an Bedeutung gewinnt, ist die sogenannte **synaptische Homöostase-Hypothese** (Tononi & Cirelli, 2014). Demnach akkumulieren sich während des Wachzustands neue synaptische Verbindungen – als Ergebnis von Lernen und sensorischer Verarbeitung – was einen **Anstieg des Energiebedarfs und des ATP-Verbrauchs** zur Folge hat.

Im Tiefschlaf kommt es zu einer gezielten **Reduktion (Downscaling)** übermäßig aktiver Synapsen – eine Art „Reset", bei dem nicht nur die funktionelle Effizienz erhöht, sondern auch der Energieverbrauch reduziert wird. Diese Reduktion korreliert mit der beobachteten Abnahme des zerebralen Glukoseverbrauchs und schafft **Raum für neue plastische Veränderungen** am Folgetag.

Funktionelle Bedeutung: Regeneration, Gedächtnis, Langlebigkeit
Die Fähigkeit, im Schlaf zerebrale Energiereserven wiederherzustellen, hat nicht nur kurzfristige Auswirkungen auf Wachsamkeit und kognitive Funktion, sondern auch langfristige Implikationen für **neuronale Langlebigkeit und neurodegenerative Prävention.**

Zahlreiche tierexperimentelle Studien zeigen, dass chronischer Schlafmangel mit einer Akkumulation von oxidativen Metaboliten, mitochondrialer Dysfunktion und neuronaler Apoptose einhergeht (Vaccaro et al., 2020). Umgekehrt scheint eine effiziente ATP-Regeneration im Tiefschlaf die Integrität neuronaler Netzwerke zu bewahren – ein potenzieller Schlüsselfaktor im Kontext kognitiver Alterungsprozesse.

REM-Schlaf: Selektive Aktivierung und synaptische Reorganisation
Der REM-Schlaf (Rapid Eye Movement) stellt eine faszinierende Phase des menschlichen Schlafes dar, in der das Gehirn trotz äußerer Inaktivität eine auffallend hohe Aktivität entfaltet. Anders als im Tiefschlaf, wo neuronale Prozesse auf Energiesparen, Reinigung und Zellreparatur ausgerichtet sind, zeichnet sich der REM-Schlaf durch **regionale Reaktivierung** und **funktionelle Differenzierung** aus. Das elektroenzephalographische Muster ähnelt in dieser Phase teilweise dem des Wachzustands, was den REM-Schlaf auch als *„paradoxen Schlaf"* erscheinen lässt – äußerlich ruhig, innerlich hochaktiv.

Selektive neuronale Reaktivierung bei hoher energetischer Nachfrage
Moderne bildgebende Verfahren – insbesondere funktionelle Magnetresonanztomografie (fMRT) und Positronen-Emissions-Tomografie (PET) – zeigen, dass im REM-Schlaf nicht das gesamte Gehirn gleichmäßig aktiviert wird, sondern eine **selektive Steigerung des Glukoseverbrauchs** und des Blutflusses in bestimmten Arealen auftritt. Besonders betroffen sind:

- das **limbische System** (u. a. Hippocampus, Amygdala, anteriorer cingulärer Cortex),
- der **präfrontale mediale Kortex,**
- der **Thalamus** sowie
- temporale Assoziationsareale (Braun et al., 1997; Nofzinger et al., 2002).

Diese Areale stehen in engem Zusammenhang mit **emotionaler Regulation, Gedächtnisverarbeitung, Traumerleben** und **Entscheidungsfindung.** In anderen, für rationale Planung verantwortlichen Hirnregionen – etwa dem dorsolateralen präfrontalen Kortex – bleibt der Energieverbrauch hingegen niedrig, was auch die oft **assoziativen, irrationalen oder emotional überlagerten Inhalte von Träumen** erklären könnte (Maquet et al., 2005).

Der selektive Energiemehrbedarf in REM-aktiven Netzwerken liegt auf einem ähnlichen Niveau wie im Wachzustand und verdeutlicht: Der REM-Schlaf ist eine **metabolisch aufwendige Phase,** deren Funktionszweck klar über eine bloße Erholung hinausgeht.

REM-Schlaf als Motor neuroplastischer Prozesse
Zahlreiche experimentelle Studien weisen darauf hin, dass REM-Schlaf essenziell für, **synaptische Umstrukturierung** und **emotionale Homöostase** ist. Während der Tiefschlaf vor allem deklarative Inhalte (z. B. Faktenwissen) stabilisiert, wird dem REM-Schlaf eine Schlüsselrolle bei der **Integration proze-**

duraler, emotionaler und kontextabhängiger Gedächtnisinhalte zugeschrieben (Walker & Stickgold, 2010).

In Tiermodellen konnte gezeigt werden, dass Schlafdeprivation mit selektiver REM-Unterdrückung zu Defiziten in der **Hippocampus-abhängigen Langzeitpotenzierung (LTP),** einer wichtigen zellulären Grundlage des Lernens, führt (Datta et al., 2004). Gleichzeitig zeigen REM-Phasen eine verstärkte **Expression synaptoplastischer Gene** wie *Arc, BDNF* oder *zif-268,* die für dendritisches Wachstum und langfristige synaptische Verstärkung notwendig sind (Ribeiro et al., 1999).

Die in dieser Phase stattfindenden neuronalen Umstrukturierungen verlangen einen **hohen Energieeinsatz,** insbesondere im Bereich von:

* **synaptischer Vesikelbildung und Neurotransmitterausschüttung,**
* **Aktin- und Mikrotubuli-Umbau,**
* sowie der **Proteinsynthese** zur Gedächtnisstabilisierung.

Der REM-Schlaf ist somit ein aktiver Prozess der **„neuronalen Neuordnung",** der sowohl strukturelle als auch funktionelle Veränderungen im Gehirn ermöglicht.

Neurotransmitterprofil: Der „chemische Fingerabdruck" des REM-Schlafs
Die neurochemische Charakteristik des REM-Schlafs ist einzigartig und trägt wesentlich zu seiner Funktion bei. Typisch sind:

* **hohe Acetylcholinspiegel,** insbesondere im Pons und in kortikalen Bereichen,
* **niedrige Noradrenalin- und Serotoninspiegel,** aufgrund der Inaktivität noradrenerger Locus-coeruleus- und serotonerger Raphe-Kerne.

Dieses Profil begünstigt **plastische Prozesse,** da hohe Noradrenalinkonzentrationen – typisch im Wachzustand – potenziell hemmend auf die synaptische Flexibilität wirken können (Hobson & Pace-Schott, 2002). Die cholinerge Dominanz unterstützt hingegen **Gedächtnisintegration, Traumerleben** und **Kreativität** – alles Prozesse, die mit einer erhöhten neuronalen Reaktionsbereitschaft auf intern generierte Signale einhergehen.

Interessanterweise ähneln sich die cholinergen Aktivitätsmuster im REM-Schlaf jenen, die während **Aufmerksamkeitslenkung und Problemlösung im Wachzustand** beobachtet werden, was auf eine funktionale „Verarbeitung" von Erfahrungen während des Schlafs hindeutet.

REM-Schlaf und emotionale Homöostase

Ein zentrales Erklärungsmodell für die Funktion des REM-Schlafs ist seine Rolle bei der **emotionalen Verarbeitung.** Die Aktivierung der Amygdala, des medialen präfrontalen Kortex und des anterioren cingulären Cortex während dieser Phase spricht dafür, dass **emotional aufgeladene Erinnerungen entschärft** und in einen kontextualisierten Rahmen eingebettet werden.

Walker und Kollegen (2009) prägten in diesem Zusammenhang den Satz: *„Sleep to forget the emotion, not the memory".* Der REM-Schlaf ermögliche es dem Gehirn, **negative Affekte von emotionalen Inhalten zu trennen,** was in klinischer Hinsicht bedeutsam ist: REM-Störungen korrelieren mit erhöhtem Risiko für **depressive Episoden, Angststörungen und posttraumatische Belastungsstörungen (PTBS).**

Auch auf molekularer Ebene konnten erhöhte Expressionen stressverarbeitender Gene (z. B. *Hsp70*) und eine reduzierte Aktivität stressassoziierter Signalwege (z. B. Hypothalamus-Hypophysen-Nebennieren-Achse) während des REM-Schlafs nachgewiesen werden.

REM-Schlaf und metabolische Implikationen

Obwohl der Fokus dieses Abschnitts auf neuronalen Aspekten liegt, sind auch metabolische Verknüpfungen relevant. In REM-Phasen verändert sich die **Autonombalance zugunsten des Sympathikus,** was mit erhöhtem Puls, Atmung und instabilerer Thermoregulation einhergeht – Indizien für die **energetische Kosten** dieser Schlafphase. Gleichzeitig scheint REM-Schlaf an der **Regulation von Appetit und zirkadianen Rhythmen** beteiligt zu sein, da neuroendokrine Achsen in dieser Phase besonders empfindlich auf Schlafmangel reagieren.

Adenosin – Der molekulare Vermittler zwischen Energiestatus, Schlafdruck und Ernährung

Der Neurotransmitter Adenosin nimmt eine Schlüsselrolle in der Regulation des Schlaf-Wach-Rhythmus ein. Als **metabolischer Botenstoff** fungiert er als direkter Indikator für den zellulären Energieverbrauch und koppelt so den **Energiestatus der Nervenzellen** an die homöostatische Schlafregulation. Besonders interessant: Die Synthese, Akkumulation und Wirkung von Adenosin sind **eng an Ernährungsfaktoren** wie ATP-Verfügbarkeit, Glukosemetabolismus und zirkadianer Substratversorgung gekoppelt – wodurch sich ein direkter Zusammenhang zwischen **Stoffwechsel, Nahrung und Schlafdruck** ergibt.

Adenosin entsteht im Gehirn primär durch den Abbau von Adenosintriphosphat (ATP), der universellen Energiequelle aller Zellen. Je länger wir wach sind und je intensiver das Gehirn genutzt wird, desto stärker fällt der **zentrale ATP-Spiegel** und desto mehr Adenosin reichert sich im extrazellulären Raum an. Dieses Adenosin wirkt insbesondere über die **A1- und A2A-Rezeptoren** auf neuronale Aktivität und schlafrelevante Hirnareale.

Die wichtigste Wirkung: Adenosin **hemmt erregende Neurotransmission,** verringert die neuronale Feuerrate und **fördert die Einleitung und Stabilisierung von Tiefschlaf (NREM).** Dabei wirkt es vor allem auf den **basalen Vorderhirnbereich** (basal forebrain), den **Hypothalamus** und den **Nucleus accumbens** – alles Regionen, die auch bei der Nahrungsaufnahme und Belohnung eine Rolle spielen.

Die zentrale Erkenntnis: **Adenosin ist kein klassischer Neurotransmitter,** sondern ein **energetischer Feedback-Botenstoff,** der direkt anzeigt, wie dringend das Gehirn Schlaf benötigt – eine Art molekularer Schlafzähler.

Da Adenosin direkt aus ATP hervorgeht, ist seine Akkumulation stark abhängig vom **Glukoseangebot,** dem **Mitochondrienstoffwechsel** und der **Verfügbarkeit bestimmter Mikronährstoffe,** die in der ATP-Bildung eine Rolle spielen – insbesondere:

* **Ribose & Adenin** (Bausteine von ATP)
* **B-Vitamine** (v. a. B1, B2, B3, B5), als Co-Faktoren im Citratzyklus
* **Magnesium,** das für ATP-Stabilisierung und Enzymaktivität essenziell ist
* **Coenzym Q10** und **Alpha-Liponsäure,** als Redoxträger in der mitochondrialen Atmungskette

Eine unausgewogene Ernährung – etwa kohlenhydratarme Diäten, Fasten ohne Ketoadaption oder Mikronährstoffmängel – kann zu **einem langsameren ATP-Turnover,** reduzierter Adenosinbildung und damit zu einem **verzögerten Aufbau des Schlafdrucks** führen. Umgekehrt zeigen Studien, dass die Aufnahme **komplexer Kohlenhydrate** am Abend den **Adenosinmetabolismus indirekt unterstützen** kann, da sie eine moderate, anhaltende Glukoseverfügbarkeit ermöglichen (Afaghi et al., 2007).

Adenosin und der Einfluss koffeinhaltiger Ernährung

Ein zentrales Beispiel für die Relevanz von Adenosin in der Alltagsernährung ist **Koffein** – ein strukturbiologischer Adenosin-Antagonist. Koffein blockiert A1- und A2A-Rezeptoren, ohne sie zu aktivieren, wodurch die natürliche schlafanregende Wirkung von Adenosin unterdrückt wird. Die Folge: Wachheit, gesteigerte Aufmerksamkeit – aber auch **Störung des natürlichen Schlafdrucks,** insbesondere wenn koffeinhaltige Getränke nachmittags oder abends konsumiert werden.

Regelmäßige hohe Koffeinzufuhr kann zu einer **Hochregulation von Adenosinrezeptoren** führen, wodurch in Ruhephasen paradox eine **verstärkte Müdigkeit** empfunden wird.

Adenosinrezeptoren sind nicht nur im Schlaf-Wach-Zentrum, sondern auch im **Hypothalamus und im Belohnungssystem** stark exprimiert – insbesondere dort, wo **Leptin, Ghrelin und Orexin** wirken. Diese Hormone beeinflussen nicht nur Hunger- und Sättigungsgefühl, sondern auch die **Schlafarchitektur.**

Aktuelle Studien zeigen, dass Adenosin über A1- und A2A-Rezeptoren die Aktivität orexinerger Neuronen hemmt – was den Schlafdruck fördert und **appetitanregende Signale reduziert** (Lazarus et al., 2019). Dies legt nahe, dass ein **gesunder Adenosinmetabolismus nicht nur den Schlaf, sondern auch das nächtliche Essverhalten reguliert.** Umgekehrt kann Schlafentzug den Adenosinmetabolismus stören, zu Heißhunger führen und damit zyklisch den Energiehaushalt belasten.

Ein spannendes Anwendungsfeld ist die **gezielte Förderung des Adenosin-Stoffwechsels über Ernährung.** Potenziell schlaffördernd wirken hier:

- **Abendliche Zufuhr komplexer Kohlenhydrate** (z. B. Hafer, Quinoa, Vollkornreis), um Glukose und ATP-Synthese zu fördern
- **Cholinreiche Lebensmittel** (z. B. Eier, Soja), als Acetylcholin- und Methylgruppenspender
- **B-Vitamin-Komplexe,** insbesondere bei hohem mentalem Stress oder veganer Ernährung
- **Magnesiumreiche Lebensmittel** (z. B. Mandeln, Spinat, Hülsenfrüchte), zur ATP-Stabilisierung

Zudem zeigen erste tierexperimentelle Arbeiten, dass **Ketonkörper wie β-Hydroxybutyrat** bei ketogener Ernährung den Adenosinspiegel erhöhen können – möglicherweise durch Modulation des ATP/NAD^+-Verhältnisses (D'Agostino et al., 2013).

Adenosin ist daher ein molekularer Taktgeber des Schlafdrucks – und damit ein Bindeglied zwischen **neuronaler Aktivität, Energiehaushalt und Ernährung.** Über den Abbau von ATP vermittelt es präzise Informationen über den **metabolischen Zustand des Gehirns** und reguliert die Tiefe und Dauer des Schlafes.

Eine **nährstoffreiche, rhythmusangepasste Ernährung,** die mitochondriale Funktion und ATP-Regeneration unterstützt, fördert die Adenosinbildung – und damit einen **natürlichen, biologisch sinnvollen Aufbau von Müdigkeit.**

1.3.3 Stoffwechsel im Schlaf

Der menschliche Organismus nutzt die Nacht nicht nur zur Erholung des zentralen Nervensystems, sondern auch zur gezielten metabolischen Restrukturierung. Schlaf ist aus energetischer Perspektive kein passiver Zustand, sondern ein hochkoordinierter Zeitraum, in dem zentrale und periphere Stoffwechselprozesse synchronisiert, Energieflüsse umgeleitet und Regenerationsmechanismen aktiviert werden. Entscheidend ist dabei, dass diese nächtlichen Prozesse nicht unabhängig von unserer Ernährung verlaufen – vielmehr bildet die Zusammensetzung und das Timing der Nahrungsaufnahme am Tag eine funktionelle Grundlage für das, was im Schlaf metabolisch geschieht.

Ein zentrales Beispiel für diese Interaktion ist der nächtliche Glukose- und Insulinstoffwechsel. Während der ersten Nachthälfte, insbesondere im Tiefschlaf, sinkt die Insulinsensitivität peripherer Gewebe – wie Leber, Muskel und Fettgewebe – messbar ab. Dieser physiologische Mechanismus reflektiert den reduzierten Energiebedarf des Körpers in Ruhe und sichert gleichzeitig die prioritäre Glukoseversorgung des Gehirns, das auch während des Schlafs auf eine kontinuierliche Zufuhr dieses Energieträgers angewiesen ist. Parallel dazu steigt die hepatische Glukoseproduktion leicht an – ein Prozess, der maßgeblich durch hormonelle Signale wie Glukagon und Cortisol beeinflusst wird (Van Cauter et al., 1997). Studien zeigen, dass bereits eine einzige Nacht mit fragmentiertem Schlaf ausreicht, um die postprandiale Glukosetoleranz zu verringern, die Insulinsekretion zu verändern und damit die metabolische Homöostase des folgenden Tages zu stören (Spiegel et al., 1999; Broussard et al., 2012a, b).

Die Zusammensetzung der letzten Mahlzeit des Tages spielt in diesem Kontext eine zentrale Rolle. Eine ausgewogene Zufuhr komplexer Kohlenhydrate mit moderatem glykämischem Index kann den Glykogenstatus der Leber stabilisieren und so eine gleichmäßige Glukosefreisetzung in der Nacht unterstützen. Umgekehrt können sehr fett- oder proteinreiche Mahlzeiten, späte Snacks oder ein nächtliches Fasten die hepatische Glukoseproduktion stören und somit auch die neuronale Aktivität beeinflussen – mit Konsequenzen für die Schlafarchitektur und das subjektive Erholungsempfinden.

Neben der Glukoseverwertung zeigt sich auch im Fettstoffwechsel ein klarer Tag-Nacht-Rhythmus. In den Nachtstunden kommt es, unter dem Einfluss des abfallenden Insulinspiegels und der nächtlichen Ausschüttung von Wachstumshormon, zu einer vermehrten Lipolyse. Dabei werden freie Fettsäuren aus dem Fettgewebe freigesetzt und den peripheren Organen als alternative Energiequelle zur Verfügung gestellt. Insbesondere Leber, Herz und Muskulatur greifen in dieser Phase verstärkt auf Fettsäuren zurück. In geringem Maße nutzt auch das Gehirn diese Energieträger – insbesondere im Rahmen einer verlängerten Fastenphase oder unter ketogenen Bedingungen.

Der nächtliche Fettstoffwechsel steht darüber hinaus in engem Zusammenhang mit der hormonellen Regulation von Hunger und Sättigung. Das Sättigungshormon Leptin, das überwiegend nachts ansteigt, vermittelt dem Hypothalamus die Information, dass genügend Energie vorhanden ist. Gleichzeitig sinken die Ghrelinspiegel, wodurch das Hungergefühl unterdrückt wird. Dieses fein balancierte hormonelle Zusammenspiel zwischen Fettgewebe und zentralem Nervensystem trägt maßgeblich zur nächtlichen Appetitregulation und zur langfristigen Energiehomöostase bei. Bei chronischem Schlafmangel oder stark fragmentiertem Schlaf ist dieses Gleichgewicht gestört: Leptinspiegel fallen ab, Ghrelin steigt an – mit der Folge eines gesteigerten Appetits und einer erhöhten Neigung zu hochkalorischer Nahrungsaufnahme am Folgetag (Taheri et al., 2004).

Eine weitere Schlüsselrolle des Schlafs liegt in der Regulation des Protein- und Muskelstoffwechsels. Insbesondere während der Tiefschlafphasen erreicht die Ausschüttung von Wachstumshormon ihren Höhepunkt. Dieses Hormon fördert nicht nur die Lipolyse, sondern wirkt auch als zentraler Stimulator der Proteinsynthese in Muskel- und Bindegewebe. Reparaturvorgänge, Zellproliferation, Kollagenbildung und die Immunmodulation laufen in dieser Phase besonders effizient ab. Die nächtliche Proteinbiosynthese ist somit ein wesentlicher Faktor für Muskelregeneration, Wundheilung und das Immunsystem.

Ernährungsseitig bedeutet das: Eine ausreichende Versorgung mit hochwertigen Aminosäuren, insbesondere mit Leucin, Lysin und Arginin, kann die Effizienz dieser nächtlichen Prozesse unterstützen. Ebenso spielen Mikronährstoffe wie Magnesium, Zink und Vitamin D eine wichtige Rolle als Cofaktoren in der Enzymaktivität der Proteinsynthese. Studien belegen, dass eine moderate Zufuhr langsamer, proteinreicher Nahrungsquellen am Abend – etwa durch Casein – die nächtliche Muskelproteinsynthese verbessern kann, ohne den Schlaf negativ zu beeinflussen (Res et al., 2012).

Auch die mitochondriale Aktivität ist an den Schlaf-Wach-Rhythmus gekoppelt. Während des Schlafs kommt es zu einer Reorganisation der mitochondrialen Dynamik. Die Biogenese neuer Mitochondrien, die Effizienz der oxidativen Phosphorylierung und die Reduktion freier Sauerstoffradikale werden in der Nacht aktiv gefördert. Dabei spielen Transkriptionsfaktoren wie PGC-1α, aber auch zirkadian gesteuerte Gene wie CLOCK und BMAL1 eine regulierende Rolle. Diese molekularen Uhren steuern sowohl die zelluläre Energieproduktion als auch die rhythmische Expression metabolisch relevanter Enzyme (Vaccaro et al., 2020).

Nährstoffmängel – etwa bei Coenzym Q10, B-Vitaminen oder antioxidativen Substanzen wie Alpha-Liponsäure – können diese mitochondrialen Prozesse beeinträchtigen. In diesem Zusammenhang gewinnt auch die mitochondriale Ernährung an Bedeutung, die gezielt auf die Unterstützung der Zellatmung und Energieproduktion abzielt – mit potenziellen Vorteilen für die Schlafqualität und die metabolische Erholung über Nacht.
All diese Prozesse laufen nicht isoliert ab, sondern werden durch komplexe Signalkaskaden zwischen zentralem Nervensystem und peripheren Organen koordiniert. Der suprachiasmatische Nukleus (SCN) im Hypothalamus fungiert als wichtigste Steuerzentrale, die über hormonelle Botenstoffe wie Cortisol, Melatonin und Insulin zeitliche Signale an Leber, Muskel, Fettgewebe und andere Organe sendet. Diese zentralen Zeitgeber arbeiten eng mit lokalen zirkadianen Uhren in peripheren Geweben zusammen. Der Hypothalamus integriert dabei nicht nur Lichtinformationen, sondern auch Signale zur Nahrungsverfügbarkeit, Temperatur, Stress und metabolischem Status. Dieses fein abgestimmte Netzwerk ermöglicht es dem Körper, Energie nicht nur zu sparen, sondern gezielt in priorisierte Prozesse wie neuronale Plastizität, muskuläre Regeneration oder Immunstabilität zu investieren.

Wird diese Balance jedoch chronisch gestört – etwa durch Schlafmangel, unregelmäßige Schlafzeiten oder inadäquate Ernährung –, hat das tiefgreifende Auswirkungen. Die Forschung zeigt, dass bereits wenige Tage mit verkürztem oder fragmentiertem Schlaf ausreichen, um die Insulinsensitivität zu verringern, die Glukosetoleranz zu stören und die Lipogenese in der Leber zu fördern. Auch die Leptin- und Ghrelin-Regulation wird empfindlich beeinflusst, was zu vermehrtem Appetit, einer Präferenz für energiedichte Nahrung und langfristig zu Gewichtszunahme führen kann. Gleichzeitig wird die Effizienz mitochondrialer Prozesse reduziert, was mit erhöhter oxidativer Belastung und einem Verlust metabolischer Flexibilität einhergeht.

Zusammenfassend lässt sich sagen, dass der Schlaf eine essenzielle Funktion in der Regulation unseres Stoffwechsels einnimmt – nicht nur zentral im Gehirn, sondern systemisch über den gesamten Körper verteilt. Diese metabolische Umverteilung ist jedoch kein autarker Prozess, sondern steht in enger Wechselbeziehung mit unserer täglichen Ernährung. Die Qualität und Quantität der aufgenommenen Makro- und Mikronährstoffe, das Timing der Mahlzeiten sowie die Versorgung mit spezifischen bioaktiven Verbindungen bestimmen maßgeblich, wie effektiv der Körper diese nächtliche Regenerationsphase nutzen kann.

1.3.4 Effekte von Schlafentzug auf den Energiestoffwechsel

Schlafentzug hat tiefgreifende Auswirkungen auf den Glukose- und Insulinstoffwechsel, die weit über bloße Müdigkeit hinausgehen. Schon wenige Nächte reduzierten Schlafs führen zu messbaren metabolischen Veränderungen, wie mehrere klinische Studien zeigen. Bereits eine Woche mit eingeschränktem Schlaf – etwa vier bis fünf Stunden pro Nacht – reicht aus, um die Insulinsensitivität deutlich zu senken. Dies ist ein kritischer Mechanismus, da Insulin eine Schlüsselrolle bei der Regulation der Glukoseaufnahme in Muskel- und Fettzellen spielt und damit die Blutzuckerhomöostase aufrechterhält.

In einer wegweisenden Studie von Spiegel et al. (1999) wurde demonstriert, dass gesunde junge Männer nach sechs Nächten mit nur vier Stunden Schlaf eine um bis zu 40 % verringerte Glukosetoleranz aufwiesen. Diese Werte lagen im Bereich von prädiabetischen Zuständen. Der reduzierte zelluläre Glukose-Import wurde dabei nicht durch eine veränderte Kalorienzufuhr oder körperliche Aktivität beeinflusst, sondern allein durch den verminderten Schlaf. Die metabolischen Reaktionen ähnelten jenen, die man typischerweise bei Patienten mit manifestem Typ-2-Diabetes beobachtet.

Ein weiterer wichtiger Befund stammt von Broussard et al. (2012a, b), die zeigen konnten, dass Schlafrestriktion bei gesunden Probanden die Insulinantwort im subkutanen Fettgewebe beeinträchtigt. In der Folge kommt es zu einer verminderten Aktivierung von GLUT-4-Transportern und einer gestörten Insulinsignalübertragung – ein Mechanismus, der letztlich zur Hyperglykämie beiträgt. Gleichzeitig steigt die hepatische Glukoseproduktion, was die metabolische Dysbalance weiter verstärkt.

Die zugrunde liegenden Prozesse sind eng mit der Aktivität der Hypothalamus-Hypophysen-Nebennierenrinden-Achse (HPA-Achse) verknüpft. Schlafentzug aktiviert diese Stressachse, was zu einer erhöhten Cortisolausschüttung führt – insbesondere in den frühen Morgenstunden, wenn Cortisol physiologisch ohnehin ansteigt. Cortisol wirkt jedoch antagonistisch zu Insulin: Es fördert die Glukoneogenese, hemmt die Glukoseaufnahme in peripheren Geweben und erhöht die Insulinresistenz. Dieses Zusammenspiel trägt entscheidend zur Entstehung metabolischer Fehlregulationen bei, besonders wenn Schlafdefizite chronisch werden.

Neben diesen hormonellen Effekten kommt es auch auf zellulärer Ebene zu Beeinträchtigungen. Schlafmangel erhöht systemische Entzündungsmarker wie TNF-α und IL-6, die wiederum negativ auf die Insulinsignalweiterleitung wirken. Darüber hinaus verändert sich die Genexpression schlüssel-regulatorischer Proteine im Glukosemetabolismus, was zu einer langfristigen Verschlechterung der metabolischen Flexibilität führen kann. Dies bedeutet: Der Körper kann sich weniger effizient an schwankende Energieangebote an-passen – ein Risikofaktor für die Entstehung metabolischer Erkrankungen.

Besonders alarmierend ist, dass diese Veränderungen bereits nach wenigen Tagen Schlafmangel auftreten und sich auch bei jungen, gesunden Er-wachsenen zeigen – selbst ohne zusätzliche Risikofaktoren wie Übergewicht, Bewegungsmangel oder genetische Prädisposition. In Kombination mit nächtlicher Nahrungsaufnahme, kalorienreicher Ernährung oder gestörtem zirkadianem Rhythmus – etwa durch Schichtarbeit oder Jetlag – potenzieren sich diese Effekte weiter.

Diese Befunde unterstreichen eindrücklich die zentrale Rolle des Schlafs als metabolischer Regulator. Chronisch gestörter Schlaf fördert nicht nur die Insulinresistenz, sondern erhöht auch das Risiko für die Entwicklung von Typ-2-Diabetes, metabolischem Syndrom und Adipositas. In populations-basierten Kohortenstudien wurde gezeigt, dass Menschen mit einer durch-schnittlichen Schlafdauer von unter sechs Stunden pro Nacht ein signifikant erhöhtes Diabetesrisiko tragen – unabhängig von Körpergewicht oder Aktivi-tätslevel.

Zudem besteht ein enger Zusammenhang zwischen gestörter Glukose-regulation und kognitiven Funktionen: Hyperglykämie und insulinresistente Zustände beeinflussen die zerebrale Energieversorgung und die Funktion insulinabhängiger Rezeptoren im Gehirn – ein möglicher Erklärungsansatz für die häufig beobachtete mentale Erschöpfung bei Schlafmangel.

Vor diesem Hintergrund ist es nicht überraschend, dass Schlafinter-ventionen auch im Kontext von metabolischer Gesundheit zunehmend an Bedeutung gewinnen. So zeigen Studien, dass eine gezielte Schlafverlängerung bei Kurzschläfern (z. B. von 5 auf 7 h/Nacht) zu einer signifikanten Verbesse-rung der Insulinsensitivität und Glukosetoleranz führt – und dies bereits nach wenigen Wochen (Tasali et al., 2014).

Auch im Hinblick auf Ernährung ergeben sich wertvolle Rückschlüsse: Eine hohe Schlafqualität fördert nicht nur die metabolische Verarbeitung von Glukose, sondern auch die Effektivität insulinvermittelter Prozesse nach kohlenhydratreichen Mahlzeiten. In diesem Zusammenhang gewinnt auch der Begriff der **Chrono-Nutrition** an Bedeutung – also der Abstimmung von Nahrungsaufnahme und Stoffwechselaktivität in Abhängigkeit vom zirkadia-nen Rhythmus. Ein spätes Abendessen bei gleichzeitig verkürzter Schlafdauer stellt beispielsweise eine ungünstige Kombination dar, da die periphere Insulinsensitivität in den Abendstunden ohnehin physiologisch reduziert ist.

Veränderung der Körperzusammensetzung: Verlust an Muskelmasse, Erhalt von Fett

Ein besonders kritischer Aspekt der Schlafrestriktion betrifft die Veränderungen in der Körperzusammensetzung. Während ausreichend Schlaf in Kombination mit einer ausgewogenen Ernährung die physiologische Grundlage für den Erhalt von Muskelmasse und den Abbau von Fettreserven bildet, verschiebt sich dieses Verhältnis bei chronisch reduziertem Schlaf auf ungünstige Weise. Vor allem in Situationen, in denen zusätzlich ein Kaloriendefizit besteht – etwa bei Diäten oder gezielter Gewichtsreduktion – zeigt sich, dass Menschen mit eingeschränkter Schlafdauer einen höheren Anteil an fettfreier Körpermasse verlieren, insbesondere Muskulatur, während der Fettanteil weniger stark abgebaut wird. Damit wird Schlaf zu einem bislang oft unterschätzten, aber zentralen Regulator der Körperzusammensetzung.

Die Relevanz dieser Zusammenhänge wurde eindrücklich in einer kontrollierten Studie von Nedeltcheva et al. (2010a, b) demonstriert. Hier wurden Probanden über zwei Wochen auf ein identisches Kaloriendefizit gesetzt, jedoch in zwei Gruppen mit unterschiedlicher Schlafdauer eingeteilt: die eine erhielt 8,5 h pro Nacht, die andere lediglich 5,5 h. Trotz gleicher Kalorienaufnahme und identischem Bewegungsniveau zeigte sich ein markanter Unterschied in der Art des Gewichtsverlustes. Während die ausgeschlafene Gruppe überwiegend Körperfett reduzierte, verlor die schlafbeschränkte Gruppe in erheblichem Maße Muskelmasse. Konkret lag der Verlust an fettfreier Körpermasse in der Schlafrestriktionsgruppe fast doppelt so hoch, während der Fettverlust deutlich geringer ausfiel. Diese Befunde verdeutlichen, dass nicht nur die Energieaufnahme, sondern auch die Schlafqualität darüber entscheidet, ob eine Diät nachhaltig und gesund verläuft.

Die Konsequenzen solcher Verschiebungen sind erheblich. Muskelmasse ist nicht nur für Kraft und Bewegungsfähigkeit entscheidend, sondern vor allem auch für den Grundumsatz. Muskeln verbrauchen in Ruhe deutlich mehr Energie als Fettgewebe und stellen somit ein metabolisches Aktivzentrum dar, das die gesamte Stoffwechselgesundheit beeinflusst. Geht Muskelmasse verloren, sinkt der Grundumsatz – das heißt, der Körper verbrennt weniger Kalorien im Ruhezustand. Dies erhöht die Gefahr eines Rebound-Effekts: Nach einer Phase der Gewichtsreduktion kommt es bei erneuter normaler Nahrungsaufnahme schneller zur Gewichtszunahme, da der Organismus mit einem niedrigeren Grundverbrauch arbeitet. Besonders tückisch ist, dass der zurückgewonnene Anteil des Körpergewichts dann häufig überwiegend aus Fett besteht, während die verlorene Muskulatur nicht im gleichen Maß nachgebildet wird. Ein solcher Teufelskreis aus Muskelverlust,

Fettzunahme und sinkendem Energieverbrauch kann langfristig zur Entwicklung von Übergewicht und Insulinresistenz beitragen.

Doch welche Mechanismen erklären diesen Effekt? Im Zentrum steht eine Verschiebung des hormonellen Milieus unter Schlafmangel. Während erholsamer Tiefschlaf normalerweise mit einem Anstieg von Wachstumshormon (GH) und Insulin-like Growth Factor 1 (IGF-1) einhergeht – beides Hormone, die die Proteinsynthese anregen und muskelaufbauend wirken –, kommt es bei Schlafrestriktion zu einer deutlichen Abflachung dieser hormonellen Pulse. Weniger GH und IGF-1 bedeuten weniger Stimulus für die Muskelregeneration und den Aufbau von fettfreier Masse. Gleichzeitig steigt die Ausschüttung von Cortisol, dem wichtigsten Stresshormon des Körpers. Cortisol fördert den Proteinabbau in der Muskulatur und steigert die Gluko-neogenese in der Leber – ein Prozess, bei dem Aminosäuren aus dem Muskelgewebe in Glukose umgewandelt werden. Dies mag kurzfristig als Energielieferant nützlich erscheinen, bedeutet langfristig aber eine katabole Belastung für die Muskulatur.

Zusätzlich verschlechtert Schlafmangel die muskuläre Insulinsensitivität. Normalerweise bewirkt Insulin in der Muskulatur die Aufnahme von Glukose und Aminosäuren, was die Energieversorgung und Proteinsynthese unterstützt. Unter Bedingungen eingeschränkten Schlafs jedoch reagieren die Muskelzellen weniger empfindlich auf Insulin, wodurch weniger Glukose aufgenommen und stattdessen vermehrt in Fettdepots gespeichert wird. Auch die mitochondriale Dichte und Funktionalität leiden unter wiederholtem Schlafmangel. Mitochondrien sind essenziell für die Energieproduktion und spielen eine entscheidende Rolle für den Fettstoffwechsel. Ihre reduzierte Effizienz bedeutet, dass Muskeln nicht nur schlechter regenerieren, sondern auch weniger Fett verbrennen können.

Diese hormonellen und zellulären Veränderungen addieren sich zu einer Stoffwechsellage, die katabol für die Muskulatur und anabol für das Fettgewebe wirkt: Muskelabbau bei gleichzeitigem Erhalt oder sogar Anstieg des Fettanteils. Damit wird das Ziel einer gesunden Körperzusammensetzung – Erhalt der fettfreien Masse bei gleichzeitiger Reduktion des Fettanteils – systematisch untergraben. Für Sportler, die gezielt Muskelmasse aufbauen oder Fettmasse reduzieren wollen, ist Schlaf daher ein ebenso entscheidender Trainingsfaktor wie Ernährung und Bewegung. Aber auch für die Allgemeinbevölkerung ist dieser Mechanismus von höchster Relevanz, da er erklärt, warum viele Diäten langfristig scheitern oder sogar kontraproduktiv wirken können.

Von besonderem Interesse ist, dass Schlafmangel nicht nur den Verlust von Muskelmasse während Diäten verstärkt, sondern auch die Regeneration nach körperlicher Aktivität beeinträchtigt. Sportlich aktive Menschen, die zu wenig schlafen, regenerieren langsamer, bauen weniger Muskelmasse auf und zeigen ein höheres Risiko für Überlastungsschäden. Die Kombination aus Training, Kaloriendefizit und Schlafmangel ist damit eine besonders ungünstige Konstellation. Gleichzeitig sind die Folgen auch für inaktive Menschen gravierend: Gerade ältere Personen, die ohnehin zu Muskelabbau (Sarkopenie) neigen, riskieren bei chronisch schlechtem Schlaf einen noch schnelleren Verlust von Muskelkraft und Mobilität.

Die langfristigen Auswirkungen solcher Prozesse reichen weit über die Körperzusammensetzung hinaus. Muskelmasse gilt als einer der besten Prädiktoren für metabolische Gesundheit und Langlebigkeit. Sie unterstützt die Blutzuckerkontrolle, schützt vor Insulinresistenz und stellt ein funktionelles Reserveorgan dar, das den Organismus in Zeiten von Krankheit oder erhöhtem Energiebedarf stabilisiert. Ein Verlust an Muskelmasse durch chronischen Schlafmangel bedeutet daher nicht nur eine ästhetische oder sportliche Einschränkung, sondern ein reales Risiko für Stoffwechselerkrankungen, Gebrechlichkeit und frühzeitige Alterung.

Zusammenfassend zeigt sich, dass Schlaf ein entscheidender Faktor für die Regulation der Körperzusammensetzung ist. Während ausreichender und qualitativ hochwertiger Schlaf den Erhalt von Muskulatur und den Abbau von Fettgewebe fördert, führt Schlafmangel zu einer gefährlichen Umkehrung: Muskeln werden abgebaut, Fett wird konserviert. Dieser Prozess wird durch eine Kombination aus hormonellen Verschiebungen, reduzierter Insulinsensitivität und mitochondrialer Dysfunktion vermittelt. Er ist metabolisch ineffizient und begünstigt langfristig sowohl Gewichtszunahme als auch den Verlust funktioneller Leistungsfähigkeit. Für die Praxis bedeutet dies, dass erfolgreiche und nachhaltige Gewichtsreduktion nicht allein auf Kalorienrestriktion oder Bewegung beruhen kann, sondern untrennbar mit der Schlafqualität verknüpft ist. Nur wer ausreichend schläft, kann sicherstellen, dass der Gewichtsverlust überwiegend aus Fettgewebe erfolgt, während die wertvolle Muskulatur erhalten bleibt – ein Prinzip, das für Gesundheit, Leistungsfähigkeit und Langlebigkeit von fundamentaler Bedeutung ist.

Neurotransmitter, Appetitregulation und Belohnungssysteme

Schlafmangel verändert das Gehirn auf einer Ebene, die weit über einfache Müdigkeit hinausgeht – er greift tief in die neurochemische Steuerung von Appetit, Belohnung und Selbstkontrolle ein. Besonders betroffen ist das dopaminerge System, das für die Verarbeitung von Anreizen und die Motivation zur Nahrungsaufnahme zentral ist. Schon nach einer Nacht reduzierten Schlafs zeigt sich eine veränderte Aktivität im Striatum, einer Schlüsselregion des Belohnungsnetzwerks. Greer et al. (2013) konnten mittels funktioneller MRT nachweisen, dass schlafdeprivierte Personen deutlich stärker auf hochkalorische Lebensmittelreize reagieren. Gleichzeitig war die Aktivität im präfrontalen Kortex, der für kognitive Kontrolle und Impulsregulation verantwortlich ist, vermindert. Dieses Muster – gesteigerte Belohnungssensitivität bei schwächerer Kontrolle – erklärt die oft beobachtete Impulsivität im Essverhalten nach kurzer Nacht.

Neuere Studien haben dieses Phänomen weiter differenziert. Gujar et al. (2011) zeigten, dass Schlafentzug nicht nur die Reaktivität auf visuelle Nahrungsreize verstärkt, sondern auch die Konnektivität zwischen Belohnungszentren und präfrontalen Kontrollregionen schwächt. Das Gehirn gerät dadurch in einen Zustand, in dem hochkalorische Optionen als besonders attraktiv erscheinen, während hemmende Mechanismen kaum greifen. Dieser neurochemische Shift begünstigt Entscheidungen zugunsten von süßen, fettreichen oder hochverarbeiteten Lebensmitteln – ein Verhalten, das im Alltag mit Überernährung und Gewichtszunahme korreliert.

Auch die serotonergen Systeme tragen zu dieser Dysregulation bei. Serotonin wirkt normalerweise als „Appetitzügler" und vermittelt Sättigungssignale. Ein Mangel oder eine reduzierte Aktivität der serotonergen Bahnen führt zu einer Abnahme dieser hemmenden Wirkung. Schlafmangel beeinträchtigt sowohl die Freisetzung als auch die zirkadiane Rhythmik von Serotonin. Dadurch wird die Wahrnehmung von Sättigung verzögert, was insbesondere in Kombination mit gesteigerter dopaminerger Empfindlichkeit zu übermäßiger Kalorienaufnahme führen kann (Sutton & Rapoport, 2020).

Ein besonderer Aspekt liegt in der Verknüpfung von Tryptophan, Ernährung und Schlaf. Tryptophan ist die Vorstufe für die Serotonin- und Melatoninsynthese. Bei Schlafmangel sinkt nicht nur die Effizienz dieses Stoffwechselwegs, sondern auch die Transportkapazität von Tryptophan ins Gehirn. Fehlt diese Grundlage, ist die serotonerge Hemmung des Appetits geschwächt, während gleichzeitig die Melatoninproduktion reduziert wird, was wiederum die Schlafqualität beeinträchtigt (Silber & Schmitt, 2010). Hier zeigt sich besonders deutlich, wie Ernährung (z. B. tryptophanreiche Kost), Neurotransmitter und Schlaf in einem wechselseitigen Netzwerk miteinander verflochten sind.

Auch dopaminerge Mechanismen sind stärker an Ernährungsentscheidungen gekoppelt, als lange Zeit vermutet. Volkow et al. (2012) berichteten, dass Schlafmangel die Verfügbarkeit von Dopamin-D2-Rezeptoren im Striatum senkt – ein Befund, der mit einer gesteigerten Anreizempfindlichkeit gegenüber sofortigen Belohnungen assoziiert ist. Praktisch bedeutet dies: Unter Schlafmangel wird das Gehirn weniger durch langfristige Ziele wie gesunde Ernährung gesteuert, sondern stärker durch den unmittelbaren Reiz von süßen oder fettigen Speisen.

Die Konsequenzen dieser neurochemischen Veränderungen sind nicht auf kurzfristiges Essverhalten beschränkt. Chronischer Schlafmangel kann zu einer dauerhaften Umprogrammierung der Belohnungssysteme führen. St-Onge et al. (2016) zeigten, dass wiederholte Schlafrestriktion mit einer anhaltenden Erhöhung der Energieaufnahme verbunden ist, die sich nicht durch gesteigerten Energieverbrauch erklären lässt. Vielmehr resultiert die positive Energiebilanz aus einem gestörten Zusammenspiel von Dopamin, Serotonin und präfrontaler Regulation.

Entzündungsprozesse und metabolisches Immunsystem

Ein zunehmend diskutierter Aspekt des Schlafmangels betrifft seine Rolle als stiller Treiber systemischer Entzündungen. Während akute Infektionen oder Verletzungen durch deutlich spürbare Immunreaktionen gekennzeichnet sind, äußert sich Schlafmangel eher in einer subtilen, aber chronisch erhöhten Aktivität des Immunsystems – eine sogenannte „low-grade inflammation". Diese niedriggradige Entzündung ist klinisch schwer fassbar, da sie meist ohne akute Symptome verläuft, aber biochemisch klar messbar ist: Bereits wenige Nächte reduzierten Schlafs reichen aus, um die Spiegel proinflammatorischer Zytokine wie Interleukin-6 (IL-6), Tumornekrosefaktor-alpha (TNF-α) und des Entzündungsmarkers C-reaktives Protein (CRP) zu erhöhen. Diese Moleküle sind nicht nur Indikatoren für Entzündungen, sondern greifen direkt in zentrale metabolische Signalwege ein. So kann IL-6 die Insulinrezeptor-Signalkaskade stören, wodurch Muskel- und Fettzellen weniger empfindlich auf Insulin reagieren. TNF-α wiederum aktiviert intrazelluläre Stresswege, die den Glukosetransport hemmen und die Lipolyse fördern. Das Resultat ist eine Stoffwechsellage, die in Richtung Insulinresistenz verschoben ist – ein Mechanismus, der die enge Verbindung zwischen Schlafdefizit und Typ-2-Diabetes verdeutlicht.

Dieses entzündliche Milieu entwickelt jedoch seine volle pathologische Wirkung erst im Zusammenspiel mit weiteren Lebensstilfaktoren. Besonders ungünstig ist die Kombination von Schlafmangel mit hochkalorischer Ernährung, Bewegungsmangel und Adipositas. Fettgewebe selbst ist nicht nur ein passiver Energiespeicher, sondern ein hochaktives endokrines Organ, das entzündliche Botenstoffe produziert. Schlafmangel verstärkt die Freisetzung dieser Adipokine und führt dazu, dass das Fettgewebe in einen chronisch proinflammatorischen Zustand kippt. Diese Entwicklung trägt wesentlich zur Pathogenese metabolischer Erkrankungen bei, weil sie das Immunsystem dauerhaft aktiviert und gleichzeitig die metabolische Flexibilität reduziert.

Mit anderen Worten: Der Körper verliert die Fähigkeit, effizient zwischen Glukose- und Fettstoffwechsel zu wechseln, und gerät in eine chronische Energiekrise auf zellulärer Ebene.

Besonders spannend ist in diesem Zusammenhang die Rolle der Darm-Hirn-Achse. Der Darm ist nicht nur für die Verdauung verantwortlich, sondern über die Mikrobiota eng in die Regulation des Immunsystems und des Stoffwechsels eingebunden. Studien zeigen, dass Schlafmangel bereits nach wenigen Tagen die Zusammensetzung der Darmflora verändert. Besonders betroffen sind butyratbildende Bakterien – eine Gruppe von Mikroorganismen, die kurzkettige Fettsäuren wie Butyrat produzieren. Butyrat ist ein Schlüsselmolekül für die Aufrechterhaltung der Darmbarriere, die Regulierung entzündlicher Prozesse und die Energieversorgung der Kolonozyten. Sinkt die Zahl dieser Bakterien, leidet die Integrität der Darmwand, was das Eindringen bakterieller Bestandteile (z. B. Lipopolysaccharide) in den Blutkreislauf begünstigt. Dies wiederum verstärkt die systemische Entzündung und wirkt wie ein Verstärker der bereits durch Schlafmangel induzierten Immunaktivierung.

Tierexperimentelle Studien haben eindrücklich gezeigt, dass sich Veränderungen in der mikrobiellen Zusammensetzung innerhalb weniger Tage Schlafentzug beobachten lassen. Benedict et al. (2016) konnten nachweisen, dass schlafdeprivierte Mäuse eine geringere Diversität der Mikrobiota aufwiesen und eine ausgeprägte Reduktion butyratproduzierender Spezies zeigten. Die Konsequenzen reichten von erhöhter Permeabilität der Darmwand über Veränderungen in der Neurotransmitterproduktion bis hin zu einer systemischen Verstärkung der inflammatorischen Marker. Über die Darm-Hirn-Achse wirken diese Veränderungen direkt auf das zentrale Nervensystem zurück, indem sie die Produktion von Neurotransmittern wie Serotonin oder GABA beeinflussen und so die Schlafqualität zusätzlich verschlechtern. Es entsteht ein bidirektionaler Kreislauf: Schlafmangel verändert die Mikrobiota, die wiederum die Schlafregulation negativ beeinflusst.

Langfristig kumulieren sich die beschriebenen Effekte und schlagen sich in klinisch relevanten Erkrankungen nieder. Epidemiologische Studien haben wiederholt gezeigt, dass chronischer Schlafmangel mit einer erhöhten Inzidenz von Typ-2-Diabetes, nicht-alkoholischer Fettlebererkrankung (NAFLD), metabolischem Syndrom, Herz-Kreislauf-Erkrankungen und Adipositas verbunden ist. Bemerkenswert ist, dass diese Risiken bereits bei weniger als sechs Stunden Schlaf pro Nacht deutlich ansteigen. In großen Kohortenstudien zeigte sich ein klarer Dosis-Wirkungs-Zusammenhang: Je kürzer die Schlafdauer, desto höher die Wahrscheinlichkeit, eines dieser Krankheitsbilder zu entwickeln.

Die Mechanismen dafür sind vielfältig und reichen von hormonellen Verschiebungen über veränderte Neurotransmitterprofile bis hin zu epigenetischen Anpassungen. Chronischer Schlafmangel beeinflusst die Expression zahlreicher Gene, die an Entzündungsprozessen, mitochondrialer Funktion und oxidativem Stress beteiligt sind. In Kombination mit einer ungünstigen Ernährung – reich an Zucker und gesättigten Fetten – verstärken sich diese epigenetischen Veränderungen und können die Entwicklung von Insulinresistenz und Atherosklerose beschleunigen. Auch die nichtalkoholische Fettlebererkrankung wird zunehmend als entzündlich getriebene Folge von Schlafmangel verstanden. Dabei spielt nicht nur die direkte Wirkung von Entzündungsmediatoren eine Rolle, sondern auch die gestörte Regulation des Fettstoffwechsels in der Leber.

Interessanterweise ist die individuelle Anfälligkeit für diese Entwicklungen stark variabel. Genetische Prädispositionen, die Ernährung, das Stressniveau und das Ausmaß körperlicher Aktivität modulieren, wie hoch der „metabolische Preis" des Schlafmangels ausfällt. Manche Menschen entwickeln trotz wiederholter kurzer Nächte keine offensichtlichen metabolischen Störungen, während andere bereits nach wenigen Jahren Symptome von Insulinresistenz oder Fettstoffwechselstörungen zeigen. Diese Unterschiede verdeutlichen, dass Schlaf nicht isoliert betrachtet werden darf, sondern stets im Zusammenspiel mit Lebensstilfaktoren gesehen werden muss.

Zusammenfassend lässt sich festhalten, dass Schlafmangel eine niedriggradige, aber chronische Aktivierung des Immunsystems auslöst, die direkt in die metabolische Regulation eingreift. Proinflammatorische Zytokine wie IL-6 und TNF-α stören Insulinsignale, erhöhen die Glukoseproduktion und verschlechtern die Energieverwertung. Parallel dazu führt Schlafmangel zu Veränderungen der Darmmikrobiota, die die Darmintegrität schwächen und über die Darm-Hirn-Achse zusätzliche negative Rückkopplungen auf Schlaf und Stoffwechsel erzeugen. Auf lange Sicht begünstigen diese Prozesse eine Vielzahl von Zivilisationskrankheiten, von Typ-2-Diabetes über NAFLD bis hin zu Herz-Kreislauf-Erkrankungen. Schon weniger als sechs Stunden Schlaf pro Nacht können ausreichen, um diese Prozesse in Gang zu setzen – ein eindrückliches Beispiel dafür, wie eng Schlaf, Immunregulation und Stoffwechsel miteinander verknüpft sind.

Ernährung als Schutzfaktor – was ist zu empfehlen?

Im Umkehrschluss stellt sich die Frage, inwieweit Ernährung genutzt werden kann, um die negativen metabolischen Effekte von Schlafmangel zu kompensieren oder zumindest abzumildern. Auch wenn keine Ernährung den Schlaf direkt „ersetzen" kann, gibt es Hinweise auf potenziell protektive Nährstoffe:

- **Komplexe Kohlenhydrate** mit niedrigem glykämischen Index (z. B. Hafer, Quinoa) helfen, die nächtliche Glukosehomöostase zu stabilisieren.
- **Proteinreiche Abendmahlzeiten** (v. a. mit langsam verdaulichen Proteinen wie Casein) können die nächtliche Proteinsynthese unterstützen.
- **Omega-3-Fettsäuren** wirken entzündungshemmend, verbessern Insulinsensitivität und haben potenziell positive Effekte auf die Schlafqualität.
- **Magnesium, Zink, Vitamin D** und **Vitamin B6** sind essenzielle Cofaktoren in der mitochondrialen und hormonellen Regulation.
- **Polyphenole** (z. B. aus Beeren, grünem Tee) können oxidativen Stress reduzieren und die zirkadiane Genexpression modulieren.

Besonders relevant ist der **zeitliche Aspekt** der Ernährung: Regelmäßige Essenszeiten, ein frühzeitiges Abendessen (mind. 2–3 h vor dem Schlafengehen) und das Vermeiden nächtlicher Snacks verbessern die Synchronisation zwischen zentralem Schlaf-Wach-Zyklus und peripheren metabolischen Uhren.

1.4 Ernährungsgrundlagen

Unser Körper besteht aus unterschiedlichen Baustoffen und benötigt zur Fortbewegung Energie. Sowohl die Baustoffe als auch die Energie führen wir über die Nahrung zu, um Erhalt und Regeneration zu ermöglichen. Dabei können wir in essenzielle und nicht essenzielle Nährstoffe unterscheiden, also zwischen Stoffen differenzieren, die unabdinglich gebraucht werden, und Stoffen, die auf die wir (zeitweise) verzichten können. Um die Grundlagen der Ernährung systematisch zu beleuchten, werden hier zunächst die Makronährstoffe Kohlenhydrate, Fette und Eiweiße aufgegriffen, um später auf die Mikronährstoffe und die funktionsfördernden Stoffe einzugehen.

1.4.1 Makronährstoffe

1.4.1.1 Kohlenhydrate

Die Kohlenhydrate sind durch den bereits beschriebenen ökonomischen Stoffwechselweg einer der wichtigsten Energieträger. In unserer Alltagsernährung machen sie etwa 65 % der Energieversorgung aus, wodurch die Energiebereitstellung für das Nervensystem, das Gehirn und unsere Organe gesichert werden kann. Manche Organe sind an die Energieform Glukose gebunden, die in Kohlenhydraten vorhanden ist.

Der Grundbaustein von Kohlenhydraten sind Monosaccharide (Einfachzucker) die über Verbindungen miteinander zu Disacchariden (Zweifachzucker) oder Oligosacchariden (Mehrfachzucker) bilden können. Bei mehr als 10 solcher Verbindungen wird von Polysacchariden (Vielfachzucker) gesprochen, die bis zu mehreren hunderttausend Einfachzucker enthalten können. Jedes weitere Monosaccharid macht die Kette der Zucker stabiler und Energiehaltiger. Die höhere Kettenstabilität hat für uns zur Folge, dass das Aufschlüsseln der Energie aufwendiger wird und ab einem bestimmten Punkt den Zucker nicht mehr aufspalten können. Hier kommt die Gruppe der Ballaststoffe ins Spiel, die wir später näher betrachten.

Die Abbildung zeigt die Einteilung der Kohlenhydrate nach ihrer chemischen Struktur in Monosaccharide (Einfachzucker), Disaccharide (Zweifachzucker), Oligosaccharide (Mehrfachzucker) und Polysaccharide (Vielfachzucker). Je nach Molekülgröße und Komplexität unterscheiden sich diese Zuckerarten deutlich in ihrer Verwertbarkeit und Energiebereitstellung.

Einfache Zucker wie Glukose oder Fruktose werden schnell aufgenommen und liefern rasch Energie, während komplexe Kohlenhydrate – etwa Stärke oder Ballaststoffe aus Getreide und Gemüse – langsamer verdaut werden und zu einer längeren, gleichmäßigeren Energiezufuhr führen. Diese Unterschiede beeinflussen nicht nur den Blutzuckerspiegel und die Insulinausschüttung, sondern auch die Stabilität des circadianen Stoffwechsels und damit indirekt das Schlafverhalten.

Eine ausgewogene Abwechslung der verschiedenen Zucker ist die Empfehlung der deutschen Gesellschaft für Ernährung (DGE). Es wird besonders zu langkettigen Kohlenhydraten geraten, Einfachzucker wie sie in Früchten als Fruchtzucker Fruktose vorliegen sind jedoch kein Tabu und auch Süßspeisen mit vielen Mono- und Disacchariden gehören bei einer langfristig ausgelegten Ernährung mit auf den Speiseplan. Durch diesen Mix kann der Körper sowohl auf schnell verfügbare als auch auf langsam freisetzende Kohlenhydrate zurückgreifen und eine gute Energieversorgung gewährleisten (Abb. 1.4).

Dass der Körper Kohlenhydrate bevorzugt für die Energiebereitstellung nutzt lässt sich an unseren Präferenzen ableiten. So fällt es vielen schwer, Süßwaren vollständig aus der Alltagsernährung zu streichen und manchmal scheint es unmöglich eine angefangene Tüte Süßigkeiten nicht vollständig zu verzehren. Auch bei Kindern können wir dieses Phänomen beobachten: bitteres ist nicht gerne gesehen, Süßes dafür umso mehr. Der Körper weiß also genau, welche Lebensmittel energiehaltig sind und sich gut verwerten lassen. Dabei fängt er mit dem Zucker bereits im Mund an. Hier wir das Enzym alpha-Amylase im Speichel gemeinsam mit der Kaubewegung für die Aufschlüsselung des Zuckers aktiv. Die Spaltung der langen Zuckerketten in

Monosaccharide ist das Ziel der einzelnen Verdauungsprozesse, denn nur als Einfachzucker kann die Glukose, Fruktose und Galaktose die Darmwand passieren. Die jeweiligen Einfachzucker werden nach dem Übertritt aus dem Darm ins Blut durch das Hormon Insulin in die Körperzellen gebracht. Durch die aufwendigere Aufschlüsselung des Zuckers ist die Auswirkung auf den Blutzuckerspiegel bei Polysacchariden weniger stark, die Energie wird langsamer freigesetzt. Dies ist besonders für Diabetiker:innen relevant, kann jedoch generell für die Körperkonstitution und den Energiestoffwechsel entscheidend sein.

Die Geschwindigkeit der Aufschlüsselung ist maßgeblich dafür verantwortlich, wie stark der Blutzucker steigt damit auch für die Insulinreaktion. Hohe Blutzuckerspitzen, etwa durch Einfachzucker aus stark verarbeiteten Lebensmitteln, können ein Stressfaktor für den Körper sein, da eine Reaktion schnell und effektiv sein muss. Ein langfristig hoher Blutzucker hat Schäden an Nieren, Leber und Blutgefäßen zur Folge, sodass der Körper auf eine Veränderung unmittelbar reagiert. Wird sehr schnell sehr viel Insulin frei, kann es zu einer reaktiven Hypoglykämie kommen. Das Phänomen beschreibt den abrupten Abfall von Blutzucker unter den „Nüchternwert", der für den Körper als Schwellenwert dient. Wieder steuert der Körper rasant gegen, da aus einer Unterzuckerung Müdigkeit, Nervosität oder Zittern resultieren können.

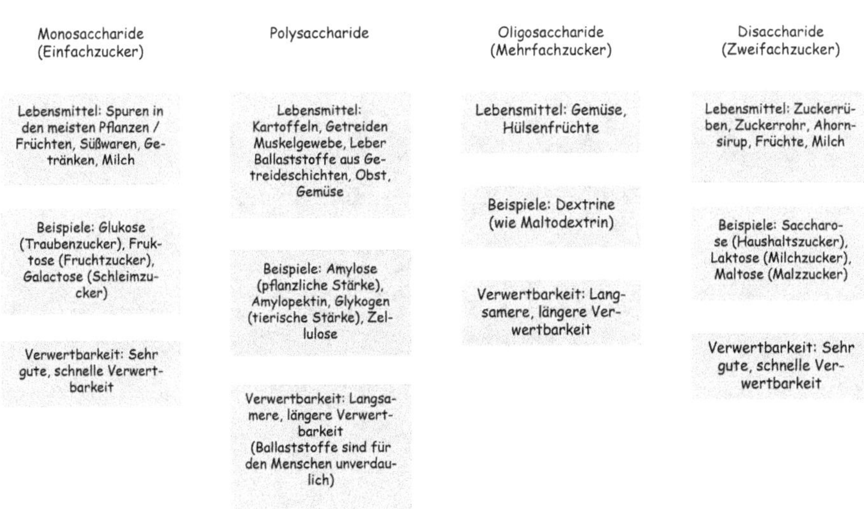

Abb. 1.4 Darstellung der verschiedenen Kohlenhydratarten und deren Verfügbarkeit in Lebensmitteln (Quelle: in Anlehnung an Biesalski et al., 2020)

Diese drastische Maßnahme des Körpers erfahren wir als Heißhungerattacke. Die Gefahr eines Teufelskreises aus hoher Blutzuckerspitze, schnellem Abfall und einer neuen Blutzuckerspitze ist offensichtlich. Das finale Resultat eines solchen Auf-und-Ab kann eine Insulinresistenz sein, bei der die Körperzellen nicht mehr oder nur noch schwach auf das Signal Insulin reagieren und so der Zucker aus dem Blut nicht in den Zellen eingelagert werden kann (Abb. 1.5).

Darstellung des typischen Verlaufs von Blutzucker- und Insulinspiegel nach einer kohlenhydratreichen Mahlzeit. Kurz nach der Nahrungsaufnahme steigt der Blutzuckerspiegel an, woraufhin die Bauchspeicheldrüse Insulin ausschüttet, um Glukose in die Zellen einzuschleusen. In dieser Phase ist der Insulinspiegel stark erhöht, wodurch die Fettverbrennung blockiert wird. Statt gespeicherte Fettreserven zu mobilisieren, nutzt der Körper primär die zugeführte Glukose als Energiequelle.

Erst wenn der Insulinspiegel nach einigen Stunden wieder absinkt, wechselt der Stoffwechsel in die Fettverbrennungszone. Ein dauerhaft erhöhter Insulinspiegel – etwa durch häufige Zwischenmahlzeiten oder hohe Zuckerzufuhr – hemmt somit langfristig die Lipolyse, fördert Fettansammlung und begünstigt Gewichtszunahme. Ein stabiler Blutzucker- und Insulinhaushalt ist daher nicht nur für den Stoffwechsel, sondern auch für eine gesunde circadiane Regulation und den Schlaf von zentraler Bedeutung (nach Biesalski et al., 2020).

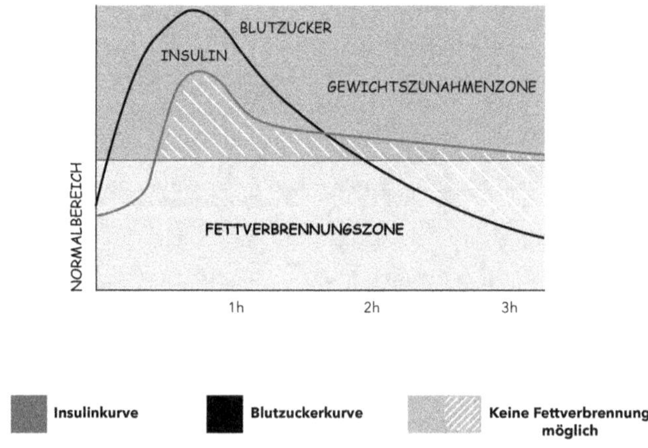

Abb. 1.5   Hoher Insulinwert verhindert die Fettverbrennung

1.4.1.1.1 *Ballaststoffe*

Sehr lange Kohlenhydrate, die der Körper nicht aufbrechen kann, heißen Ballaststoffe. Diese sind Teil pflanzlicher Lebensmittel und dienen Pflanzen als Gerüst-, Füll- und Schutzmaterial. Sie gehören nicht direkt zu den Nährstoffen, da sie keinen nährenden Effekt für den Körper haben. Die Relevanz von Ballaststoffen in der Alltagsernährung ist jedoch unabhängig von dem (nicht vorhandenen) Beitrag zur Energiegewinnung. So sorgen sie dafür, dass wir sorgfältiger kauen und können zu einer längeren Sättigung und besseren Verdauung beitragen. Ein physiologischer Zugewinn lässt sich also klar erkennen.

Die Ballaststoffe lassen sich anhand ihres Lösungsverhaltens einteilen. Es gibt Wasserunlösliche, die Wasser wie ein Schwamm aufnehmen, ihre Struktur jedoch beibehalten, wie zum Beispiel Zellulose (die wasserunlöslichen Ballaststoffe finden sich überwiegend in Getreiden). Dem entgegen stehen wasserlösliche Ballaststoffe (überwiegend in Früchten zu finden), die durch die Zugabe von Wasser eine gelartige Masse bilden. Ein Beispiel hierfür ist Pektin, das als pflanzliches Geliermittel für Marmeladen genutzt wird. In der Regel enthalten pflanzliche Lebensmittel beide Ballaststoffarten (Weickert & Pfeiffer, 2008). Die unterschiedlichen Eigenschaften haben jeweils positive Auswirkungen auf unsere Verdauung. So können wasserlösliche Ballaststoffe im Dickdarm aufquellen und die Darmpassage des Nahrungsbreis erleichtern. Durch die Wasserbindung der unlöslichen Ballaststoffe, erhöht sich darüber hinaus das Stuhlvolumen, was zu einer besseren Darmbeweglichkeit beiträgt. Die Muskeln, die für die Darmperistaltik verantwortlich sind, werden durch das größere Stuhlvolumen besser stimuliert und können den Speisebrei optimal vorantreiben.

Neben diesen physiologischen Effekten wird ein Faktor in der derzeitigen Forschung eingehend beleuchtet. Die Ballaststoffe helfen nicht nur uns, sondern sind auch Nahrungsgrundlade für die Bakterien unseres Darms und können dafür sorgen, dass sich einzelne Bakterienstämme gegen andere durchsetzen. Auch wenn noch kein „normales" Darm-Mikrobiom (so wird eine Ansammlung von Bakterien genannt) bekannt ist, ist bereits bei einzelnen Bakterien erforscht, welche Auswirkung sie auf unseren Körper haben.

Die Ballaststoffe erfüllen also einen wichtigen Nutzen für unseren Körper. Die Liste der Effekte ist lang:

- Durch längeres Kauen wird der Speichelfluss stärker angeregt, was die Säurelast der Mahlzeit mindert, da weniger Magensäure aufgewendet werden muss. Dies hat einen positiven Effekt auf die Magenschleimhaut
- Durch das Quellen der Ballaststoffe füllt sich der Magen mehr, es kommt zu einer stärkeren Dehnung der Magenwand und damit zu einer besseren Sättigung, hinzu kommt eine verzögerte Magenentleerung
- Nährstoffe werden durch die Zugabe von Ballaststoffen langsamer aufgenommen, was zu einer konstanteren Blutzuckerkurve führt
- Das Quellen der Ballaststoffe im Dickdarm verbessert die Darmpassage, durch das höhere Nahrungsvolumen erhöht sich die Stuhlfrequenz, was Obstipation und Hämorriden vorbeugt
- Ballaststoffe können potenziell toxische Stoffe binden und dadurch schneller durch den Körper leiten und die Ausscheidung beschleunigen
- Ballaststoffe können Gallensäuren binden, die unter anderem aus Cholesterin bestehen. Da der Körper die normale Zusammensetzung der Gallensäure aufrecht erhält und für die Produktion Cholesterin aus dem Blut einsetzt, kann es durch die Aufnahme von Ballaststoffen zu einer Verbesserung der Blutcholesterinwerte kommen.
- Ballaststoffe können Ammoniak das bei der Verstoffwechselung von Proteinen entsteht, binden und damit die Leber entlasten
- Ballaststoffe sind Grundlage für das Bakterienwachstum im Darm. Das Stoffwechselprodukt der Bakterien sind zum Teil kurzkettige Fettsäuren, die die Aufnahme von Nährstoffen verbessern können und Entzündungsprozesse mindern

Diese vielfältigen Vorteile sind ein guter Grund, Ballaststoffe in die Alltagsernährung aufzunehmen. Für eine Gute Versorgung wird von entsprechenden Fachgesellschaften eine Menge von etwa 30 g pro Tag empfohlen (D-A-CH-Referenzwerte, 2021).

1.4.1.2   Fette

Die Nahrungsfette Fette aus der Stoffklasse der Lipide gehören zu den energiedichtesten Makronährstoffen unserer Ernährung. Während sie lange Zeit als „Dickmacher" galten, ist heute weitgehend bekannt: Fette sind lebensnotwendig und sie übernehmen eine Vielzahl essenzieller Funktionen im Körper.

Mit rund **9 Kilokalorien pro Gramm** liefern sie mehr als doppelt so viel Energie wie Kohlenhydrate oder Proteine (jeweils etwa 4 Kcal pro Gramm). Diese Energie steckt bei den mehr oder weniger langen Fettsäureketten, die aus Kohlenstoffen aufgebaut sind in der Verbindung der einzelnen Kohlenstoffe miteinander. Neben der Aufgabe als Energielieferant werden sie als Bausteine unserer Zellmembranen und Träger fettlöslicher Vitamine (A, D, E und K) benötigt und sind beteiligt an der Bildung hormonähnlicher Botenstoffe wie Prostaglandinen (Gewebshormone), die für Schmerz- und Entzündungsreaktionen relevant sind. Einige Strukturbestandteile der Fettsäureketten kann der Körper nicht selbst herstellen, ist jedoch für den Erhalt und die Regeneration auf sie angewiesen. Diese Fettsäuren sind essenzielle Fettsäuren, die über die Nahrung zugeführt werden müssen. Hierzu gehören die Linolsäure und die alpha Linolensäure, die lange Fettsäureketten haben und darüber hinaus Doppelbindungen besitzen. Diese Fettsäuren werden für die Gesundheit des Körpers benötigt und fördern einen gesunden Blutdruck, wehren Zellschäden ab und dienen dem Aufbau von Nervenzellmembranen im Gehirn. Ein Mangel kann nicht nur zu einer Störung des Fetttransports und der Prostaglandinsynthese führen, sondern auch Hauterkrankungen, Fortpflanzungsstörungen oder Organveränderungen hervorrufen.

Chemisch betrachtet bestehen die meisten Fette, die wir über die Nahrung aufnehmen, aus sogenannten **Triglyceriden,** also aus einem Glycerin-Molekül, an das drei **Fettsäuren** gebunden sind. Fettsäuren unterscheiden sich durch die Länge ihrer Kohlenstoffketten und die Art der chemischen Bindungen und werden wir folgt differenziert (Abb. 1.6):

- **Gesättigte Fettsäuren,** ohne Doppelbindungen – meist in tierischen Produkten wie Butter, Schmalz und Wurstwaren enthalten. Diese sind bei Raumtemperatur meist fest.
- **Einfach ungesättigte Fettsäuren,** mit einer Doppelbindung – z. B. in Olivenöl oder Avocados.
- **Mehrfach ungesättigte Fettsäuren** (Poly unsatturated fatty acids, PUFAs) mit zwei oder mehr Doppelbindungen – darunter die essenziellen Omega-3- und Omega-6-Fettsäuren, wie sie in Leinöl, Walnüssen oder fettem Seefisch vorkommen.

Die Abbildung zeigt den strukturellen Unterschied zwischen gesättigten und ungesättigten Fettsäuren. Gesättigte Fettsäuren (oben) enthalten keine Doppelbindungen zwischen den Kohlenstoffatomen und besitzen eine lineare Struktur, wodurch sie sich eng aneinanderlagern können – dies führt zu einer festen Konsistenz bei Raumtemperatur (z. B. in Butter oder tierischem Fett). Ungesättigte Fettsäuren (unten) weisen hingegen eine oder mehrere Doppelbindungen auf, was ihre Struktur „geknickt" und dadurch flüssiger macht (z. B. in pflanzlichen Ölen).

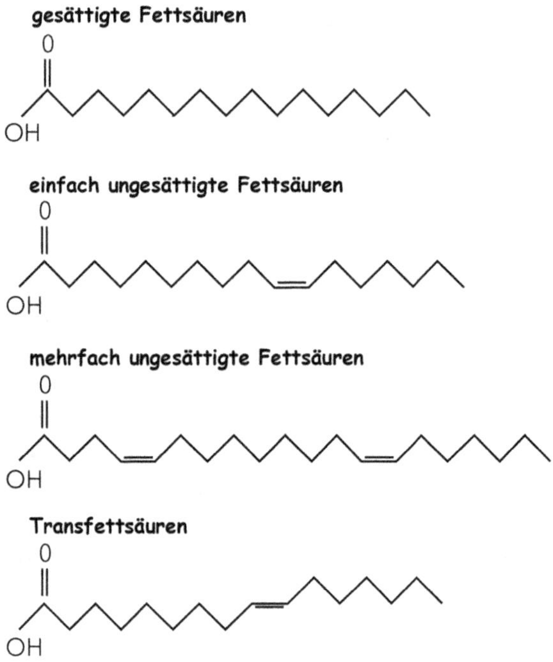

Abb. 1.6 Chemische Struktur und physiologische Bedeutung gesättigter und ungesättigter Fettsäuren

Diese chemische Differenz hat direkte physiologische Bedeutung: Ein hoher Anteil gesättigter Fette steht in Zusammenhang mit erhöhten Blutfettwerten und einem höheren Risiko für Herz-Kreislauf-Erkrankungen, während einfach und mehrfach ungesättigte Fettsäuren, insbesondere die Omega-3-Fettsäuren (EPA und DHA), entzündungshemmend wirken und positiv auf Herz, Gehirn und Schlafregulation einwirken (nach Geisler et al., 2022). Neben der Art und Anzahl der Bindungen entscheidet auch die Kettenlänge über die Funktion des aufgenommenen Fetts im Körper. So gibt es kurz- mittel und langkettige Fettsäuren. Dabei sind die Kurzkettigen Fettsäuren (short chain fatty acids, SCFAs), wie Essigsäure oder Buttersäure sehr gut für unsere Darmgesundheit und ist an der Appetitregulation beteiligt. Sie entstehen bei der Verstoffwechslung von Ballaststoffen durch unsere Mikroorganismen im Darm, die Darmzellen können diese Fettsäuren direkt als Energiequelle nutzen und lokale Entzündungsprozesse eindämmen (Venegas et al., 2019). Mittelkettige Fettsäuren (middle chain fatty acids, MCFAs), etwa aus Kokos oder Palmkernöl werden umgehend über die Pfortader aufgenommen und können ähnlich wie Kohlenhydrate als schnelle Energiequelle genutzt werden. Langkettige Fettsäuren (long chain fatty acids, LCFAs) kommen überwiegend in unserer Nahrung vor und dienen zur Energiegewinnung, für den Aufbau von Zellstrukturen und Hormonen.

Damit erfüllen Fette zahlreiche Funktionen im Körper:

Zellstruktur: Phospholipide bilden die Membranhülle jeder Zelle.

Signalübertragung: Aus mehrfach ungesättigten Fettsäuren entstehen hormonähnliche Substanzen (Prostaglandine), die Entzündungsprozesse regulieren.

Nervensystem: Besonders das Gehirn braucht Fett – etwa 60 % seiner Trockenmasse bestehen aus Lipiden, darunter die wichtige Docosahexaensäure (DHA), eine Omega-3-Fettsäure, die aus der Linolensäure synthetisiert werden kann.

Wärmeisolation und Schutz: Fettgewebe schützt innere Organe und hilft, die Körpertemperatur zu regulieren.

Energiegewinnung: Sowohl langfristig als auch kurzfristig lässt sich aus den Fetten Energie gewinnen und sogar speichern.

Die Deutsche Gesellschaft für Ernährung (DGE) empfiehlt, dass etwa 30 % der täglichen Energiezufuhr über Fette gedeckt werden sollte. Dabei ist nicht nur die Menge, sondern vor allem die Qualität entscheidend.

Ein Zuviel an gesättigten Fettsäuren, etwa durch stark verarbeitete Lebensmittel, frittierte Speisen oder Wurstwaren kann langfristig das Risiko für Arteriosklerose und koronare Herzkrankheiten erhöhen. Auch der übermäßige Verzehr sogenannter **Transfettsäuren,** die bei industriellen Härtungsprozessen entstehen (z. B. in Backwaren, Margarine, frittierten Produkten) wird kritisch bewertet und erhöht die genannten Risiken. Ein hoher Anteil einfach und mehrfach ungesättigter Fettsäuren – z. B. durch Nüsse, Samen und Pflanzenöle – sind wie zum Beispiel in der Mittelmeerkost mit einem gesunden Lebensstil vereinbar und können sogar schützend sein kann (Abb. 1.7).

Die Abbildung zeigt die unterschiedlichen Einsatzbereiche und Eigenschaften von Ölen und Fetten in der Ernährung. Für die **kalte Küche** – etwa bei Dressings, Dips oder Saucen – eignen sich **nicht erhitzte, native Pflanzenöle** wie Olivenöl extra vergine, Leinöl, Walnuss- oder Rapsöl. Diese sind reich an **ungesättigten Fettsäuren, Antioxidantien** und teilweise **Omega-3-Fettsäuren,** die empfindlich auf Hitze reagieren, aber wertvoll für Herz, Gehirn und Stoffwechsel sind. Für das **Kochen, Braten oder Frittieren** werden dagegen **raffinierte Öle** wie Sonnenblumen-, Raps- oder Kokosöl empfohlen, da sie **hitzestabil (bis 270° C)** sind und nur geringe Mengen an Transfettsäuren bilden. Die richtige Auswahl des Öls je nach Verwendungszweck ist entscheidend, um **oxidativen Stress** zu vermeiden und die **Ernährungsqualität**

Öle & Fette – Verwendung und Eigenschaften

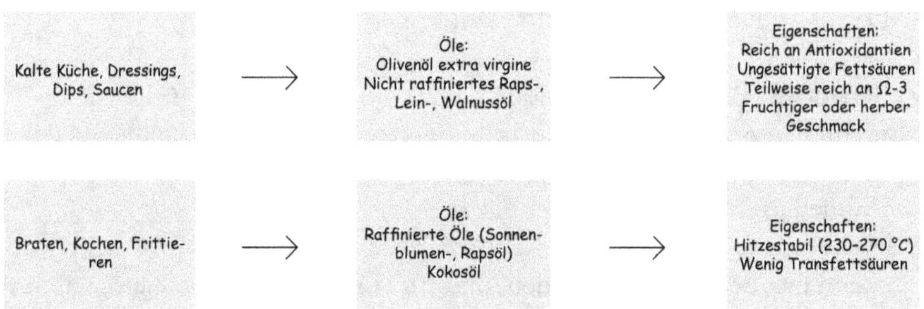

Abb. 1.7 Öle und Fette – Verwendung und Eigenschaften

sowie die **Gesundheit** langfristig zu fördern **(eigene Darstellung in Anlehnung an Biesalski et al., 2020).**

Durch diese Ausführung könnte es logisch erscheinen, nur noch pflanzliche Fette mit möglichst vielen mehrfach ungesättigten Fettsäuren zu verwenden. Dies ist jedoch für den Alltagsgebrauch nicht immer umsetzbar, praktikabel und gesundheitsfördernd. Zum Erhitzen beispielsweise beim Braten oder Backen sind stabilere Fette einzusetzen, die der Hitze standhalten können, um die Entstehung von Tansfettsäuren zu verhindern.

Fette werden durch die Verdauung in ihre Bestandteile Glycerin und Fettsäure aufgeteilt. Dies erfolgt durch das Kauen im Mund und das anschließende Umspülen mit Gallensaft im Dünndarm. Dadurch entsteht eine Emulsion, also die Trennung einzelner Fette in wasserlösliche Tropfen, sodass Lipasen die Fette in freie Fettsäuren und Monoglyceride spalten können.

Das Glycerin wird zur Lebertransportiert und dort für die Gluconeogenese verwendet. Die freien Fettsäuren werden dann in **Mizellen** verpackt und über die Darmwand aufgenommen. Anschließend gelangen die Fette nicht direkt ins Blut, wie es zum Beispiel bei Zucker der Fall ist, sondern werden zunächst über das **Lymphsystem** transportiert. Dieser Umweg erklärt, warum die Freisetzung von Fettenergie langsamer und gleichmäßiger verläuft.

Fette sind also nicht nur gesund, sondern **unverzichtbar.** Eine bewusste Auswahl an hochwertigen Fettquellen kann:

- Die **Herzgesundheit** verbessern
- **Entzündungen reduzieren**
- Die **Gehirnleistung** fördern
- Die **Resorption fettlöslicher Vitamine** sicherstellen
- Die **Hormonproduktion** regulieren

1.4.1.2.1 *Cholesterol*

Zu den Fetten zählt auch Cholesterol (oft bekannt als Cholesterin), das für unsere Zellwände und dessen Flexibilität, Hirnmasse, den Aufbau von Steroidhormonen wie Östrogen, Cortisol oder Testosteron und die Produktion von Gallensäure unverzichtbar ist. Der Körper kann einen Großteil des benötigten Cholesterols in der Leber selbst herstellen, nur etwa 15 bis 20 % werden über die Nahrung zugeführt.

Dennoch ist mit dem Cholesterin-Wert im Blut eine Gefahr verbunden. Diese resultiert aus den unterschiedlichen Quellen des Nahrungscholesterols und die Transportformen, die es im Körper nutzt. Wir unterscheiden in der Regel zwischen zwei verschiedenen Varianten, dem High Density Lipoprotein (HDL) und dem Low Density Lipoprotein (LDL). Das LDL bringt das Cholesterol zu den Körperzellen, wo es den anfänglich beschriebenen Aufgaben nachkommt. Können die Zellen kein weiteres Cholesterol aufnehmen, verbleibt das LDL im Blut.

> Kleiner Tipp: Durch die Eselsbrücke HDL = „Hab dich lieb" wird klar, welches der Beiden Transporter-Lipoproteine das „gute" ist.

Ein dauerhaft zu hoher LDL-Wert, durch zu viel zirkulierendes Cholesterol steht in Verbindung mit Arteriosklerose. Bei dieser Erkrankung sammeln sich Ablagerungen in Arterien und führen so zu deren Verengung und der Abnahme von Elastizität. Eine freie Bahn und die Fähigkeit die Blutbahnen flexibel zu steuern ist jedoch für einen schwankenden Puls und Blutdruck im Tagesverlauf wichtig, um alle Organe mit Blut zu versorgen. Im Schlimmsten Fall können nicht nur Durchblutungsstörungen auftreten und Blutgerinnsel entstehen, sondern es kommt zu einem Herzinfarkt oder Schlaganfall.

Die Aufgabe des HDLs ist es, das Cholesterol, das nicht mehr von den Zellen aufgenommen werden kann, aus dem Blut zurück zur Leber zu Transportieren. Hier wird es zum Beispiel für die Produktion von Gallensäure verwendet. Mit seiner Fähigkeit, Cholesterol abzutransportieren, kann es sogar Ablagerungen in Arterien zum Teil beseitigen.

Gesättigte Fette und Transfettsäuren erhöhen das LDL, ungesättigte Fettsäuren hingegen erhöhen HDL und senken LDL. Durch die Aufnahme von Ballaststoffen wird Cholesterol in der Nahrung gebunden und weniger vom Körper aufgenommen was ebenso zu einem günstigen Cholesterolwert im Blut beiträgt.

1.4.1.3 Proteine

Der Name der Eiweiße „Protein" leitet sich aus dem Griechischen ab von „protos" = der Erste. Damit ist ihre Bedeutung klar, sie sind die **Bausteine des Lebens.** Ohne sie gäbe es kein Muskelgewebe, keine Enzyme, keine Hormone, keine Immunabwehr. In unserem Körper sind sie an nahezu jedem Prozess beteiligt – sie stabilisieren Strukturen, transportieren Substanzen, ermöglichen Bewegungen und reparieren Schäden. In ihrer Vielseitigkeit sind sie die **universellen Werkzeuge der Zelle.**

Auch wenn Proteine im Vergleich zu Kohlenhydraten und Fetten mit **nur 10–20 % zur täglichen Energiezufuhr** beitragen, sind sie aus physiologischer Sicht von zentraler Bedeutung. Ihre Aufgabe ist dabei weniger die Energiebereitstellung, sondern vor allem der **Aufbau und Erhalt von Körpergewebe** wie Muskulatur, Haut, Haare, Nägel, Enzyme und Hormone.

Chemisch bestehen Proteine aus **Aminosäuren,** die über **Peptidbindungen** miteinander verknüpft sind. Der Körper kann für den Erhalt und Aufbau von Körpergewebe **20 proteinogene Aminosäuren** nutzen, von denen mindestens **acht** als **essenziell** gelten (Abb. 1.8). Das heißt, dass sie über die Nahrung aufgenommen werden müssen, da der Körper sie nicht selbst herstellen kann. Neben den acht essenziellen Aminosäuren gibt es bedingt unentbehrliche Aminosäuren, die unter bestimmten Umständen zugeführt werden müssen. So müssen Säuglinge und Personen mit chronischem Nierenleiden die Aminosäure Histidin über die Nahrung aufnehmen, die gesunde erwachsene Gesamtbevölkerung ist jedoch nicht zwingend auf die Zufuhr angewiesen. Auch Lebererkrankungen oder Enzymdefekte können dazu führen, dass die jeweiligen Aminosäuren zugeführt werden müssen.

Die Abbildung zeigt die Einteilung der Aminosäuren nach ihrer biologischen Bedeutung und Synthesefähigkeit des menschlichen Organismus. Unentbehrliche (essentielle) Aminosäuren – wie Leucin, Lysin, Methionin oder Tryptophan – können vom Körper nicht selbst hergestellt werden und müssen über die Nahrung zugeführt werden. Bedingt entbehrliche Aminosäuren – etwa Arginin, Glutamin oder Tyrosin – werden normalerweise synthetisiert, sind aber in bestimmten Lebensphasen oder unter Stress, Krankheit und erhöhter Belastung unzureichend verfügbar. Entbehrliche (nicht essentielle) Aminosäuren wie Alanin, Glycin oder Serin kann der Körper selbst produzieren.

Diese Einteilung ist auch für die Schlafregulation bedeutsam, da bestimmte Aminosäuren – insbesondere Tryptophan, Glycin und Glutamin – über ihre Rolle im Neurotransmitter- und Energiehaushalt direkt zur Förderung von

Aminosäuren – Einteilung

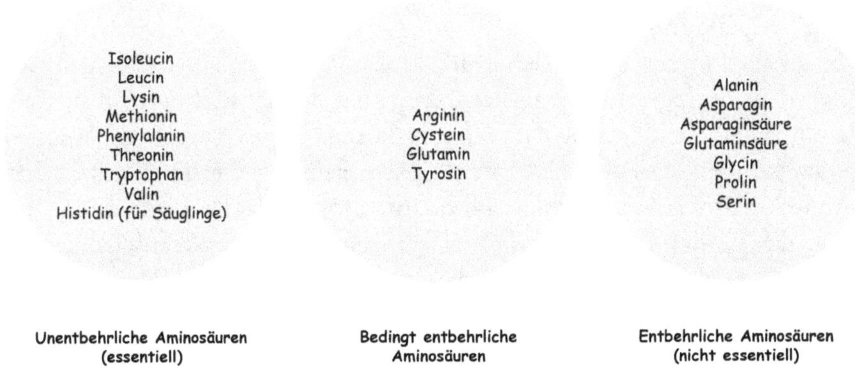

Abb. 1.8 Aminosäuren – Einteilung

Entspannung, Tiefschlaf und Regeneration beitragen. Quelle: in Anlehnung an DGE, 2021

Auch die Aminosäuren können sich zu Ketten unterschiedlichster Länge und Struktur zusammenschließen:

- **Dipeptide** (2 Aminosäuren)
- **Oligopeptide** (bis 10 Aminosäuren)
- **Polypeptide** (mehr als 10)
- **Proteine** (oft mehrere hundert Aminosäuren lang)

Die Reihenfolge und Faltung dieser Ketten entscheidet darüber, welche Funktion ein Protein übernimmt – ob als Muskelfasereiweiß, als Hämoglobin im Blut oder als Enzym in der Verdauung.

Die Verdauung von Proteinen beginnt im **Magen,** wo das Enzym **Pepsin** durch die Magensäure aktiviert wird und erste Spaltungsprozesse einleitet. Im **Dünndarm** wird das Eiweiß weiter in kleinere Peptide und schließlich in einzelne Aminosäuren zerlegt. Diese können über die Darmwand aufgenommen und ins **Blut transportiert** werden.

Einmal im Körper angekommen, entscheidet der Organismus selbst, **wofür** die Aminosäuren gebraucht werden – etwa zum Muskelaufbau, zur Enzymproduktion oder zur Reparatur von Zellstrukturen.

Der tägliche Proteinbedarf hängt von verschiedenen Faktoren ab – etwa **Alter, Körpergewicht, Gesundheitszustand und körperliche Aktivität.** Die **D-A-CH-Referenzwerte** empfehlen für gesunde Erwachsene eine Zufuhr von etwa **0,8 g Protein pro Kilogramm Körpergewicht pro Tag.** Bei Sportler:innen, Schwangeren, älteren Menschen oder in Rekonvaleszenzphasen (Prozess der Genesung) kann dieser Bedarf jedoch deutlich höher liegen – bis zu **2 g pro Kilogramm.**

Nicht alle Proteine sind gleich. Ihre Nutzbarkeit für den menschlichen Körper wird als **biologische Wertigkeit** bezeichnet. Dieser Richtwert ordnet ein, wie gut die aufgenommenen Proteine in körpereigenes Eiweis umgewandelt werden können. Dabei bezieht sich die Berechnung dieses Wertes auf das Aminosäureprofil des betrachteten Proteins, also auf die die Aminosäuren, aus denen das Protein oder Lebensmittel aufgebaut ist. Zur Veranschaulichung kann eine Analogie zu Bauklötzen hergestellt werden. Jedes Protein besteht dabei aus einem Bausatz aus unterschiedlich farbigen Bauklötzen. Um die aufgenommenen Proteine gut nutzen zu können, brauchen wir einen vollständigen Bausatz mit allen unterschiedlichen Farben (dieser „Bausatz" wurde von der WHO festgelegt und ist „AAS" bekannt = Amino Acid Score).

Wenn in dem aufgenommenen Bausatz nun eine Farbe wesentlich weniger häufig auftritt als die übrigen, limitiert dies die Nutzung des Bausatzes. Die essenzielle Aminosäure die in einem Lebensmittel am geringsten vorkommt, ist daher die limitierende Aminosäure. Anhand dieser limitierenden Aminosäure wird die biologische Wertigkeit ermittelt. Durch eine geschickte Kombination von Lebensmittel über den gesamten Tag können jedoch die Wertigkeiten der einzelnen aufgenommenen Proteine gesteigert werden. So ist bei pflanzlichen Lebensmitteln die Aminosäure Lysin häufig die limitierende Aminosäure. Dies kann durch ein anderes Lebensmittel mit einem hohen Lysingehalt ausgeglichen werden.

Ein Referenzwert für die biologische Wertigkeit ist das Hühnerei, das mit einem Wert von 100 als sehr effizient gilt. Kombinationen aus pflanzlichen und tierischen Proteinen – etwa **Kartoffeln mit Ei – o**der zwei pflanzlichen Lebensmitteln wie **Bohnen mit Mais** können diese Wertigkeit sogar übertreffen, da sich die jeweiligen Aminosäureprofile **gegenseitig ergänzen.**

Besonders bei veganer oder vegetarischer Ernährung ist es wichtig, auf eine **ausgewogene Kombination pflanzlicher Eiweißquellen** zu achten, um die Versorgung mit allen essenziellen Aminosäuren sicherzustellen. Hülsenfrüchte, Nüsse, Vollkornprodukte und Sojaerzeugnisse sind hier zentrale Bestandteile (Abb. 1.9). Laut Rittenau (2020) ist eine Proteinunterversorgung in der veganen Ernährung jedoch in der Regel verbunden mit einer kalorischen Unterversorgung und entstammt so einem allgemeinen Nahrungsmitteldefizit.

Proteine sind dynamische Moleküle. Der Körper ist im Prozess des **Proteinumsatzes** ständig damit beschäftigt, sie **auf- und umzubauen.** Dabei werden

Proteingehalt in Lebensmitteln (pro 100 g)

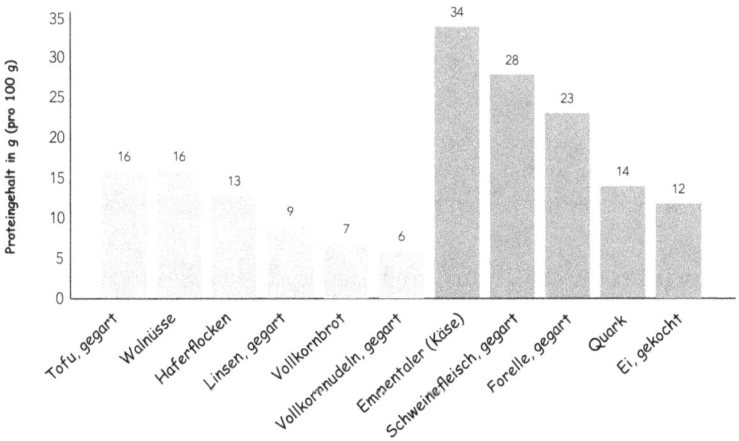

Abb. 1.9   Proteingehalt in Lebensmitteln (pro 100 g)

alte, beschädigte oder nicht mehr benötigte Eiweiße abgebaut und ihre Bestandteile wiederverwertet.

Wird über einen längeren Zeitraum **zu wenig Eiweiß zugeführt,** beginnt der Körper, eigene Strukturen abzubauen – bevorzugt Muskelgewebe. Umgekehrt kann ein langfristig **überhöhter Eiweißkonsum,** insbesondere bei bestehenden Nierenerkrankungen, die **Nieren belasten,** da beim Abbau von Aminosäuren **Stickstoffverbindungen** wie Harnstoff entstehen, die über die Niere ausgeschieden werden müssen.

Ein **ausgeprägter Proteinmangel** ist in Industrienationen selten, in Entwicklungsländern jedoch noch immer verbreitet und führt hier zu **Wachstumsstörungen, Muskelschwund, geschwächtem Immunsystem** und **Ödemen** (z. B. bei der Krankheit Kwashiorkor).

Auf der anderen Seite hat sich in Fitnesskreisen die Vorstellung etabliert, dass **mehr Protein gleich mehr Muskelmasse** bedeutet. Zwar ist Eiweiß für den Muskelaufbau unerlässlich – entscheidend ist aber die Kombination mit **gezieltem Training** und eine **insgesamt ausgewogene Ernährung.** Überschüsse an Eiweiß werden letztlich wie Kohlenhydrate oder Fette auch in **Fettreserven umgewandelt.**

Darstellung des durchschnittlichen **Proteinanteils verschiedener pflanzlicher und tierischer Lebensmittel.** Pflanzliche Quellen wie Tofu, Walnüsse, Haferflocken und Linsen liefern zwischen 13 und 16 g Eiweiß pro 100 g und sind damit wertvolle Bestandteile einer ausgewogenen Ernährung. Tierische

Produkte – insbesondere Schweinefleisch, Fisch (z. B. Forelle) und Käse (z. B. Emmentaler) – weisen deutlich höhere Eiweißgehalte von bis zu 34 g pro 100 g auf. Auch Milchprodukte wie Quark und Eier tragen zur Eiweißversorgung bei. Quelle: in Anlehnung an DGExpert, 2021.

Proteine sind die **funktionalen Allrounder des Körpers** – lebensnotwendig, vielseitig und dynamisch. Sie machen uns stark und schützen uns; sie lassen uns wachsen, heilen und denken. Eine bedarfsgerechte, qualitativ hochwertige Proteinzufuhr sollte daher **fester Bestandteil jeder gesunden Ernährung** sein – ganz gleich, ob man Fleisch isst oder sich vegetarisch bzw. vegan ernährt.

- **Strukturproteine** (z. B. Kollagen, Keratin) geben Zellen und Geweben Halt
- **Enzyme** (z. B. Amylase, Lipase) ermöglichen chemische Reaktionen
- **Transportproteine** (z. B. Hämoglobin) befördern Sauerstoff oder Nährstoffe
- **Hormone** (z. B. Insulin) regulieren Körperprozesse
- **Antikörper** schützen vor Krankheitserregern
- **Motorproteine** (z. B. Myosin) ermöglichen Bewegung

1.4.2 Mikronährstoffe

Zu den zentralen Bausteinen unserer Ernährung zählen neben den Makronährstoffen die nicht weniger wichtigen Mikronährstoffe. Sie spielen eine entscheidende Rolle für unsere Gesundheit, denn zu dieser Gruppe gehören Vitamine und Mineralstoffe, die unser Immunsystem unterstützen und uns Körperfunktionen ermöglichen. Sie lassen sich wiederum in unterschiedliche Gruppen gliedern. Welche das sind und wie diese Einteilung genau aussieht, beleuchten wir nun etwas ausführlicher.

1.4.2.1 Vitamine

Die Gruppe der Vitamine bildet eine eigene Stoffklasse und umfasst größtenteils essenzielle Substanzen; unser Körper kann sie also nicht selbst herstellen. Deshalb müssen sie regelmäßig über die Nahrung aufgenommen werden, um lebenswichtige Funktionen aufrechtzuerhalten. Bei manchen Vitaminen ist bereits die Aufnahme der Vorstufen (Provitamine) der eigentlichen Vitamine ausreichend. Ein bekanntes Beispiel ist das Provitamin ß-Carotin, das im Körper in Vitamin A umgewandelt wird. Dieses spielt unter anderem eine zentrale Rolle für unser Sehvermögen, da es Bestandteil des Sehpurpurs in der Netzhaut ist.

Im Gegensatz zu Makronährstoffen liefern Vitamine keine Energie und dienen nur bedingt dem Aufbau von Zellstrukturen. Ihre Hauptaufgabe liegt vielmehr in ihrer Funktion als Biokatalysatoren: Sie sind unentbehrlich für die Aktivität zahlreicher Enzyme, die unseren gesamten Stoffwechsel steuern und regulieren.

Vitamine lassen sich abhängig von ihrem chemischen lösungsverhalten in zwei große Gruppen einteilen; in wasserlösliche und fettlösliche Vitamine. Diese Unterscheidung ist besonders mit Blick auf die Aufnahme und Speicherung im Körper von Bedeutung. Fettlösliche Vitamine (wie A, D, E und K) können im Körper gespeichert werden, meist im Fettgewebe oder in der Leber. Das birgt allerdings ein Risiko, da eine längerfristige Überdosierung zu gesundheitlichen Folgen führen kann. Aus diesem Grund gibt es neben einem empfohlenen Mindestwert auch einen festgelegten oberen Grenzwert, den sogenannten *Upper Intake Level*.

Wasserlösliche Vitamine hingegen –Vitamin C und die B-Vitamine – werden bei einem Überschuss in der Regel einfach über den Urin ausgeschieden. Eine Überdosierung ist bei ihnen nur in Ausnahmefällen möglich, etwa durch exzessive Nahrungsergänzung.

1.4.2.1.1   *Fettlösliche Vitamine*

Zu den **fettlöslichen Vitaminen** gehören die Vitamine:

Vitamin A (Retinol, ß-Carotin)
Vitamin D (Calciferole)
Vitamin E (Tocopherole)
Vitamin K

Fettlösliche Vitamine können vom Körper aufgenommen werden, wenn sie zusammen mit einer fetthaltigen Trägersubstanz über die Nahrung zugeführt werden. Ihre Aufnahme erfolgt gemeinsam mit den Fetten im Magen-Darm-Trakt. Jedes Vitamin hat eine eigene Aufgabe, die bei Mangel oder Überversorgung nicht bedarfsgerecht erfüllt werden kann. Die Aufgaben der einzelnen Vitamine werden im Folgenden kurz skizziert:

Vitamin A
Wie bereits angesprochen, ist Vitamin A als Bestandteil des Sehpurpurs besonders für unsere Unterscheidung zwischen Hell und Dunkel relevant. Daher führt ein Mangel des Vitamins zu einer Verschlechterung der Nachtsicht, aber auch die Haut und Schleimhäute sowie das Immunsystem können

unter einer unzureichenden Vitamin A-Versorgung leiden. Das ist auf die Aufgabe des Vitamins als Antioxidans zurück zu führen. Darüber hinaus übernimmt es bei der Zelldifferenzierung eine entscheidende Rolle wodurch eine Unterversorgung zu Entwicklungsstörungen beiträgt.

Vitamin D

Vitamin D kann vom Körper teilweise selbst gebildet werden, sofern ausreichend UVB-Strahlung auf die Haut trifft. In unseren Breitengraden gelingt dies in der Regel nur in den Sommermonaten. Eine unzureichende Zufuhr kann die Knochengesundheit gefährden, da das Vitamin gemeinsam mit Parathormon und Glutamin den Calcium- und Phosphathaushalt reguliert. Ein Mangel kann zu Knochenweichheit bis hin zur Brüchigkeit führen (Osteomalazie bzw. Osteoporose). Eine Überversorgung wiederum kann den Calciumspiegel im Blut übermäßig erhöhen (Hyperkalzämie) und etwa Nierensteine verursachen. Die Calciumregulation wirkt sich außerdem auf Muskelkraft und -funktion aus.

Darüber hinaus beeinflusst Vitamin D die Insulinausschüttung in der Bauchspeicheldrüse und somit indirekt den Blutzuckerspiegel. In der Haut steuert es Zellwachstum und -differenzierung. Zudem fördert Vitamin D die Bildung von Rezeptoren, die Krankheitserreger erkennen (Pattern Recognition Receptors) und von antimikrobiellen Peptiden, die gezielt Keime bekämpfen und die Immunabwehr stärken.

Vitamin E

Vitamin E übernimmt im Körper eine Schlüsselrolle im Schutz der Zellen und bewahrt sie vor oxidativen Schäden, die durch freie Radikale entstehen können. Beim Menschen ist ein Mangel eher selten, kann sich jedoch durch Symptome wie Reizbarkeit, Nervosität oder Konzentrationsstörungen bemerkbar machen. Hält ein solcher Mangel über längere Zeit an, kann es zu Schäden an Nerven und Muskeln kommen – und langfristig auch zu einer Schwächung des Immunsystems.

Vitamin K

Vitamin K übernimmt im Körper die unverzichtbare Rolle der Blutgerinnung. Es sorgt dafür, dass unser Blut die richtige Fließfähigkeit behält und bei Verletzungen rasch gerinnt. Die schützende Krustenbildung auf einer Wunde steht direkt mit diesem Vitamin in Verbindung. Zudem legen Forschungen nahe, dass es auch bei der Einlagerung von Calcium in die Knochen mitwirkt. Gleichzeitig scheint es durch seine Beteiligung an speziellen Eiweißen – den Matrix-Gla-Proteinen – eine übermäßige Ablagerung von Calcium in den

Blutgefäßen zu verhindern. Auf diese Weise unterstützt es die Knochengesundheit und kann möglicherweise auch einer Gefäßverkalkung entgegenwirken.

1.4.2.1.2 *Wasserlösliche Vitamine*

Zu den wasserlöslichen Vitaminen gehören die B-Vitamine und das Vitamin C:

- Vitamin B1 (Thiamin)
- Vitamin B2 (Riboflavin)
- Vitamin B3 Niacin
- Vitamin B4 (Cholin)
- Vitamin B5 (Pantothensäure)
- Vitamin B6 (Pyridoxin)
- Vitamin B7 Biotin
- Vitamin B9 Folat
- Vitamin B12 (Cobalamin)
- Vitamin C (Ascorbinsäure)

Wasserlösliche Vitamine zeichnen sich dadurch aus, dass sie bei einem Überschuss im Gegensatz zu fettlöslichen Vitaminen im Körper nicht gespeichert, sondern ausgeschieden werden. Dadurch ist eine Überdosierung kaum möglich. Ein Mangel hingegen kann sich schleichend entwickeln und zu einer Vielzahl von Beschwerden führen, da diese Vitamine in zentralen Stoffwechselprozessen mitwirken.

Vitamin B1 ist unverzichtbar für den Kohlenhydratstoffwechsel und möglicherweise an der Reizweiterleitung im Nervensystem beteiligt. Ein Mangel kann zu Muskelschwäche und im Extremfall zur Nervenkrankheit Beriberi führen. Vitamin B2 unterstützt unter anderem die Eisenverwertung und hilft bei der Aktivierung anderer B-Vitamine; fehlt es, treten häufig unspezifische Symptome auf, die sich in späteren Stadien als Eisenmangel oder in anderen Vitaminmängeln äußern können.

Vitamin B3 ist in den Energiestoffwechsel eingebunden. Ein Mangel kann zur Hautkrankheit Pellagra führen, die neben Ausschlägen auch psychische Symptome wie Apathie oder Gedächtnisprobleme hervorrufen kann. Auch B4 spielt bei unserem Stoffwechsel eine Rolle und unterstützt den Abbau und Transport von Fetten in der Leber. Zudem wirkt es bei der Bildung von Neurotransmittern mit und trägt zum Erhalt roter Blutkörper bei. Vitamin

B5 ist an der Bildung des lebenswichtigen Coenzyms A beteiligt, das für viele Stoffwechselprozesse gebraucht wird. Ein Mangel ist äußerst selten, kann sich aber durch Taubheitsgefühle in den Füßen äußern; ein Phänomen, das unter dem Begriff „Burning Feet Syndrome" bekannt wurde.

Vitamin B6 unterstützt als Coenzym den Aminosäurestoffwechsel und ist somit entscheidend für die Verarbeitung von Nahrungsproteinen. Ein Defizit kann Hautveränderungen und Nervenentzündungen hervorrufen. Auch **Vitamin B7,** besser bekannt als Biotin, übernimmt in der Leber und den Nieren wichtige Aufgaben bei der Glucosebildung und ist darüber hinaus an Prozessen der Zellkernaktivität beteiligt. Ein Mangel ist sehr selten, kann aber durch den übermäßigen Verzehr von rohem Eiklar künstlich hervorgerufen werden.

Besondere Aufmerksamkeit erhält **Vitamin B9** (Folsäure), insbesondere in der Schwangerschaft. Es ist an der Zellteilung und an der Regulation von Entzündungsprozessen beteiligt. Ein Mangel kann schwere Folgen für die Entwicklung des ungeborenen Kindes haben, etwa durch Neuralrohrdefekte. **Vitamin B12** wiederum ist an der Energiegewinnung beteiligt, schützt die Nerven und spielt eine zentrale Rolle für die Blutbildung sowie die Bildung von Neurotransmittern. Ein Mangel kann zu Anämie und neurologischen Ausfällen führen.

Neben den B-Vitaminen gehört **Vitamin C** zu den wasserlöslichen Vitaminen. Es erfüllt eine Vielzahl von Funktionen im Körper, von der Bildung von Bindegewebe und Gallensäure bis zur Unterstützung der Fettverbrennung. Es hilft bei der Eisenaufnahme und stärkt das Immunsystem. Ein schwerer Mangel kann zu Skorbut führen, einer Erkrankung, die sich durch Zahnfleischbluten, Muskelschmerzen und Hautveränderungen äußert.

Da wasserlösliche Vitamine empfindlich gegenüber Alkohol, Kaffee und bestimmten Medikamenten sein können, ist bei der Einnahme auf Wechselwirkungen zu achten. Auch wenn viele dieser Vitamine in unserer alltäglichen Ernährung ausreichend vorhanden sind, lohnt sich ein bewusster Blick auf eine vielseitige, ausgewogene Kost, um Mängel frühzeitig zu vermeiden.

1.4.2.2   Mineralstoffe

Mineralstoffe sind anorganische Verbindungen (Verbindungen ohne Kohlenstoff) und werden nach ihrer Aufnahme im Körper zu organischen Bestandteilen der Körperzellen. In den Zellen übernehmen sie eine Vielzahl lebenswichtiger Aufgaben. So übernehmen sie beispielsweise als Elektrolyte eine Puffereigenschaft oder erhalten den osmotischen Druck aufrecht. Zudem sind sie Bausteine vieler biologisch aktiver Verbindungen: Eisen zum Beispiel wird in Hämoglobin, das Protein der roten Blutkörper, eingebaut während Jod ein unverzichtbarer Bestandteil des Schilddrüsenhormons Thyroxin ist.

Für ein reibungsloses Zusammenspiel der Körperfunktionen kommt es jedoch nicht nur auf die ausreichende Zufuhr einzelner Mineralstoffe an, sondern auch auf ihr ausgewogenes Verhältnis zueinander. Nur wenn dieses Gleichgewicht besteht, können sie ihre physiologischen Funktionen optimal erfüllen.

Die Einteilung der Mineralstoffe in Spuren- und Mengenelemente ist an den Bedarf und das mengenmäßige Vorkommen im Körper gerichtet. Von den Mengenelementen werden mindestens 50 mg täglich im Körper benötigt, von den Spurenelementen werden bis zu 50 mg benötigt.

Zu den **Mengenelementen** gehören:

- Natrium
- Kalium
- Calcium
- Phosphor
- Magnesium
- Chlorid

Zu den **Spurenelementen** gehören

- Eisen
- Jod
- Kobalt
- Mangan
- Molybdän
- Fluor
- Selen
- Zink

Da für den Schlaf einzelne dieser Mineralstoffe besonders wichtig sind, nehmen wir diese genauer unter die Lupe.

Kalium

Kalium übernimmt im Körper Aufgaben bei der Regulation von Nerven- und Muskelfunktionen; sowie des Flüssigkeitshaushalts und den Herzrhythmus. Jede Körperzelle braucht ein elektrisches Spannungsgefälle (Ruhepotenzial), um Signale übertragen zu können, Kalium stellt in diesem System das wichtigste innerzelluläre Kation dar. Gemeinsam mit Natrium erfolgt dann der

Ionenaustausch, die Grundlage für Nervenimpulse und Muskelkontraktionen sind. Zudem hält Kalium den osmotischen Druck in den Zellen stabil und steuert so den Wasserhaushalt, der unter anderem für den Blutdruck relevant ist. Neben der Fließeigenschlaf des Blutes ist Kalium durch seine Puffereigenschaft auch an dem ph-Wert des Blutes beteiligt. Dieser muss in engen Grenzen eingehalten werden, um eine Übersäuerung des Körpers oder einen Basenüberschuss zu vermeiden. Kalium kann darüber hinaus auch die Enzyme der Proteinsynthese und Glykogenbildung aktivieren und ist so auch in Stoffwechselprozesse eingebunden.

Da Kalium in allen Lebensmitteln vorhanden ist, ist ein Mangel selten und wird in der Regel nur durch Diarrhöe oder den Gebrauch von Abführmitteln herbeigeführt (Biesalski et al., 2020).

Magnesium

Magnesium ist für uns unverzichtbar für die Bildung und Speicherung von Energie, da es einen Cofaktor in ATP-abhängigen Reaktionen darstellt. In den Nerven- und Muskelzellen stabilisiert das Ruhepotenzial und reguliert die Erregbarkeit. So schützt es uns vor unkontrollierten Muskelkontraktionen (Krämpfen). Rund 60 % unseres Magnesiums befindet sich in unseren Knochen; hier trägt es zur Mineralisierung und damit zur Stabilität bei. Auch Magnesium kann als Puffer für den ph-Wert des Blutes dienen. Durch eine einseitige Ernährung, chronischen Stress oder Krankheiten sowie den Missbrauch von Alkohol und Diuretika ist ein Magnesiummangel denkbar. Dieser äußert sich in Muskelkrämpfen, Kopfschmerzen, Herzrhythmusstörungen und Müdigkeit. Unsere Versorgung können wir durch Keime, Nüsse und Weizenkleie sichern, jedoch sind auch in Sonnenblumenkernen, Haferflocken und Spinat relevante Mengen enthalten (Biesalski et al., 2020).

Zink

Zink ist als Spurenelement in fast allen Zellen vertreten und an vielen enzymatischen Prozessen beteiligt. So ist es Stoffwechselaktiv, essenziell für Wachstum, Regeneration und Heilung, aktiviert die T-Lymphozyten des Immunsystems und reguliert die Hormone und Neurotransmitter mit. So beeinflusst es die Synthese von Schilddrüsenhormonen, Insulin und Testosteron und übernimmt Aufgaben in dem Serotonin- Melatonin-Stoffwechsel. In den Zellen hat es eine stabilisierende Funktion für die Zellmembran und schützt diese vor oxidativem Stress.

Symptome eines Mangels, etwa durch eine einseitige Ernährung, Alkoholismus, Resorptionsstörungen oder eine chronische Erkrankung, können Haarausfall und Hautveränderungen sowie Appetitlosigkeit und ein schwaches Immunsystem sein. Auch psychische Auswirkungen eines Mangels sind denkbar und äußern sich in Gereiztheit oder einer depressiven Verstimmung. Die Zufuhr von Zink erfolgt über Fleisch, Ei, Leber und Meeresfrüchte aber auch über Nüsse und Samen sowie Vollkornprodukte und Hülsenfrüchte.

1.4.3 Ernährungsformen

Ohne es direkt zu merken bauen wir diese Mikro- und Makronährstoffe in unserer Alltagernährung zu Mahlzeiten zusammen. Je nach dem, welchen Kriterien wir beim Essen besondere Beachtung schenken, richten wir unsere Kost nach einer entsprechenden Ernährungsform aus.

Omnivor

Das was landläufig als „normale" Ernährung gilt, wird in Fachkreisen in der Regel als Omnivore Kost beschrieben. Die omnivore Ernährung – auch als Mischkost bezeichnet – ist die am weitesten verbreitete Ernährungsform. Sie umfasst Lebensmittel tierischen und pflanzlichen Ursprungs: Fleisch, Fisch, Eier und Milchprodukte gehören ebenso dazu wie Gemüse, Obst, Getreide, Hülsenfrüchte und pflanzliche Öle.

Das große Spektrum ermöglicht eine vielseitige Nährstoffzufuhr. Eine ausgewogene Mischkost kann den Körper mit allen essenziellen Makro- und Mikronährstoffen versorgen, vorausgesetzt sie ist abwechslungsreich, nährstoffreich und enthält möglichst wenig stark verarbeitete Lebensmittel. Kritisch wird die omnivore Ernährung, wenn sie einen hohen Anteil von rotem oder verarbeitetem Fleisch aufweist. Dies steht mit einem erhöhten Risiko für Herz-Kreislauf-Erkrankungen, Typ-2-Diabetes und bestimmten Krebsarten in Verbindung (vgl. WHO, 2015).

Vegan/Vegetarsich

Der Verzicht von tierischen Produkten findet sich in der vegetarischen und veganen Ernährung wieder. **Vegetarisch** lebende Menschen verzichten auf Fleisch und Fisch, verzehren jedoch meist Eier, Milch und Milchprodukte. Diese Form kann gut mit den Empfehlungen für eine gesundheitsförderliche Ernährung vereinbart werden. Sie ist häufig reich an Ballaststoffen, Vitaminen (z. B. Vitamin C, E) und sekundären Pflanzenstoffen bei einem zeitgleich niedrigerem Anteil gesättigter Fettsäuren.

Vegan lebende Menschen hingegen meiden alle tierischen Produkte. Diese rein pflanzliche Ernährungsform wird oft aus ethischen, ökologischen oder auch gesundheitlichen Gründen umgesetzt. Zahlreiche Studien belegen, dass eine gut geplante vegane Ernährung das Risiko für Bluthochdruck, Übergewicht und koronare Herzerkrankungen senken kann.

Wichtig ist bei dieser Ernährungsform die gezielte Zufuhr kritischer Nährstoffe wie Vitamin B12, Eisen, Calcium, Jod, Zink und Omega-3-Fettsäuren. Vitamin B12 muss in der Regel über Nahrungsergänzungsmittel oder angereicherte Produkte aufgenommen werden, da es fast ausschließlich in tierischen Lebensmitteln vorkommt (vgl. DGE, 2020).

Mediterrane Kost

Unter der Mediterranen Kost wird eine Ernährung verstanden, die sich durch gering verarbeitete Lebensmittel auszeichnet. Verzehrt werden viele verschiedene Obst- und Gemüsesorten, hochwertige Fette zum Beispiel aus Oliven oder Fischen und wenig Fleisch. Die Mediterrane Ernährung ist eine ausgiebig untersuchte Ernährungsform, da sie mit vielen gesundheitlichen Vorteilen in Verbindung gebracht wird, wie zum Beispiel einem Schutz vor Herz-Kreislauferkrankungen, einem geringeren Krebsrisiko und weniger Altersbezogenen Leiden (Kiani et al., 2022). Die überwiegend pflanzlich basierte Ernährung wird begleitet von einer Koch- und Esskultur, die auf Entschleunigung ausgelegt ist. Gemeinsame Mahlzeiten, eine enge soziale Bindung durch das gemeinsame Essen und die frische der Zutaten durch die regionalen Anbau- und Fanggebiete sind nicht nur für das physiologische Wohlbefinden relevant. Auch die soziale Gesundheit profitiert von dem Mediterranen Ernährungskonzept.

Planetary Health Diet

Die **Planetary Health Diet** wurde 2019 von der EAT-Lancet-Kommission mit dem Ziel die körperliche Gesundheit und zugleich die planetaren Ressourcen zu schützen entwickelt. Sie basiert überwiegend auf pflanzlichen Lebensmitteln: Gemüse, Obst, Vollkornprodukte, Hülsenfrüchte, Nüsse und gesunde pflanzliche Fette stehen im Zentrum.

Tierische Produkte wie Fleisch, Fisch, Eier und Milch werden zwar nicht ausgeschlossen, sollen jedoch stark reduziert werden – insbesondere rotes Fleisch. Die Ernährung ist reich an Ballaststoffen und enthält viele sekundäre Pflanzenstoffe. Ziel ist es, chronische Krankheiten zu reduzieren und gleichzeitig die Umweltbelastung durch Ernährung (z. B. Treibhausgase, Landnutzung und Wasserverbrauch) deutlich zu senken (WWF, 2020).

Die Planetary Health Diet gilt als zukunftsfähige, nachhaltige Ernährungsweise – sowohl aus ernährungsphysiologischer als auch aus ökologischer Sicht (vgl. Willett et al., *The Lancet,* 2019).

Paleo

Die **Paleo-Ernährung** orientiert sich an den vermuteten Ernährungsgewohnheiten steinzeitlicher Vorfahren. Erlaubt sind unverarbeitete Lebensmittel wie Fleisch, Fisch, Eier, Gemüse, Obst, Nüsse und Samen. Ausgeschlossen werden Getreide, Hülsenfrüchte, Milchprodukte sowie industriell verarbeitete Produkte und Zucker.

Die Grundidee dahinter: Der menschliche Organismus sei genetisch noch immer auf die Ernährung der Jäger- und Sammlergesellschaften angepasst – moderne Lebensmittel seien daher potenziell gesundheitsgefährdend. Befürworter betonen, dass die Paleo-Ernährung arm an Zucker und hochverarbeitetem Getreide ist und reich an Protein und gesunden Fetten.

Kritisch gesehen wird der Ausschluss ganzer Lebensmittelgruppen wie Vollkorn und Hülsenfrüchte, die heute als ernährungsphysiologisch wertvoll gelten. Auch der hohe Fleischanteil kann je nach Ausgestaltung gesundheitliche und ökologische Nachteile mit sich bringen (vgl. DGE, 2018).

Intervallfasten

Beim **Intervallfasten** wechseln sich Essens- und Fastenphasen in festgelegten Zeitfenstern ab. Beliebte Varianten sind das 16:8-Modell (16 h Fasten, 8 h Essen) oder das 5:2-Modell (an zwei Tagen pro Woche wird stark reduziert gegessen), je nach Vorgabe kann das Zeitfenster jedoch variieren (Espinoza et al. 2023).

Während der Fastenphasen soll der Körper in einen „Reparaturmodus" übergehen: Er schaltet auf Fettverbrennung um, der Insulinspiegel sinkt, und es kommt zur sogenannten Autophagie – einem zellulären Reinigungsprozess. Studien zeigen, dass Intervallfasten positive Effekte auf den Stoffwechsel, das Körpergewicht, die Blutzuckerregulation und Entzündungsprozesse haben kann. Kleinere Interventionsstudien (Yang et al., 2023; Rajpal, 2020; Herz et al., 2023) konnten bereits positive Auswirkungen auf Blutzucker- und Insulinspiegel sowie auf kardiovaskuläre Risikofaktoren wie Bluthochdruck und Diabetes mellitus zeigen. Wichtig ist, dass während der Essensphasen auf eine nährstoffreiche, ausgewogene Ernährung geachtet wird.

Ketogen

Die **ketogene Ernährung** ist eine sehr kohlenhydratarme Ernährungsform, bei der der Körper in den Ketose-Zustand versetzt wird. In diesem Zustand gewinnt er Energie nicht aus Glukose, sondern aus Ketonkörpern, die in der Leber aus Fettsäuren gebildet werden.

Typisch ist ein hoher Anteil tierischer und pflanzlicher Fette und Eiweiße, während Brot, Nudeln, Kartoffeln, Süßigkeiten und viele Obstsorten vermieden werden. Ursprünglich wurde diese Ernährungsform zur Behandlung von Epilepsie entwickelt, heute wird sie oft zur Gewichtsreduktion oder zur Blutzuckerregulation eingesetzt.

Die ketogene Diät kann kurzfristig zu Gewichtsverlust und einer verbesserten Insulinempfindlichkeit führen. Langfristig wird sie jedoch kritisch gesehen, da sie schwer dauerhaft durchzuhalten ist und potenziell zu einem Mangel an Ballaststoffen, Vitaminen und sekundären Pflanzenstoffen führen kann.

Literatur

Afaghi, A., et al. (2007). High-glycemic-index carbohydrate meals shorten sleep onset. *American Journal of Clinical Nutrition, 85*(2), 426–430.

Alberts, B., Johnson, A., Lewis, J., et al. (2015). *Molecular Biology of the Cell* (4. Aufl.). Garland Science; 2002. How Genomes Evolve. https://www.ncbi.nlm.nih.gov/books/NBK26836/

Almoosawi, S., et al. (2013). Time-of-day and nutrient composition of eating occasions: Prospective association with the metabolic syndrome. *International Journal of Obesity, 37*(5), 725–731.

Basheer, R., et al. (2004). Adenosine and sleep–wake regulation. *Progress in Neurobiology, 73*(6), 379–396.

Benedict, C., et al. (2012a). Gut-brain interaction in sleep-deprived humans leads to junk food craving. *Journal of Clinical Endocrinology & Metabolism, 97*(3), E443–E447.

Benedict, C., Vogel, H., Jonas, W., Woting, A., Blaut, M., Schürmann, A., & Cedernaes, J. (2016). Gut microbiota and sleep-wake regulation. *Current Opinion in Clinical Nutrition and Metabolic Care, 19*(6), 571–578.

Benedict, C., Brooks, S. J., O'Daly, O. G., Almèn, M. S., Morell, A., Åberg, K., Gingnell, M., Schultes, B., Hallschmid, M., Broman, J. E., Larsson, E. M., & Schiöth, H. B. (2012b). Acute sleep deprivation enhances the brain's response to hedonic food stimuli: An fMRI study. *The Journal of Clinical Endocrinology & Metabolism, 97*(3), E443–E447.

Biesalski, H. K., et al. (2020). *Taschenatlas Ernährung* (8. Aufl.). Thieme Verlag.

Braun, A. R., et al. (1997). Regional cerebral blood flow throughout the sleep–wake cycle. *Brain, 120*(7), 1173–1197.

Broussard, J. L., et al. (2012a). Partial sleep restriction increases insulin resistance in healthy subjects. *Diabetes, 61*(11), 2750–2759.

Broussard, J. L., Ehrmann, D. A., Van Cauter, E., Tasali, E., & Brady, M. J. (2012b). Impaired insulin signaling in human adipocytes after experimental sleep restriction: A randomized, crossover study. *Annals of Internal Medicine, 157*(8), 549–557.

Brun, J., Fève, B., & Boulanger, R. (1995). Effect of total sleep deprivation on plasma thyroid and adrenal hormone concentrations in healthy men. *Physiology & Behavior, 57*(3), 449–453.

Buxton, O. M., Pavlova, M., Reid, E. W., Wang, W., Simonson, D. C., & Adler, G. K. (2012a). Sleep restriction for 1 week reduces insulin sensitivity in healthy men. *Diabetes, 61*(11), 2750–2759.

Buxton, O. M., et al. (2012b). Sleep restriction and circadian disruption alter insulin sensitivity. *Science Translational Medicine, 4*(129), 129ra43.

Carroll, J. E., et al. (2019). Epigenetic aging and sleep health. *Sleep Medicine Clinics, 14*(1), 1–10.

Dach Referenzwerte. (2021). 2. Aufl., 7. aktualisierte Ausgabe 6. Ergänzungslieferung, ISBN 978-3-88749-275-5.

D'Agostino, D. P., et al. (2013). Therapeutic ketosis with ketone ester delays central nervous system oxygen toxicity seizures in rats. *American Journal of Physiology-Regulatory, Integrative and Comparative Physiology, 304*(10), R829–R836.

Datta, S., et al. (2004). Activation of phasic pontine-wave generator: A mechanism for sleep-dependent memory processing. *Neuroreport, 15*(8), 1249–1252.

Dattilo, M., Antunes, H. K. M., Medeiros, A., Mônico-Neto, M., Souza, H. S., Lee, K. S., & Tufik, S. (2011). Sleep and muscle recovery: Endocrinological and molecular basis for a new and promising hypothesis. *Medical Hypotheses, 77*(2), 220–222.

DGExpert. (2021). Handbuch. https://update.dgexpert.de/Dokumentation/DGExpert%20Handbuch.pdf

DGE, ÖGE, SGE – DEUTSCHE GESELLSCHAFT FÜR ERNÄHRUNG. (2020). Update D-A-CH-Referenzwerte für die Nährstoffzufuhr – vulnerable Gruppen ent- lang des Lebenszyklus. 15. Dreiländertagung.

DGE, 2018, *Deutsche Gesellschaft für Ernährung: Paleo-Diät, Glyx-Diät, Formula-Diäten – ein Überblick. DGEinfo (4/2018) 56-62* , https://www.dge.de/gesunde-ernaehrung/diaeten-und-fasten/paleo/ (2018).

DGE. (2021). Ausgewählte Fragen und Antworten zu Protein und unentbehrlichen Aminosäuren. https://www.dge.de/fileadmin/dok/gesunde-ernaehrung/faq/DGE-FAQ-Protein-2021.pdf

Dworak, M., McCarley, R. W., Kim, T., Kalinchuk, A. V., & Basheer, R. (2010). Sleep and brain energy levels: ATP changes during sleep. *Journal of Neuroscience, 30*(26), 9007–9016.

Engel, G. L. (1977). The need for a new medical model: A challenge for biomedicine. *Science, 196*(4286), 129–136.

Espinoza, V., Alarcón, C., Contreras, Y., Sepúlveda, F., Bustos, E., Palisi, A., & Viscardi, S. (2023). *Intermittent fasting for health care, a review, Archivos Latinoamericanos de Nutrición, 73*(1), 60–73. https://doi.org/10.37527/2023.73.1.006

Geisler, S., Gavanda, S., Isenmann, E., et al. (2022). *Hypertrophietraining: Wissenschaft und Praxis für optimalen Muskelaufbau. Mit über 50 Übungsanalysen, Trainingsplänen und Ernährungsempfehlungen.*

Greer, S. M., Goldstein, A. N., & Walker, M. P. (2013). The impact of sleep deprivation on food desire in the human brain. *Nature Communications, 4*, 2259.

Gujar, N., Yoo, S. S., Hu, P., & Walker, M. P. (2011). Sleep deprivation amplifies reactivity of brain reward networks, biasing the appraisal of positive emotional experiences. *Journal of Neuroscience, 31*(12), 4466–4474.

Everson, C. A., & Szabo, A. (2011). Recurrent restriction of sleep and inadequate recuperation induce both adaptive changes and pathological outcomes. *American Journal of Physiology-Regulatory, Integrative and Comparative Physiology, 305*(10), R1171–R1182.

Hall, J. E., Hall, M. E., & Guyton, A. C. (2021). *Guyton and Hall textbook of medical physiology* (14. Aufl.). Elsevier.

Hardeland, R. (2012). Melatonin and the theories of aging: A critical appraisal. *Aging and Disease, 3*(2), 194–222.

Herz, D., Haupt, S., Zimmer, R. T., Wachsmuth, N. B., Schierbauer, J., Zimmermann, P., Voit, T., Thurm, U., Khoramipour, K., Rilstone, S., & Moser, O. (2023). Efficacy of fasting in type 1 and type 2 diabetes mellitus: A narrative review. *Nutrients, 15*(16), 3525. https://doi.org/10.3390/nu15163525

Hobson, J. A., & Pace-Schott, E. F. (2002). The cognitive neuroscience of sleep: Neuronal systems, consciousness and learning. *Nature Reviews Neuroscience, 3*(9), 679–693.

Hood, S., & Amir, S. (2017). The aging clock: Circadian rhythms and later life. *Journal of Clinical Investigation, 127*(2), 437–446.

Iber, C., et al. (2007). *The AASM manual for the scoring of sleep and associated events.* American Academy of Sleep Medicine.

Irwin, M. R. (2015). Why sleep is important for health: A psychoneuroimmunology perspective. *Annual Review of Psychology, 66*, 143–172.

Irwin, M. R. (2019). Sleep and inflammation: Partners in sickness and in health. *Nature Reviews Immunology, 19*(11), 702–715.

Itani, O., et al. (2017). Short sleep duration and health outcomes: A systematic review. *Sleep Medicine, 32*, 246–256.

Kiani, A. K., Medori, M. C., Bonetti, G., Aquilanti, B., Velluti, V., Matera, G., Iaconelli, A., Stuppia, L., Connelly, S. T., Herbst, K. L., & Bertelli, M. (2022). Modern vision of the Mediterranean diet. *Journal of Preventive Medicine and Hygiene, 63*(2 Suppl 3), E36–E43. https://doi.org/10.15167/2421-4248/jpmh2022.63.2S3.2745

Lazarus, M., et al. (2019). Adenosine and sleep. *Current Opinion in Neurobiology, 57*, 39–45.

Leproult, R., & Van Cauter, E. (2010). Role of sleep and sleep loss in hormonal release and metabolism. *Endocrine Development, 17*, 11–21.

Leproult, R., & Van Cauter, E. (2011). Sleep loss and hormonal function. *Handbook of Clinical Neurology, 98*, 435–445.

Maquet, P., et al. (1997). Functional neuroanatomy of human slow wave sleep. *Journal of Neuroscience, 17*(8), 2807–2812.

Maquet, P., et al. (2005). Sleep and brain plasticity. *Nature Reviews Neuroscience, 6*(11), 893–900.

Medic, G., Wille, M., & Hemels, M. E. (2017). Short- and long-term health consequences of sleep disruption. *Nature and Science of Sleep, 9*, 151–161.

Morris, C. J., Yang, J. N., Garcia, J. I., Myers, S., Bozzi, I., Wang, W., ... Shea, S. A. (2015). Endogenous circadian system and circadian misalignment impact glucose tolerance via separate mechanisms in humans. *Proceedings of the National Academy of Sciences, 112*(17), E2225–E2234.

Nedeltcheva, A. V., Kilkus, J. M., Imperial, J., Kasza, K., Schoeller, D. A., & Penev, P. D. (2010a). Sleep curtailment is accompanied by increased intake of calories from snacks. *Annals of Internal Medicine, 153*(7), 435–441.

Nedeltcheva, A. V., Kilkus, J. M., Imperial, J., & Penev, P. D. (2010b). Insufficient sleep undermines dietary efforts to reduce adiposity. *Annals of Internal Medicine, 153*(7), 435–441.

Nelson, D. L., Cox, M. M., Hoskins, A. A., & Lehninger, A. L. (2021). *Lehninger principles of biochemistry* (8. Aufl.). Macmillan international, higher education.

Nofzinger, E. A., et al. (2002). Functional neuroimaging evidence for hyperarousal in insomnia. *American Journal of Psychiatry, 159*(11), 1829–1836.

Patel, S. R., & Hu, F. B. (2008). Short sleep duration and weight gain: A systematic review. *Obesity, 16*(3), 643–653.

Parada Venegas, D., De la Fuente, M. K., Landskron, G., González, M. J., Quera, R., Dijkstra, G., Harmsen, H. J. M., Faber, K. N., & Hermoso, M. A. (2019). Short chain fatty acids (SCFAs)-mediated gut epithelial and immune regulation and its relevance for inflammatory bowel diseases. *Frontiers in Immunology, 10*, 277.

Peuhkuri, K., Sihvola, N., & Korpela, R. (2012). Diet promotes sleep duration and quality. *Nutrition Research, 32*(5), 309–319.

Res, P. T., et al. (2012). Protein ingestion before sleep improves postexercise overnight recovery. *Medicine & Science in Sports & Exercise, 44*(8), 1560–1569.

Prather, A. A., Vogelzangs, N., & Penninx, B. W. (2015). Sleep duration and immunological functioning: A review. *Sleep Medicine Reviews, 20*, 55–65.

Rajpal, A. (2020). Intermittent fasting and 'metabolic switch': Effects on metabolic syndrome, prediabetes and type 2 diabetes. (veröffentlicht Mai 2020). https:// dom-pubs.onlinelibrary.wiley.com/doi/10.1111/dom.14080

Rétey, J. V., et al. (2007). A genetic variation in the adenosine A2A receptor gene (ADORA2A) contributes to individual sensitivity to caffeine effects on sleep. *Clinical Pharmacology & Therapeutics, 81*(5), 692–698.

Ribeiro, S., et al. (1999). Gene expression during the sleep–wake cycle in the rat brain. *Neuroscience, 91*(1), 293–300.

Rittenau, N. (2020). *Vegan-Klischee ade!: Wissenschaftliche Antworten auf kritische Fragen zu pflanz- licher Ernährung* (8. Aufl.). Ventil Verlag.

Silber, B. Y., & Schmitt, J. A. J. (2010). Effects of tryptophan loading on human cognition, mood, and sleep. *Neuroscience & Biobehavioral Reviews, 34*(3), 387–407.

Spiegel, K., et al. (2004a). Sleep curtailment and appetite regulation. *Annals of Internal Medicine, 141*(11), 846–850.

Spiegel, K., et al. (2004b). Leptin levels, ghrelin levels, and hunger in sleep-deprived humans. *Annals of Internal Medicine, 141*(11), 846–850.

Spiegel, K., Tasali, E., Penev, P., & Van Cauter, E. (2004c). Brief communication: Sleep curtailment in healthy young men is associated with decreased leptin levels, elevated ghrelin levels, and increased hunger and appetite. *Annals of Internal Medicine, 141*(11), 846–850.

Spiegel, K., Tasali, E., Leproult, R., & Van Cauter, E. (2009). Effects of poor and short sleep on glucose metabolism and obesity risk. *Nature Reviews Endocrinology, 5*(5), 253–261.

Spiegel, K., Leproult, R., & Van Cauter, E. (1999). Impact of sleep debt on metabolic and endocrine function. *The Lancet, 354*(9188), 1435–1439.

St-Onge, M. P., Roberts, A. L., Chen, J., Kelleman, M., O'Keeffe, M., RoyChoudhury, A., & Jones, P. J. (2016). Short sleep duration increases energy intakes but does not change energy expenditure in normal-weight individuals. *American Journal of Clinical Nutrition, 94*(2), 410–416.

Sutton, D. A., & Rapoport, J. L. (2020). Sleep, serotonin, and appetite regulation: Mechanisms and clinical implications. *Frontiers in Psychiatry, 11*, 89.

Taheri, S., Lin, L., Austin, D., Young, T., & Mignot, E. (2004). Short sleep duration is associated with reduced leptin, elevated ghrelin, and increased body mass index. *PLoS Medicine, 1*(3), e62.

Tasali, E., Chapotot, F., Wroblewski, K., & Schoeller, D. A. (2014). The effects of extended bedtimes on sleep duration and glucose metabolism in adults with habitual sleep restriction. *Sleep, 37*(5), 775–781.

Tononi, G., & Cirelli, C. (2014). Sleep and the price of plasticity: From synaptic and cellular homeostasis to memory consolidation and integration. *Neuron, 81*(1), 12–34.

Walker, M. (2017). *Why we sleep: Unlocking the power of sleep and dreams.* Penguin.

Walker, M. P., & Stickgold, R. (2010). Overnight alchemy: Sleep-dependent memory evolution. *Nature Reviews Neuroscience, 11*(3), 218–226.

Weickert, M. O., & Pfeiffer, A. F. (2008). Metabolic effects of dietary fiber consumption and prevention of diabetes. *The Journal of Nutrition, 138*, 439–442. https://doi.org/10.1093/jn/138.3.439

Vaccaro, A., et al. (2020). Sleep loss can cause death through accumulation of reactive oxygen species in the gut. *Cell, 181*(6), 1307–1328.e15.

Van Cauter, E., et al. (1997). Modulation of glucose regulation and insulin secretion by circadian rhythmicity and sleep. *Journal of Clinical Investigation, 100*(7), 1803–1810.

van der Helm, E., Yao, J., Dutt, S., Rao, V., Saletin, J. M., & Walker, M. P. (2011). REM sleep depotentiates amygdala activity to previous emotional experiences. *Current Biology, 21*(23), 2029–2032.

Voet D., & Voet J. (2011). *Biochemistry* (4. Aufl.). Wiley, Hoboken.

Volkow, N. D., Wang, G. J., Fowler, J. S., Tomasi, D., & Telang, F. (2012). Sleep deprivation decreases binding of [11C]raclopride to dopamine D2/D3 receptors in the human brain. *Journal of Neuroscience, 32*(19), 6711–6717.

WHO. (1946). Constitution of the World Health Organization.

WHO – World Health Organization. (2015). Cancer: Carcinogenity of the consumption of red meat and processed meat. Newsroom/Questions and answers.

Willett, W., Rockström, J., Loken, B., Springmann, M., Lang, T., Vermeulen, S., Garnett, T., Tilman, D., DeClerck, F., Wood, A., Jonell, M., Clark, M., Gordon, L. J., Fanzo, J., Hawkes, C., Zurayk, R., Rivera, J. A., De Vries, W., Majele Sibanda, L., Afshin, A., … Murray, C. J. L. (2019). Food in the Anthropocene: the EAT-Lancet Commission on healthy diets from sustainable food systems. *Lancet (London, England), 393*(10170), 447–492. https://doi.org/10.1016/S0140-6736(18)31788-4

WWF. (2020). Bending the curve: The restorative power of planet-based diets. In B. Loken, et al. (Hrsg.), WWF.

Xie, L., et al. (2013). Sleep drives metabolite clearance from the adult brain. *Science, 342*(6156), 373–377.

Yang, X., Zhou, J., Shao, H., Huang, B., Kang, X., Wu, R., Bian, F., Hu, M., & Liu, D. (2023). Effect of an intermittent calorie-restricted diet on type 2 diabetes remission: A randomized controlled trial. *The Journal of Clinical Endocrinology and Metabolism, 108*(6), 1415–1424. https://doi.org/10.1210/clinem/dgac661

Zimmet, P., et al. (2019). Circadian disruption and metabolic disease. *Lancet Diabetes & Endocrinology, 7*(10), 875–886.

2

Einfluss des Schlafverhaltens auf die Ernährung

Wer schlecht schläft, isst oft anders. Und umgekehrt kann eine unausgewogene Ernährung die Schlafqualität negativ beeinflussen. So wirkt sich chronischer Schlafmangel nicht nur auf unsere Leistungsfähigkeit und Stimmung aus, sondern beeinflusst auch unser Hunger- und Sättigungsverhalten, unseren Stoffwechsel und sogar das Risiko für Übergewicht und chronische Erkrankungen. Wie diese wechselseitige Einflussnahme aussieht, wird nachfolgend erst grundlegend näher beleuchtet, dann steht die Auswirkung von Schlaf auf die Ernährung im Fokus, anschließend betrachten wir, wie die Ernährung wiederum den Schlaf beeinflusst.

2.1 Regulation des Hungergefühls

An der physiologischen Regulation von Hunger und Sättigung sind viele Organe, Hormone und Neurotransmitter beteiligt. Darüber hinaus sind wir durch gesellschaftliche und soziale Prägung sowie Gewohnheiten in unserem Ernährungsalltag beeinflusst. Im folgenden Abschnitt wird die grundlegende Physiologie betrachtet und das Wechselspiel der verschiedenen Signale aufgezeigt, die für die Steuerung der Nahrungsaufnahme verantwortlich sind.

M. Dworak, A. Hüsing, *Sleep Food – Besser schlafen durch die richtige Ernährung*, https://doi.org/10.1007/978-3-662-72729-4_2

2.1.1 Hormone und Neurotransmitter

Das ausgefeilte System, das für eine Balance zwischen der aufgenommenen und der verbrauchten Energie sorgt, wird Homöostase genannt. Es erstrebt also einen Ausgleich und den Fortbestand des Status Quo. Beteiligt an diesem System sind **Nervensignale** (geleitet über das afferente Nervensystem, also das „mitteilende Nervensystem", das Informationen zum Hirn leitet) und **Hormone** aus Leber, Magen-Darm, Bauchspeicheldrüse und Fettgewebe. Hinzu kommen **Neurotransmitter,** wie Noradrenalin aus dem Locus Cœruleus und Serotonin aus dem Hirnstamm, genauer aus dem medianen Raphe-Kern (MRN). Aus diesen Informationen kann der Körper, besser gesagt das Entscheidungszentrum Hypothalamus ableiten, wie viel Energie in Form von Fett gespeichert ist und ob Hunger oder Sättigung vorherrschen. Das efferente System (also das „ausführende Nervensystem", das Informationen vom Hirn an die Organe sendet) beeinflusst dann das Handeln und kann durch die Stimulation des Sympathikus oder des Parasympathikus die Suche nach Nahrung oder die Entspannung fördern.

Der Hypothalamus wird hinsichtlich der Nahrungsaufnahme in zwei Zentren geteilt. Zum einen liegt hier die ventromediale Kerngruppe (Paraventricularer Nucleus = **PNV**), die auch als Sättigungsareal bezeichnet wird, zum anderen gibt es die ventrolaterale Kerngruppe, die den Appetit steuert. Hier wirken neurochemische Substanzen, denen im Rahmen der Forschung spezifische Funktionen zugeordnet werden konnten.

Zwei Hormone werden typischerweise mit der Regulation von Hunger und Sättigung in Verbindung gebracht, da sie eine Schlüsselrolle innehaben.

- **Ghrelin,** das „Hungerhormon", wird im Magen produziert und signalisiert das Verlangen zu Essen
- **Leptin,** das „Sättigungshormon", wird hauptsächlich im Fettgewebe gebildet und informiert so das Gehirn über den Füllstand der Reserven (Fettzellen) und meldet als Gegenspieler zu Ghrelin die Sättigung.

2.1.1.1 Ghrelin und Leptin

Leptin entfaltet seine Wirkung im Hypothalamus (im Nucleus arcuatus) und bindet dort an Leptinrezeptoren (Ob-Rb), die hungerfördernde Neuropeptide, wie Neuropeptid Y (NPY) und Agouti-related Peptid (AGRP) hemmen. Zeitgleich aktivieren sie sättigungsfördernde Neuropeptide wie POMC (Pro-opiomelanocortin) und CART (cocaine- and Amphetamine-Regulated

Transcript)-Neuronen; sodass von einer doppelten Wirkung gesprochen werden kann. Leptin bremst also aktiv den Hunger und stärkt zugleich die Sättigung.

Hinzu kommt die Regulation der Ausschüttung von Hormonen wie Corticopin-releasing-Hormon (CRH) und Thyreotropin-Releasing-Hormon (TRH) im PNV und die damit Verbundene Steigerung der Stoffwechselrate sowie die Hemmung der Orexin-Neuronen im lateralen Hypothalamus. Darüber hinaus verstärkt das Leptin im Hirnstamm die Sättigungssignale aus dem Darm und mindert die Dopamin-Reaktion auf kalorienreiche Nahrung. Diese stimuliert sonst das Essen aus Lust, bzw. das emotionale oder hedonische Essen.

Ghrelin hingegen lässt uns Appetit verspüren und bereitet den gesamten Organismus darauf vor, Nahrung aufzunehmen. Es wird hauptsächlich im oberen Teil des Magens gebildet, geringere Mengen entstehen jedoch auch im Dünndarm, in der Bauchspeicheldrüse und im Hypothalamus. Der Wirkungsort des Ghrelins ist das Gehirn. Im Nucleus Arcuatus hemmt es die POMC-Neuronen und aktiviert NPY und AgRP während es im lateralen Hypothalamus die Orexin Neuronen aktiviert. Hinzu kommt die Verstärkung der dopaminergen Aktivität im Nucleus accumbens und ventralen tegmentalen Areal, sodass auf eine Nahrungszufuhr eine große Zufriedenheit folgt. Ghrelin wirkt sich also sowohl physiologisch als auch psychologisch auf den Hunger aus und motiviert uns, Nahrung zu suchen und aufzunehmen.

2.1.1.2 Neuropeptid-Y und Agouti-related Peptid

Das Neuropeptid Y (NPY), das in der Leptin-Wirkungskaskade bereits erwähnt wurde, ist das stärkste hungerfördernde Neuropeptid. Es wird bei Energiemangel und einem niedrigen Leptin- und Insulinspiegel vermehrt ausgeschüttet und aktiviert den lateralen Hypothalamus. Daraus resultiert Hunger und in der Regel folgt die Nahrungsaufnahme. Zugleich hemmt NPY die Thermogenese, also die körpereigene Bildung von Wärme, um Energie einzusparen.

Das Agouti-related Peptid (AGRP) wird gemeinsam mit dem NPY in Neuronen gebildet und ausgeschüttet. Es hat über einen ähnlichen Wirkmechanismus die gleiche Wirkung und führt zu einer Minderung der Stoffwechselrate sowie der Aufnahme von Nahrung (Ilnytska & Argyropoulos, 2008).

2.1.1.3 Orexin

Neben der Stimulierung zum Essen, kann auch ein entsprechender Impuls für die richtige Nahrung durch die Botenstoffe unseres Körpers gegeben werden. Verantwortlich für eine Vorliebe für energiedichte Nahrung ist das Neuropeptid **Orexin,** das durch Ghrelin, einen leeren Magen oder einen niedrigen Blutzucker verstärkt wird und eine wachhaltende Funktion hat. Evolutionär ist das schlüssig, da wir so trotz Energiemangels die Suche nach Nahrung fortsetzen können (Sakura, 2007). Es aktiviert das zentrale Nervensystem, steigert Aufmerksamkeit, Bewegungsdrang und sogar Belohnungsempfinden. Daher wird vermutet, dass Orexin auch eine Rolle bei emotionalem Essen spielt, wie zum Beispiel dem Essen aus Stress oder Langeweile (Willie et al., 2001). Orexin spielt außerdem eine zentrale Rolle im Schlaf-Wach-Rhythmus. Bei ausreichendem Energielevel und Sättigung ist die Aktivität der Orexin-Neuronen niedrig, was das Einschlafen erleichtert. Ist der Körper jedoch in einem Defizitzustand (z. B. Hunger, Unterzucker), bleibt Orexin aktiv. Orexin wirkt also nicht allein als reines „Hungerhormon", sondern eher als Koordinator zwischen Energiebedarf, Wachheit und Motivation.

2.1.1.4 Melanin-Concentrating Hormon

Das **Melanin-Concentrating Hormon (MCH)** ist ein **neuropeptider Botenstoff,** der im **lateralen Hypothalamus** produziert wird. Von dort aus wirkt es auf zahlreiche Regionen des Gehirns, die an der **Appetitkontrolle, Motivation und Belohnung** beteiligt sind. Es fördert bei der Freisetzung den Appetit, insbesondere den Wunsch nach **energiereicher, fett- und zuckerhaltiger Nahrung.** Es wird unter anderem bei einem Kaloriendefizit ausgeschüttet, das etwa durch Fasten oder Diäten entstanden ist, oder bei einem abfallenden Leptin Spiegel. Durch seine Freisetzung ist jedoch nicht nur der physiologische Hunger betroffen, sondern auch das Essen aus Lust, Emotionalität oder Genuss, also der hedonische Hunger. Es **verstärkt die Reaktion auf Nahrungsreize** im Belohnungssystem und erhöht die Motivation, nach Nahrung zu suchen und diese aufzunehmen. Ähnlich wie Orexin hat es auch eine wachhaltende Wirkung. Darüber hinaus mindert es die neuronalen Sättigungssignale.

Neben der kurzfristigen Wirkung auf die aufgenommene Nahrung und Nahrungsmenge wirkt MCH auch langfristig. So senkt es die Thermogenese im braunen Fettgewebe, also die Temperaturregulation durch Wärmebildung in diesem Gewebe, was zu einem geringeren Energieverbrauch führt. Es fördert das Speichern von Fetten, Lipogenese genannt, und wirkt auf Insulin und so auf andere metabolische Prozesse. Das vermehrte Speichern von Fetten kann auch die freigesetzte Leptinmenge beeinflussen und auch dadurch die Nahrungsaufnahme langfristig lenken.

2.1.1.5 Noradrenalin

Das Stresshormon Noradrenalin hat neurotransmitterähnliche Eigenschaften und kann so im zentralen und im peripheren Nervensystem seine Wirkung entfalten. Die tatsächliche Wirkung hängt dabei sowohl vom Ort der Ausschüttung, als auch von dem Erregungszustand des Körpers und der emotionalen Situation ab. Noradrenalin gehört zur Gruppe der **Katecholamine** und wird vor allem in Stresssituationen freigesetzt – entweder durch die Aktivierung des **sympathischen Nervensystems** oder direkt im Gehirn durch den Locus Cœruleus, eine wichtige Schaltzentrale für Wachheit, Aufmerksamkeit und emotionale Verarbeitung.

In einer starken Stresssituation, in der sich unser „Fight-or-Flight"-Modus einschaltet, bewirkt Noradrenalin die Unterdrückung von Hunger. Herleiten lässt sich diese Wirkung dadurch, dass die Verdauung kurzfristig nicht überlebensnotwendig ist. Der Fokus verlagert sich auf die Leistungsfähigkeit, die wahrgenommene Gefahr macht die Nahrungs- und Nährstoffaufnahme erst einmal unwichtig. Viele kennen dieses Gefühl, wenn Prüfungen oder wichtige Meilensteine auf der Arbeit/im Alltag bevorstehen und sich durch die Übersteuerung des sympathischen Systems eine Appetitlosigkeit oder sogar Übelkeit einstellt (Ahima & Antwi, 2008; Leibowitz, 1988).

Wenn jedoch statt akutem Stress ein Dauerstress vorliegt, zum Beispiel durch anhaltenden Schlafmangel, dann setzt Noradrenalin nicht mehr pulsartig ein. Diese Dysregulation bewirkt die Aktivierung von Belohnungszentren im Gehirn, die auf hochkalorische, fett- und zuckerreiche Nahrung ansprechen. So kann das Essen zur Stressbewältigung eingesetzt werden und folglich entwickelt sich dadurch eine erhöhte Nahrungsaufnahme (Dallman et al., 2005).

Neben der Art des Stresses ist auch der Ort der Ausschüttung relevant. So kann das Noradrenalin im **lateralen Hypothalamus** die Nahrungsaufnahme fördern, während es im **ventromedialen Hypothalamus** hemmend wirken kann (Iovino et al., 2022).

2.1.1.6 Gamma-Aminobuttersäure

GABA ist der wichtigste hemmende Neurotransmitter des Gehirns, der dadurch die Entspannung fördert und zur Stressregulation sowie zur neuronalen Stabilität beiträgt. Es beruhigt neuronale Aktivität – auch im **hypothalamischen Appetitzentrum.** GABA wirkt also **modulierend** auf Hungerreize und stellt die Homöostase sicher. Kurzfristig kann GABA die Nahrungsaufnahme fördern und Sättigungssignale hemmen, langfristig wirkt es jedoch sättigungsfördernd und mindert die Neuronenaktivität, die die Nahrungsaufnahme anregen. Der Effekt der GABA ist abhängig von dem metabolischen Zustand, in dem sich der Körper befindet (Kong et al., 2012).

2.1.1.7 Insulin

Auch **Insulin** wirkt sich auf unser Hunger- und Sättigungsgefühl aus. Neben der peripheren Aufgabe des Insulins nach einer Nahrungsaufnahme die aufgenommene Glukose in Muskel- und Fettzellen zu transportieren, hat es auch eine zentrale Aufgabe im Gehirn. Insulin kann die **Blut-Hirn-Schranke** überwinden und beeinflusst dort Rezeptoren im Hypothalamus. Hier fungiert es als **Sättigungssignal:** Es hemmt appetitanregende Neuronen (wie die Neuropeptid-Y-Neuronen) und aktiviert sättigungsfördernde Signalwege (wie die POMC-Neuronen) (Schwartz et al., 2000). Insulin meldet also dem Gehirn: „es ist genug Energie da, du kannst mit dem Essen aufhören". Dabei entfaltet Insulin seine Wirkung **gemeinsam mit Leptin,** dem Hormon aus dem Fettgewebe, wodurch ein anhaltendes Sättigungsgefühl ausgelöst wird. Insulin reduziert dabei nicht nur das akute Hungergefühl und hat so auch **langfristig** Einfluss auf die Regulation des Körpergewichts.

Bei einer Insulinresistenz sind nicht nur die Körperzellen weniger sensibel für die Signalwirkung von Insulin, sondern auch die Rezeptoren im Gehirn. Der Sättigungsreiz kann nicht vollständig wirken wodurch es zu einem Kreislauf von **Überernährung, Gewichtszunahme und chronisch erhöhtem Insulinspiegel** kommen kann (Kullmann et al., 2016). Bei Menschen mit einer Insulinresistenz ist die Dopaminantwort des Gehirns auf Energiereiche Speisen verändert. Das verstärkt Heißhunger auf süße oder fettige Speisen; es entsteht und eine **Art „Insulinbedingte Appetitsteuerung"** (Tschritter, et al., 2006).

2.1.1.8 Pro-opiomelanocortin und Cocaine-
and Amphetamine-Regulated Transcript

Pro-opiomelanocortin (POMC) ist ein Gegenspieler zu den NPY-Neuronen sowie den AgRP-Neuronen und signalisiert durch eine Wirkungskette Sättigung. Es ist die Vorstufe für das alpha-Melanocyte-Stimulierendes Hormon (α-MSH), das wiederum an entsprechende Rezeptoren binden und so die Sättigung auslösen kann. Durch die Rezeptorbindung wird die Nahrungsaufnahme gemindert, die Energieverbrennung hingegen erhöht. Leptin, Insulin und Serotonin aktivieren dabei dieses Neuropeptid, während Ghrelin hemmend wirkt.

Das Cocaine- und Amphetamine-Regulated Transcript (CART) wird gemeinsam mit POMC im Nucleus arcuatus ausgeschüttet und verstärkt dessen Wirkung. Zugleich hemmt es den Appetit und die Nahrungsaufnahme, da es im Hirnstamm (Nucleus tractus soöitarii) die Sättigungssignale der Organe, wie zum Beispiel die Magendehnung, empfängt und weitergibt. CART unterdrückt das NPY und moduliert das Belohnungssystem; dadurch wird emotionales Essen verringert.

2.1.1.9 Cholocystokinin

Ein kurzfristiges Sättigungshormon aus dem Dünndarm ist Cholocystokinin (CCK). Es verlangsamt die Magenentleerung und gibt das Signal, dass der Magen gefüllt ist über den Vagusnerv an den Hirnstamm weiter (Dockray, 2013). Das Sättigungssignal wird dort durch bereits angesprochene Mechanismen aufgenommen, sodass es sich auf die Nahrungsaufnahme auswirkt. CCK wird also dann ausgeschüttet, wenn wir essen und vermittelt dem Hirn unmittelbar, dass der Sättigungsprozess startet.

2.1.1.10 Glucagon-like Peptid 1

Nach dem Essen werden weitere Hormone aktiv, wie das Glucagon-like Peptid 1 (GLP-1), das im Dünndarm und Kolon besonders als Reaktion auf Kohlenhydrate und Fette entsteht. Daraufhin entfaltet es seine sättigungsfördernde Wirkung, die dem Mechanismus von CCK stark ähnelt. Es verlangsamt die Magenentleerung, meldet die Sättigung über den Vagusnerv an den Hirnstamm leitet dort das Signal an den Hypothalamus. Kleine Mengen des Peptidhormons werden auch direkt im Nucleus tractus solitarii (NTS) gebildet, sodass die Wirkung über direktem Wege erfolgt. Durch die Ausschüttung von GLP-1 wird das Verlangen nach energiedichter Nahrung unterdrückt (van Bloemendaal et al., 2015). So wird die Verabreichung über Spritzen in der Behandlung Adipöser durch Medikamente wie Ozempic bereits erfolgreich eingesetzt.

2.1.1.11   Histamin

Histamin ist durch seine entzündungsregulierende Funktion bekannt, jedoch steuert das biogene Amin weitere Prozesse mit, wie den Schlaf-Wach Rhythmus und auch das Essverhalten. Dabei wirkt es im Hypothalamus appetithemmend und kann zugleich die Magenentleerung verlangsamen und so zu einer längeren Sättigung beitragen (Lieberman, 2011). Histamin ist kein isolierter Appetitregulator, sondern wirkt im Zusammenspiel mit anderen neurochemischen Signalwegen. So erhöht Leptin die Histaminfreisetzung im Hypothalamus, während Ghrelin diese hemmt. Die Freisetzung von Histamin mindert die appetitfördernde Wirkung von Orexin, auch wenn beide Stoffe eine aufweckende Wirkung haben.

2.1.1.12   Serotonin

Der Neurotransmitter wird überwiegend (etwa 90 %) im Darm gebildet, ein kleiner Teil (etwa 10 %) jedoch auch im zentralen Nervensystem. Hier hat das Serotonin appetitmindernde Auswirkungen durch die Hemmung von NPY- und AgRP-Neuronen. Zugleich steigert es die Sättigungswirkung durch die Aktivierung von POMC-Neuronen. Diese fördern wie erwähnt die Freisetzung von α-MSH, das dann an Melanocortin-4-Rezeptoren (MC4R) bindet. Letzteres ist ein Bekanntes Sättigungssignal (Wenig et al., 2015). Neben diesen Rezeptorprozessen beeinflusst Serotonin auch die Geschmacks- und Belohnungswahrnehmung, sodass ein höherer Serotoninspiegel mit einer gesteigerten Zufriedenheit durch die aufgenommene Nahrung einher geht. Im peripheren Nervensystem, im Magen-Darm-Trakt, reguliert Serotonin die **Magenentleerung und die Darmperistaltik.** Ein ausgeglichener Serotoninhaushalt sorgt dafür, dass das **Sättigungsgefühl durch Dehnung des Magens** rechtzeitig an das Gehirn weitergeleitet wird.

Ein nicht zu unterschätzender Effekt ist auch die Stimmung, die Einfluss auf die Nahrungsmenge hat. Emotionales Essen steht mit Stress oder Angst- und Trauergefühlen in Verbindung, wodurch die Schlussfolgerung möglich ist, dass ein höherer Serotoninspiegel auch aufgrund der besseren Laune einen mindernden Effekt auf die Menge hat. Auch Lebensmittel die traditionell zur Emotionsregulation eingesetzt werden, wie Schokolade, Eis, Chips und Alkohol werden bei einem ausgeglichenen Gemüt seltener eingesetzt.

2.1.1.13 Fazit

Wir können festhalten, dass die Steuerung unseres Hunger- und Sättigungsempfindens von vielen verschiedenen Faktoren abhängig ist. Die nachfolgende Tabelle stellt die unterschiedlichen Signalstoffe und ihre Wirkung sowie die Synergien noch einmal übersichtlich dar (Abb. 2.1).

Die Abbildung zeigt die wichtigsten hormonellen und neuronalen Signalstoffe, die an der Regulation von Appetit, Hunger und Sättigung beteiligt sind. Diese Botenstoffe interagieren in komplexer Weise im Hypothalamus und bilden die Grundlage für die Steuerung der Energieaufnahme und des Stoffwechsels.

Hormone wie Leptin, Insulin, CCK, GLP-1 und Serotonin wirken sättigungsfördernd, indem sie appetithemmende Neuronen (POMC/CART) aktivieren und hungerfördernde Signale hemmen. Im Gegensatz dazu fördern Ghrelin, NPY, AgRP, Orexin und MCH den Appetit und steigern die Nahrungsaufnahme. Diese fein abgestimmte Balance zwischen hunger- und sättigungsfördernden Mechanismen wird stark durch Schlaf, circadiane Rhythmen und Energieverfügbarkeit beeinflusst: Schlafmangel führt zu erhöhtem Ghrelin- und reduziertem Leptinspiegel, was den Hunger steigert und die gewichtszunahme begünstigt. Damit ist das hormonelle Gleichgewicht dieser Signalstoffe eine zentrale Schnittstelle zwischen Schlaf, Ernährung und Stoffwechselregulation. **(eigene Darstellung in Anlehnung an Morton et al., 2014; Berthoud et al., 2017).**

Dieser kurze Überblick in das Komplexe System aus Hunger- und Sättigungsreizen und deren Zusammenspiel zeigt, dass die Aktivität einzelner Hormone und Transmitter von der Physiologie und dem metabolischen Zustand abhängig ist. Auch der Einfluss der Erholung ist nicht zu unterschätzen, daher schauen wir in den folgenden Kapiteln, wie sich die Schlafqualität ganz explizit auf die Ernährung auswirkt und umgekehrt

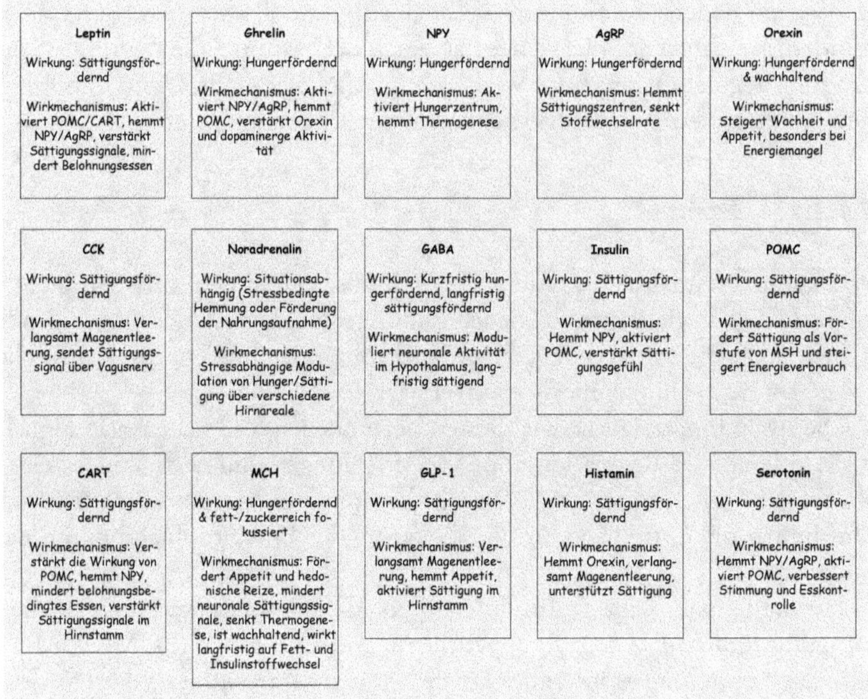

Abb. 2.1 Überblick zentraler neuroendokriner Botenstoffe und ihrer Wirkung auf Hunger und Sättigung

2.2   Einfluss der Schlafqualität auf das Essverhalten

Die Zeit, die wir im Bett verbringen ist nicht gleichzusetzen mit der Schlafdauer und auch diese ist wiederum nicht immer aussagekräftig dafür, wie ausgeruht wir uns fühlen. Relevant ist hier die Schlafeffizienz und Schlafqualität, die sich anhand der Schlafarchitektur genauer gesagt an der Länge der REM- und Tiefschlafphase auswerten lässt. Häufige Wachphasen, Schwierigkeiten beim (wieder) Einschlafen und allgemeine Schlafstörungen beeinflussen die Schlafqualität negativ. Besonders betroffen sind Schichtarbeiter:innen oder Menschen mit einem unregelmäßigen Schlaf-Wach-Rhythmus, etwa durch Jetlag oder soziale Verpflichtungen (Kinderbetreuung in der Nacht) – ein Phänomen, das in der Literatur als **„sozialer Jetlag"** beschrieben wird.

Einer der am besten belegten Effekte eines gestörten Schlafverhaltens ist die Veränderung hormoneller Steuerungsprozesse; besonders von den beiden Schlüsselhormonen **Ghrelin** und **Leptin.** Studien (Spiegel et al., 2004; Liu et al., 2022) zeigen, dass bereits **eine Nacht mit zu wenig Schlaf** ausreicht, um den Ghrelin-Spiegel signifikant zu erhöhen. Dies führt zu einem gesteigerten Hungergefühl, insbesondere auf kalorienreiche und kohlenhydratreiche Lebensmittel. Dieser hormonelle Effekt, als evolutionär sinnvolle Reaktion des Körpers auf Stress und Energiemangel, wird in unserer heutigen Lebenssituation mit ständigem Zugang zu Nahrung potenziell zum Problem. Parallel zum Anstieg von Ghrelin fällt Leptin und führt so zu einer später wahrgenommenen Sättigung. Die Effekte auf den Hormonhaushalt sind laut van Egmond und Kolleg:innen (van Egmond et al., 2023) bei Frauen stärker ausgeprägt als bei Männern. Ein weiterer Faktor für diese Veränderung ist das Körpergewicht; bei Übergewichtigen Proband:innen waren die Ghrelinwerte deutlicher erhöht im Vergleich zu den normalgewichtigen Testpersonen. Die hormonelle Dysbalance führt auch im hypothalamischen Regelkreis (NPY und AgRP gegen POMC und CART) zu einer Ausrichtung auf Hunger und Nahrungssuche, sowie verlängerter Wachheit. Langfristig kann sich dies unweigerlich auf das Körpergewicht niederschlagen und zu einem Anstieg von Übergewicht führen.

Ein erhöhter Ghrelin-Wert aktiviert zudem Orexin, sodass die Glucoseaufnahme in die Fettzellen gefördert wird. Folglich unterstützt dies die Lipogenese; darüber hinaus steigert Orexin die Wärmeproduktion in den braunen Fettzellen. Diese Stoffwechselaktivierung des Hormons kann ein möglicher Mechanismus für den Ausgleich des Energiemangels sein und die angestrebte Wachheit für die Nahrungssuche fördern. Der höhere Orexin-Wert ist als akute Reaktion auf Schlafmangel feststellbar. So ist nach einer 3-stündigen Schlafmöglichkeit nach einem Schlafentzug bereits ein verminderter Orexin-Wert feststellbar (Briggs et al., 2018).

Ein gesunder Schlaf ist auch für den Glukosestoffwechsel essenziell. Bereits **mehrere Nächte mit eingeschränkter Schlafdauer** können zu einer verminderten Insulinempfindlichkeit führen. Diese ist maßgeblich dafür, wie gut der aufgenommene Zucker in die Körperzellen gelangen kann. Hält dieses Symptom der geminderten Insulinsensititvität an, kann langfristig eine **Insulinresistenz** entstehen, die wiederum ein Risikofaktor für **Typ-2-Diabetes** darstellt. Eine chronische Reduktion des Schlafs führt zu einem signifikanten Anstieg der Insulinresistenz; so konnte in einer Studie an Frauen im Verlauf von 6 Wochen eine Steigerung der Resistenz unabhängig vom Gewicht beobachtet werden (Zuraikat et al., 2024). Neben der Insulinresistenz führt Schlafmangel auch zu einer verspäteten und übermäßigen Insulinreaktion. Die Zellen reagieren also auf der einen Seite weniger empfindlich auf das Insulin, auf der anderen Seite ist Insulin verzögert im Umlauf, um den

Blutzucker zu senken (Donga et al., 2010). Die kompensatorische Antwort des Pankreas mit zu viel Insulin kann das Organ langfristig ermüden.

Die Gefahr für Übergewicht wird durch die Tatsache, dass Müdigkeit zu einem Rückgang der körperlichen Aktivität führt, verstärkt. Ein Energieverbrauch durch Bewegung würde nicht nur die Mehraufnahme von Kalorien ausgleichen, sondern auch die Insulinsensitivität der Körperzellen fördern. Besonders in einem Energiemangelzustand vermeidet der Körper diesen Mechanismus, um so viel Energie wie möglich einzusparen. Ein Rückgang der Schlafdauer oder ein allgemein schlechter Schlaf kann somit zu einer Symptomkaskade führen, die in einem metabolischen Syndrom enden kann, bzw. die Entwicklung maßgeblich begünstigt. Das „metabolische Syndrom" beschreibt die Zusammenkunft von vier Erkrankungen, die sich gegenseitig bedingen:

- Bluthochdruck
- Übergewicht
- Insulinresistenz/Diabetes Mellitus Typ 2
- Fettstoffwechselstörung

Das Syndrom wird auch als tödliches Quartett bezeichnet, da durch das Krankheitsbild die Risiken für schwerwiegende Folgeerkrankungen (Schlaganfall oder Herzinfarkt) steigt. Im Zusammenhang mit einem schlechten/unregelmäßigen Schlaf sprechen Mediziner:innen inzwischen von einem metabolischen *Schlaf*syndrom. Dies soll auf die Ursache der Erkrankung verweisen. Ein höheres Übergewicht kann sich wiederum negativ auf die Schlafqualität auswirken, da es das Risiko für das obstruktive Schlafapnoe-Syndrom steigern kann (Becker et al., 2003). Dieses Syndrom führt zu Atemaussetzern in der Nacht und sorgt für einen weniger regenerativen Schlaf. Damit wird der Teufelskreis weiter verstärkt und der unerholsame Schlaf und seine Folgen bestärken sich gegenseitig (Abb. 2.2).

Die Abbildung verdeutlicht den **bidirektionalen Zusammenhang zwischen gestörtem Schlaf und Übergewicht.** Schlafmangel oder eine verminderte Schlafqualität führen zu **hormonellen Dysbalancen** – insbesondere zu einer **reduzierten Leptin- und erhöhten Ghrelin-Ausschüttung** – wodurch Hunger und Appetit zunehmen. Gleichzeitig sinkt die **Insulinsensitivität des Gewebes,** was die Glukoseverwertung beeinträchtigt und das Risiko für eine **Gewichtszunahme** erhöht.

Ein höherer Energie- und Zuckerkonsum, späte Mahlzeiten und häufige nächtliche Aufwachphasen verschlechtern wiederum den Schlaf, was einen

Kurzer Schlaf

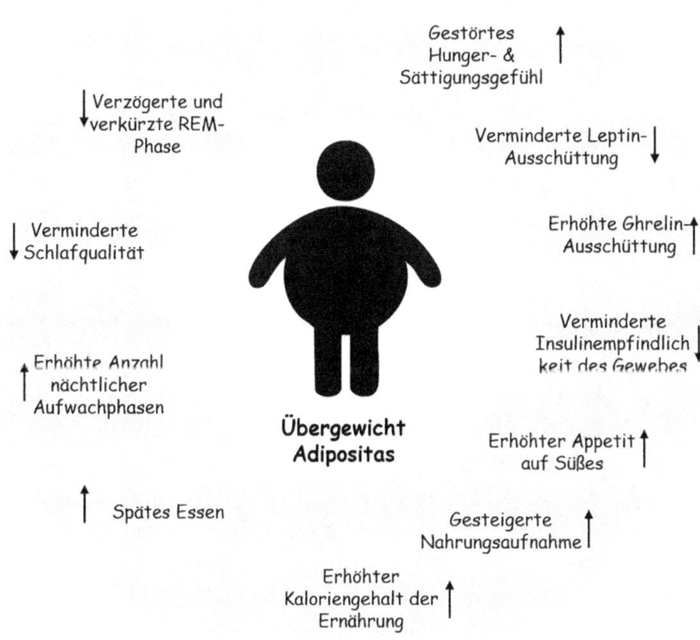

Abb. 2.2 Wechselseitige Zusammenhänge zwischen Schlafstörungen und Übergewicht/Adipositas

Teufelskreis aus metabolischer Dysregulation, Schlafstörung und Adipositas entstehen lässt.

Besonders betroffen ist die **REM-Schlafphase,** die bei Übergewichtigen häufig verkürzt oder verzögert auftritt. Diese wechselseitige Beziehung zeigt, dass **Schlaf und metabolische Gesundheit eng miteinander verknüpft sind** und Schlafhygiene ein wichtiger Bestandteil jeder präventiven Ernährungs- und Gewichtstherapie sein sollte. (eigene Darstellung in Anlehnung an Spiegel et al., 2004; Taheri et al., 2004; Schmid et al., 2015).

Zudem gibt es Hinweise darauf, dass Schlafstörungen die **Zusammensetzung des Mikrobioms** im Darm verändern können. Diese treten sowohl bei einem absoluten Schlafmangel, als auch bei fragmentiertem Schlaf auf (Farré & Gozal, 2019). Da die Darmflora eine wichtige Rolle bei der Verdauung, der Immunabwehr, dem Alterungsprozess und sogar der Stimmung spielt, kann dies weitreichende gesundheitliche Konsequenzen haben – einschließlich einer gestörten Nährstoffverwertung und entzündlicher Prozesse.

Ghrelin aktiviert Orexin und steigert damit Wachheit und Appetit bei Energiemangel. Schlafmangel führt zu einem Rückgang der Insulinsensitivität der Zellen und zu einer verspäteten aber vermehrten Insulinausschüttung, um den Blutzucker dennoch zu regulieren. Ein hoher Insulinspiegel kurz vor dem Zubettgehen kann die natürliche Wirkung von Melatonin hemmen und so das Einschlafen verzögern (Morgan et al., 1998). Ein zu hoher Insulinspiegel kann eine Unterzuckerung bewirken und so im Verlauf der Nacht das Durchschlafen hemmen.

Literatur

Ahima, R. S., & Antwi, D. A. (2008). Brain regulation of appetite and satiety. *Endocrinology and Metabolism Clinics of North America, 37*(4), 811–823. https://doi.org/10.1016/j.ecl.2008.08.005

Becker, H. F., Jerrentrup, A., Ploch, T., et al. (2003). Effect of nasal continuous positive airway pressure treatment on blood pressure in patients with obstructive sleep apnea. *Circulation, 107*, 68–73.

Berthoud, H. R., Münzberg, H., & Morrison, C. D. (2017). Blaming the Brain for Obesity: Integration of Hedonic and Homeostatic Mechanisms. Gastroenterology, 152(7), 1728–1738. https://doi.org/10.1053/j.gastro.2016.12.050

Briggs, C., Hirasawa, M., & Semba, K. (2018). Sleep deprivation distinctly alters glutamate transporter 1 apposition and excitatory transmission to Orexin and MCH neurons. *The Journal of neuroscience: the official journal of the Society for Neuroscience, 38*(10), 2505–2518. https://doi.org/10.1523/JNEUROSCI.2179-17.2018

Dallman, M. F., Pecoraro, N. C., & la Fleur, S. E. (2005). Chronic stress and comfort foods: Self-medication and abdominal obesity. *Brain, Behavior, and Immunity, 19*(4), 275–280. https://doi.org/10.1016/j.bbi.2004.11.004

Dockray, G. J. (2013). Enteroendocrine cell signalling via the vagus nerve. *Current Opinion in Pharmacology, 13*(6), 954–958. https://doi.org/10.1016/j.coph.2013.09.007

Donga, E., van Dijk, M., van Dijk, J. G., Biermasz, N. R., Lammers, G. J., van Kralingen, K. W., Corssmit, E. P. M., & Romijn, J. A. (2010, Juni 1). A Single Night of Partial Sleep Deprivation Induces Insulin Resistance in Multiple Metabolic Pathways in Healthy Subjects. *The Journal of Clinical Endocrinology & Metabolism, 95*(6), 2963–2968. https://doi.org/10.1210/jc.2009-2430

Farré, N., & Gozal, D. (2019). Sleep and the Micorbiome: A two way relationship. *Archivos de Bronconeumologia., 55*(2019), 7–8. https://doi.org/10.1016/j.arbr.2018.04.014

Ilnytska, O., & Argyropoulos, G. (2008). The role of the agouti-related protein in energy balance regulation. *Cellular and molecular life sciences: CMLS, 65*(17), 2721–2731. https://doi.org/10.1007/s00018-008-8104-4

Iovino, M., Messana, T., Lisco, G., Mariano, F., Giagulli, V. A., Guastamacchia, E., De Pergola, G., & Triggiani, V. (2022). Neuroendocrine modulation of food intake and eating behavior. *Endocrine, Metabolic & Immune Disorders Drug Targets, 22*(13), 1252–1262. https://doi.org/10.2174/1871530322666220127114326

Kong, D., et al. (2012). *GABAergic neurons in the hypothalamus regulate energy homeostasis.* Neuron.

Kullmann, S., et al. (2016). *Insulin action in the human brain: evidence from neuroimaging studies. Journal of Neuroendocrinol.*

Leibowitz, S. F. (1988). Brain neurotransmitters and circulating hormones in control of food intake, satiety and appetite for specific macronutrients. In M. R. Kare & H. F. Beidler (Hrsg.), *Biomechanisms regulating growth and development* (Bd. 12, S. 251–265). Springer.

Lieberman, P. (2011). The basics of histamine biology. *Annals of Allergy, Asthma & Immunology: Official Publication of the American College of Allergy, Asthma, & Immunology, 106*(2 Suppl), S2–S5. https://doi.org/10.1016/j.anai.2010.08.005

Liu, S., Wang, X., Zheng, Q., Gao, L., & Sun, Q. (2022). Sleep deprivation and central appetite regulation. *Nutrients, 14*(24), 5196. https://doi.org/10.3390/nu14245196

Morgan, L., et al. (1998). Interaction between melatonin and insulin secretion. *Diabetologia.*

Morton, G. J., Meek, T. H., & Schwartz, M. W. (2014). Neurobiology of food intake in health and disease. Nature reviews. Neuroscience, 15(6), 367–378. https://doi.org/10.1038/nrn3745

Spiegel, K., et al. (2004). Leptin levels are dependent on sleep duration. *The Journal of Clinical Endocrinology and Metabolism.*

Sakurai, T. (2007). The role of orexin in motivated behaviours. *Nature Reviews. Neuroscience.*

Schwartz, M. W., et al. (2000). Central nervous system control of food intake. *Nature.*

Taheri, S., Lin, L., Austin, D., Young, T., & Mignot, E. (2004). Short sleep duration is associated with reduced leptin, elevated ghrelin, and increased body mass index. PLoS medicine, 1(3), e62. https://doi.org/10.1371/journal.pmed.0010062

Tschritter, O., et al. (2006). The brain insulin sensitivity and its impact on food intake and weight regulation. *Hormone and Metabolic Research.*

van Bloemendaal, L., Veltman, D. J., ten Kulve, J. S., Drent, M. L., Barkhof, F., Diamant, M., & IJzerman, R. G. (2015). Emotional eating is associated with increased brain responses to food-cues and reduced sensitivity to GLP-1 receptor activation. *Obesity (Silver Spring, Md.), 23*(10), 2075–2082. https://doi.org/10.1002/oby.21200

van Egmond, L. T., Meth, E. M. S., Engström, J., Ilemosoglou, M., Keller, J. A., Vogel, H., & Benedict, C. (2023). Effects of acute sleep loss on leptin, ghrelin, and adiponectin in adults with healthy weight and obesity: A laboratory study. *Obesity (Silver Spring, Md.), 31*(3), 635–641. https://doi.org/10.1002/oby.23616

Weng, R., Shen, S., Tian, Y., Burton, C., Xu, X., Liu, Y., Chang, C., Bai, Y., & Liu, H. (2015). Metabolomics approach reveals integrated metabolic network associated with serotonin deficiency. *Scientific Reports, 5,* 11864. https://doi.org/10.1038/srep11864

Willie, J. T., et al. (2001). Orexin and energy homeostasis: Roles in feeding and arousal. *Trends in Endocrinology and Metabolism.*

Zuraikat, F. M., Laferrère, B., Cheng, B., Scaccia, S. E., Cui, Z., Aggarwal, B., Jelic, S., & St-Onge, M. P. (2024). Chronic insufficient sleep in women impairs insulin sensitivity independent of adiposity changes: Results of a randomized trial. *Diabetes Care, 47*(1), 117–125. https://doi.org/10.2337/dc23-1156

3

Darm und Mikrobiom im Zusammenhang mit Schlaf und Alter

Das menschliche Darmmikrobiom ist vielfältig und einflussreich; durch die hohe Nervendichte im Darm, die Produktion von Neurotransmittern wie Melatonin, Serotonin und Cortisol sowie die schnelle Weiterleitung von Reizen haben die dort lebenden Bakterien einen nicht unwesentlichen Einfluss auf unsere Stimmung und auf unsere sonstige mentale Verfassung. Folgerichtig hat sich in den letzten Jahren ein Forschungsfeld entwickelt, das die Interaktionen zwischen Mikrobiom und Schlaf aufzudecken versucht, hierbei werden sowohl die Effekte von gutem und schlechtem Schlaf auf das Mikrobiom, als auch die Auswirkungen der Mikrobiomzusammensetzung auf den Schlaf untersucht. Die derzeitigen Erkenntnisse sind spannend und lassen auch Verbindungen zu unserem allgemeinen Wohlbefinden und unserem Alterungsprozess zu. Daher möchten wir, auch in Anbetracht der Demographie und dem Bestreben des gesunden Alterns (Stichwort Longevity) diese Forschungsstände aufzeigen.

3.1 Bakterien, ihre Namen und Funktionen

Durch die schiere Menge der unterschiedlichen Darmbakterien ist es schwierig, genau festzuhalten, welches Bakterium verantwortlich für Veränderungen ist. Daher wird häufig auf das allgemeine Zusammenspiel betrachtet, um dann Rückschlüsse auf einzelne Bakterien zu ermöglichen. Daher stellen wir zunächst die Bakterienstämme (Phyla) vor, die unseren Darm besiedeln. Die Bakterien, die in dem Zusammenhang zwischen Schlaf und Mikrobiom be-

M. Dworak, A. Hüsing, *Sleep Food – Besser schlafen durch die richtige Ernährung*, https://doi.org/10.1007/978-3-662-72729-4_3

leuchtet werden, lassen sich in diese Stämme einteilen. So behalten wir den Überblick während der Betrachtung der Forschung.

Kleine Randnotiz: Die Bakterien werden in einem präzisen System eingeordnet. Dabei wird von Groß nach Klein vorgegangen und es wird zuerst der Stamm (Phyla) benannt, dann folgen die Klasse, die Ordnung, die Familie, die Gattung und schlussendlich die Art. Erst wenn wir bei der Art angekommen sind, benennen wir ein einzelnes Bakterium.

3.1.1 Relevante Stämme und Klassen

3.1.1.1 Firmicutes

Firmicutes oder Bacilliota sind eine Gruppe der Bakterien, die in die Klasse der Bacilli und die Klasse der Clostridia aufgeteilt wird. Zu den Bacilli gehören die Laktobazillen, die ohne die Zugabe von Sauerstoff, Kohlenhydrate in Milchsäure umwandeln können. Sie schaffen so ein saures Milieu im Darm und verhindern dadurch die Ansiedelung schädlicher Bakterien. Zudem produzieren Sie Bacteriozine, die das Wachstum anderer Bakterien verhindern. Laktobazillen regulieren so die Entzündungsprozesse im Darm und tragen zu einer gesunden Darmflora bei. Die Clostridien können verschiedene Kohlenhydrate und Aminosäuren fermentieren, zum Beispiel die Gattung der Ruminococcus aber auch krankheitserregend wirken, wie die Art der Chlostridies difficile, die zu Durchfallerkrankungen beitragen können.

Zu den Firmicutes gehören auch die Faecalibakterien und so auch das Faecalibacterium Prausnitzii, das etwa 5 % der Gesamtzahl der Bakterien im Darm ausmacht. Es produziert kurzkettige Fettsäuren und kann so bei Minderung zu einem schlechten Schlaf beitragen. Das Bakterium ist ein deutlicher Signalgeber für ein Mikrobiom das aus dem Gleichgewicht geraten ist, da es mit vielen Erkrankungen in Verbindung steht.

Auch das Eucalibacterium hallii gehört zu den Firmicutes zu der Klasse der Clostridien. Es reguliert den Cholesterin- und Gallensäurehaushalt wodurch es vor Herzkreislauf-Erkrankungen und Gallensteinen schützt.

3.1.1.2 Bacteroidetes

Die Familie der Bacteroidetes sind die häufigsten Bakterien in unserem Darm; hier lässt sich ebenso in zwei bekannte Enterotypen (spezielle Darmtypen) einteilen; die Bacteroides und den Prevotella-Typ. Gemeinsam bilden die

Bacteroidetes bis zu 40 % des intestinalen Mikrobioms. Sie sind dazu fähig, Energie aus der Fermentation von Ballaststoffen zu gewinnen und können Proteine und Fette optimal verwerten. Dabei produzieren sie kurzkettige Fettsäuren, die schützend auf die Darmschleimhaut wirken. Darüber hinaus bilden Bacteroides Vitamine, wie Vitamin K, B2, B5, B7, B9 und Vitamin C, Prevotella kann durch die Verdauung von Kohlenhydraten und Ballaststoffen Vitamin B1 und B9 bilden können. Während Bacteroides vermehrt bei Menschen mit häufigen Fleischkonsum auftreten und Eiweiße und Fette gut verstoffwechseln sind Prevotella eher bei hohem Kohlenhydratkonsum etwa durch eine vegetarische oder vegane Ernährung zu finden. So kann das Prevotella Copri dazu beitragen, unseren Glucosestoffwechsel im Gleichgewicht zu halten und uns vor pathogenen Bakterien zu schützen.

3.1.1.3　Actinobacteria

Die Actinobakterien sind für die Darmforschung spannend, da die Bifidobaterien zu ihnen gehören, die etwa 25 % unserer Darmbakterien ausmachen. Sie verdrängen schädliche Bakterienstämme und sind ein Zeichen guter Gesundheit. Bifidobakterien wandeln wie die Laktobazillen Glucose in Milchsäure um und senken dadurch den pH-Wert im Dickdarm. Dieses saure Milieu ist der Schutzmechanismus gegen die Ansiedlung schädlicher und krankheitserregender Bakterien. Eines der ersten Bakterien das unseren Darm besiedelt ist das Bifidobacterium bifidum. Es trainiert unser Immunsystem und schützt uns vor dem Bakterium Helicobacter pylori, das als „Magengeschwür-Bakterium" bekannt ist.

3.1.1.4　Proteobacteria

Diese große diverse Gruppe ist nach dem griechischen Gott Proteus benannt, da dieser in der Mythologie dazu in der Lage war, seine Gestalt beliebig zu verändern. Einige dieser Bakterien sind für den Darm und den Köper nützlich und gesund, während andere Formen Entzündungen hervorrufen und Krankheiten erregen können. So gehören zum Beispiel Salmonellen und Escherichia coli zu den Proteobakterien. Sie ernähren sich hauptsächlich von Proteinen in unserer Nahrung, die sie zu Sulfiden und Aminen abbauen. Für gewöhnlich sind sie nur in geringer Konzentration im Darm vorhanden; bei chronischen Darmentzündungen können sie jedoch erhöht sein und diese Entzündung weiter antreiben.

3.1.1.5 Verrucomicrobiota

Diese Gruppe macht den geringsten Teil der Darmbakterien aus, jedoch gehört das Akkermansia muciniphila zu ihnen, das erst seit dem Jahr 2024 durch die Forschung einer Doktorarbeit entdeckt wurde. Seit dieser Entdeckung wird jedoch klar, wie wichtig es für eine gesunde Darmflora ist, da es durch das Aufrechterhalten des Glucose-Gleichgewichts bei der Prävention der Krankheit Diabetes hilft. Hinzu kommt der bremsende Effekt auf die altersbedingte Verschlechterung von Zellprozessen und damit ein Beitrag zu einem gesunden Altern. Der Name des Bakteriums verweist darüber hinaus auf seine Hauptfunktion. Mucin sind die schleimbildenden Glycoproteine, die die Darmschleimhaut bildet; die Bezeichnung „muciniphilia" zeigt, dass das Bakterium „Mucin liebend" ist. So regt das Bakterium durch das Abtragen und Verstoffwechseln der Schleimschicht deren Neubildung und damit auch die Aufrechterhaltung eines guten Schutzes an. Die Neubildung der Schleimschicht erfolgt dicker als zuvor und so kann dieses Bakterium zu einer starken Darmbarriere beitragen.

3.2 Bakterien für einen guten Schlaf

Für die Verbesserung des Schlafes durch die Kultivierung einer entsprechenden Darmflora kann gezeigt werden, dass es sowohl auf die Vielfalt der Bakterien, als auch das Verhältnis untereinander ankommt (Smith et al., 2019). So verändert sich zwar das Verhältnis der beiden größten Stämme Firmicutes und Bacteroidetes zueinander im Verlauf des Lebens ständig, eine Steigerung des Verhältnisses zugunsten der Firmicutes ist jedoch für junge Erwachsene ein Indikator für einen besseren Schlaf (Grosicki et al., 2020). Dem entgegen stehen Ergebnisse um Benedict et al., die zeigen, dass das Verhältnis zwischen Firmicutes und Bacteroides nach zwei Nächten partiellen Schlafentzugs ebenso erhöht war (Benedcit et al., 2016). Zurückführen lässt sich dies vermutlich auf die Länge der Untersuchung; während Grosick et al. die Studie über einen Monat konstruierte, untersuchten Benedict et al. eine 2-tägige Periode. Denkbar ist, dass die Vermehrung der Firmicutes ein Resultat der Schlafdisruption sind und eine Gegenreaktion darstellen. Langfristig können sie dann für einen verbesserten Schlaf sorgen.

Grosicki et al. konnten auch feststellen, dass speziell die Butyrat-(kurzkettige Fettsäure) produzierenden Bakterien Blautia und Ruminococcus aus dem Stamm Firmicutes mit einer guten Schlafqualität in Verbindung standen.

Kurzkettige Fettsäuren (SCFAs) konnten im Rückenmark nachgewiesen werden, wodurch Rückschlüsse auf ihre Relevanz bei der Regulation des Nervensystems möglich sind. Zudem beeinflussen SCFAs die Produktion von GABA und Serotonin, die einen guten Schlaf durch die Unterdrückung von Erregung fördern (Yue et al., 2023).

Lactobazillen (Firmicutes) und Bifidobakterien (Actinobacteria) können selbst GABA produzieren und dadurch zu einem besseren Schlaf beitragen. Die Produktion der Metaboliten (Stoffwechselprodukte) erfolgt dabei rhythmisch und hat eine maßgebliche Auswirkung auf den circadianen Rhythmus des Wirts (also uns Menschen). Zudem können die neuroendokrinen Darmzellen, die Melatonin produzieren, von Bakterien des Mikrobioms beeinflusst werden, wodurch die Produktionsmenge verändert wird (Bosi et al., 2020).

Die Abbildung verdeutlicht den Einfluss der Darmmikrobiota auf die Schlafregulation über die Bildung zentraler Neurotransmitter und Metabolite wie Serotonin, Melatonin, SCFAs, Tryptophan und GABA. Diese Substanzen wirken über die Darm-Hirn-Achse auf das Gehirn und modulieren Stimmung, circadiane Rhythmik und Schlafqualität. Eine vielfältige Darmflora fördert so einen stabilen Schlaf-Wach-Rhythmus, während Dysbalancen – etwa durch Stress oder unausgewogene Ernährung – die Schlafqualität beeinträchtigen können.

Grundsätzlich lässt sich sagen, dass das Mikrobiom Einfluss auf den circadianen Rhythmus nimmt und diesem zugleich unterliegt. So sind Bacteroidetes, Verrucomicrobia und Enterobacteriaceae während des Schlafs bzw. während Fastenphasen aktiv; Firmicutes hingegen erreichen über Tag und bei Mahlzeiten ihren Höchststand (Zeevi et al., 2015). Störungen oder Veränderungen des Mikrobioms bedeuten dadurch auch eine Veränderung des circadianen Rhythmus. Wie das Mikrobiom selbst ist auch der circadiane Rhythmus abhängig von vielen unterschiedlichen Faktoren, wie zum Beispiel den Zeitpunkten und Zusammensetzungen von Mahlzeiten und der Länge des verfügbaren Tageslichts (Siebieszuk et al., 2023). Die Wechselseitigkeit der Effekte kann dazu führen, dass unklar ist, welchen Ursprung die Wirkungskaskade hat (Abb. 3.1).

Deutlich wird jedoch im Anbetracht der Forschung, dass die Versorgung des Mikrobioms mit Kohlenhydraten/Ballaststoffen und Eiweißen wichtig ist, um deren Fortbestehen zu sichern und einen Nährboden zu schaffen, der die Produktion von Neurotransmittern und SCFAs möglich macht. Dies bestärkt den Zusammenhang zwischen einer pflanzenbasierten Ernährung und einem guten Wohlbefinden. Eine fetthaltige Ernährung mit hoch verarbeiteten Lebensmitteln führt zu einem drastischen Abfall der Bakterienvielfalt und -anzahl (Franzago et al., 2023). Dass die Ernährung über das Mikro-

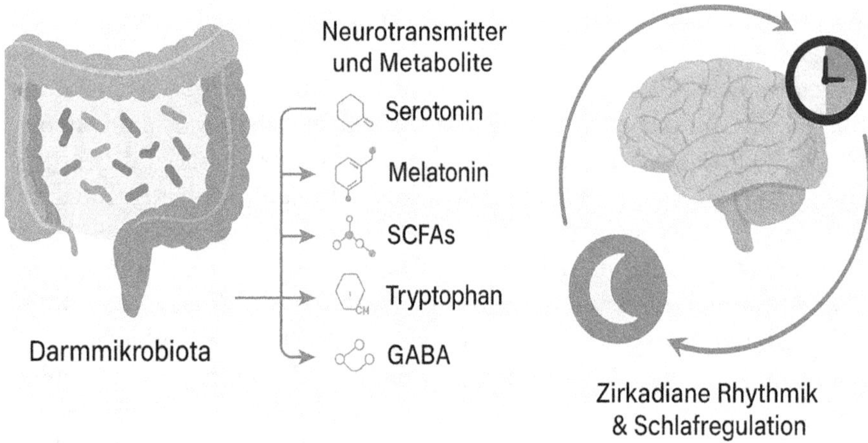

Abb. 3.1 Einfluss der Darmmikrobiota auf Neurotransmitter, circadiane Rhythmik und Schlaf

biom direkte Auswirkungen auf dem Schlaf haben kann, konnten Yu et al. in einer Studie im Jahr 2020 zeigen. Hier wurde eine durch GABA fermentierte Milch eine Erhöhung von Ruminococcus (Firmicutes), Allobaculum (Firmicutes) und Adlercreutzia (Actinobakteria) und somit zu einer vermehrten SCFA-Produktion geführt. Dies hat den Schlaf Qualität und dessen Dauer innerhalb der Studiendauer positiv beeinflusst (Yu et al., 2020).

3.3   Veränderungen des Mikrobioms durch schlechten Schlaf

Das Mikrobiom passt sich den Lebensumständen an und wird sowohl durch die Ernährung, das Stresslevel aber auch durch den Schlaf beeinflusst. So wirkt sich schlechter, unterbrochener und zu kurzer Schlaf akut und chronisch auf das Mikrobiom aus. Eine erhöhte Anzahl von Prevotella-Arten stehen dabei nicht nur in Verbindung zu einem schlechten Schlaf, sondern fördert auch niederschwellige Entzündungen, Insulinresistenz und steigern das Risiko für Adipositas (Grosicki et al., 2020).

Patient:innen mit einer chronischen Insmonie zeigten in einer Studie von Li et al., im Vergleich zu der Kontrollgruppe eine geringere Anzahl von Faecalibacterien (Firmicutes), Prevotella (Bacteroidetes) und Roseburia (Firmicutes) (Li et al., 2020). Diese Bakterien sind für die Produktion von Butyrat verantwortlich, dieses wiederum fördert die Bildung von GABA und beeinflusst den Serotonin- und Tryptophanstoffwechsel. Auch die Bewegung des Dickdarms ist zum Beispiel durch Roseburia beeinflusst.

Schlafentzug durch Schichtarbeit und Jetlag, also die Verschiebung der inneren Uhr, kann zu einem erhöhten Vorkommen von Erysiopelotrichaceae (Firmicutes), Prevotellaceae und Lachnospiraceae (Firmicutes) führen. Diese schleimlösenden Bakterien verursachen trotz der Produktion von SCFAs, Disruptionen der Darmbarriere und Entzündungen des Magen-Darm Traktes.

In Tierversuchen konnte eine Verbindung zwischen Schlafentzug und einem signifikanten Rückgang von Laktobazillen, Bifidobakterien und Turicibacter (Firmicutes) gezeigt werden (Li et al., 2021). Die Art Faecalibacterium prausnitzi schwindet bei Schlafentzug, dabei steht sie in negativem Zusammenhang mit entzündlichen Darmerkrankungen. Das bedeutet, dass weniger Entzündungen auftreten, je mehr Bakterien dieser Art den Darm besiedeln (ebd.) und bei einer Minderung der Bakterien durch Schlafentzug eine höhere Gefahr für Darmentzündungen besteht. In einer weiteren Tierstudie wurde darüber hinaus auch der Rückgang von Akkermansia und Bacteroides durch zu wenig Schlaf gezeigt; eine Supplementation von Melatonin konnte diesen Rückgang umkehren und die Entzündungsschäden an der Darmwand mindern (Gao et al., 2019). Die Forschenden schließen, dass der Effekt von Schlafentzug auf die Durchlässigkeit der Darmwand durch die resultierende Suppression von Melatonin zuzuordnen ist und nicht dem Schlafmangel per se. Besonders die Gattung Akkermansia ist dafür bekannt, die Entwicklung von Übergewicht und Diabetes zu mindern und die Darmbarriere zu schützen. Dies lässt den Schluss zu, dass schlechter Schlaf auch aufgrund des veränderten Mikrobioms das Übergewicht fördert.

Auch der Rückgang von Ruminococcus steht mit einem schlechten Schlaf in Verbindung. Diese können kurzkettige Fettsäuren und Butyrat produzieren wodurch sie helfen die Darmbarriere aufrecht zu erhalten sowie ein Anti-Entzündliches Milleu zu schaffen (Sejbuk et al., 2024).

Schlechter Schlaf hat also einen maßgeblichen Einfluss auf das Mikrobiom das wiederum einen negativen Einfluss auf zukünftige Schlafphasen und die allgemeine Gesundheit hat.

3.4 Bakterien und das Altern

Unsere Gesellschaft wird älter und auch das Älterwerden selbst ist im Wandel. Seit einigen Jahren wird weitläufige Forschung betrieben, um das Altern zu entschleunigen und gesünder zu gestalten. Unter dem Begriff „Longevity" (zu Deutsch „Langlebigkeit") werden wissenschaftliche Ausarbeitungen zusammengefasst, die sich mit der Belastungsminderung von degenerativen Erkrankungen und der Besserung des Gesundheitsstandes im Verlauf des Alterungsprozesses befassen. Auch das Mikrobiom wird als eine der Stellschrauben für einen verbesserten Alterungsprozess betrachtet.

So halten Sommer et al. fest, dass durch die Gabe der richtigen Bakterien der Alterungsprozess verlangsamt oder sogar umgekehrt werden kann (Sommer et al., 2025). Dabei bezieht sich das Team auf einzelne Effekte des Älterwerdens wie Koordination, Darmbarriere, Entzündungswerte und den Stoffwechsel, die anhand von Versuchen in Mäusen beobachtet wurden. So konnte festgestellt werden, dass eine Stuhltransplantation nach einer Sterilisierung von älteren Versuchsmäusen einen Effekt auf die zuvor genannten Mechanismen hatte. Dabei wurde unterschiedlichen Versuchsgruppen entweder der Stuhl von gleichaltrigen Mäusen oder der Stuhl von sehr jungen Mäusen (8 Wochen alt) übertragen. Die Verbesserung zum Beispiel in der Glukosereaktion, Griffkraft und Koordination wurde in der Gruppe mit dem jüngeren transplantierten Mikrobiom festgestellt.

Das Mikrobiom ändert sich also nicht nur im Alter, es hat auch direkte Auswirkung auf den Alterungsprozess und Effekte des Älterwerdens. Laut Badal et al. sind besonders die Anti-entzündlichen Bakterienstämme für ein gesundes Altern verantwortlich (Badal et al., 2020). Auch die Diversität des Mikrobioms spielt eine Rolle, dabei ist die hohe Artenvielfalt mit einer besseren Kognition und Reaktionsfähigkeit verknüpft. Konkret sinkt die relative Häufigkeit der Bacteroidaceae, Lachnospiraceae und Ruminococcaceae mit dem Altern und wird von opportunistischen, weniger dominanten Familien beeinflusst. Dabei ist es dieses Kernmikrobiom, das durch eine inhärente Symbiose Gesundheit gewährleistet. Das Zunehmen subdominanter Arten sowie die Umstrukturierung des Koexistenz-Netzwerks tritt auch bei besonders langlebigen Personen auf, ist jedoch gekennzeichnet durch eine hohe Zahl gesundheitsförderlicher Akkermansia, Bifidobacterien, und Christensenellaceae (Biagi et al., 2016). Unklar bleibt, ob diese Bakterien über den Lauf des Lebens erhalten werden, oder ob sie im höheren Alter wieder aufgenommen werden und sich ansiedeln und so den Alterungsprozess positiv beeinflussen.

In einer Metaanalyse wurden unter anderem verschiedene Studien zur Kognition verglichen. Dabei scheinen Erinnerung, Aufmerksamkeit und Reaktionsgeschwindigkeit positiv durch die Bakterien Verrucomicrobia und Firmicutes beeinflusst zu werden, während Bacteroidetes und Proteobakterien negativ mit diesen Funktionen korrelieren (Badal et al., 2020)

3.5   Macht uns schlechter Schlaf alt?

Aus den gezeigten Zusammenhängen zwischen Mikrobiom und Schlaf sowie zwischen Mikrobiom und Alter können wir parallelen Erkennen. Diese lassen die Vermutung zu, dass die Veränderung des Mikrobioms durch einen schlechten Schlaf sich negativ auf gesundes Altern auswirkt. So ist beispielsweise die Gattung Akkermansia durch schlechten Schlaf negativ beeinflusst; zugleich treten bei besonders langlebigen Untersuchten mehr Akkermansia auf.

Insomnie aber auch das Verrücken der inneren Uhr etwa durch Jetlag oder Schichtarbeit wirken sich negativ auf die Zahl der Firmicutes Bakterien aus. Diese werden jedoch maßgeblich mit Reaktionsgeschwindigkeit und Kognition in Verbindung gebracht, sodass sie für ein gesundes Altern essenziell sind. Darüber hinaus hat das Schwinden einzelner Arten durch einen unerholsamen Schlaf einen negativen Effekt auf die Durchlässigkeit der Darmwand. Dieses Symptom wird wiederum mit dem Altern in Verbindung gebracht.

Diese Beispiele bestärken die Annahme, dass schlechter Schlaf den Alterungsprozess beschleunigt, ob auch der Umkehrschluss gilt und das Altern durch die Veränderung des Mikrobioms zu einem schlechteren Schlaf führt bleibt offen.

Das Mikrobiom ist formbar und kann durch eine Umstellung von Gewohnheiten positiv beeinflusst werden sodass wir positiv auf unsere Alterung und unseren Schlaf Einfluss nehmen können.

3.6   Die richtige Ernährung für einen gesunden Schlaf und ein langes Leben

Bereits in dieser kurzen Übersicht wird deutlich, wie vielschichtig und komplex der Zusammenhang zwischen Ernährung, Stress, Alterung, Schlaf und dem Mikrobiom ist. Das Ziel ist, ein ausbalanciertes Mikrobiom zu erhalten, das gegen Entzündungen schützt und Bakterien enthält, die das Altern positiv beeinflussen. Die Empfehlungen, die sich aus dem Exkurs hierfür ergeben, sind ein Fokus auf eine pflanzenbasierte, ballaststoffreiche Ernährung und die Meidung von Lebensmitteln, die als Nährboden für opportunistische Bakterien dienen. Hierzu zählen fetthaltige, weit verarbeitete Lebensmittel mit vielen einfachen Kohlenhydraten.

Auch eine chronotypische Ernährung und ein regelmäßiger Schlafrhythmus haben gesundheitsförderliche Effekte, nicht nur auf das Altern, sondern auf den Alltag im Allgemeinen. Auch die Anzahl und Zusammensetzung von Mahlzeiten und Pausen zwischen den Mahlzeiten sind relevant für das Mikrobiom und den circadianen Rhythmus.

Sejbuk et al. empfehlen zudem eine Diät, die viele Polyphenole und ungesättigte Fettsäuren zum Beispiel aus Olivenöl oder Fisch enthält (Sejbuk et al., 2024). Das Team der Forschenden rät zu frühen und regelmäßigen Mahlzeitenzeiten um dem Circadianen Rhythmus gerecht zu werden.

Aus den im Verlauf des Buches betrachteten Ernährungsformen passen demnach besonders die vegetarische oder vegane Ernährung, die Planetary Health Diet, die Mediterrane Ernährung und je nach Ausführung die Omnivore oder Paleo-Ernährung zu diesen Vorgaben. In der Ausgestaltung unserer Alltagsernährung sind wir demnach weitestgehend frei, sofern wir uns an die Grundregeln von viel Gemüse, gesunden Fetten und regelmäßigen Mahlzeiten halten. Auch die Vermeidung der mikrobiomschädigenden Lebensmittel, die oft auch einen negativen Einfluss auf den Schlaf haben, gehören dazu. Dazu zählen Suchtmittel wie Alkohol und Nikotin aber auch der übermäßige Verzehr von Zucker und tans- bzw. gesättigten Fettsäuren.

3.7   Negative Konsequenzen von Schlafentzug auf die Ernährung

Chaput und St-Onge stellen in ihrer Studie im Jahr 2014 die Hypothese auf, dass nicht allein die hormonellen Faktoren unsere Nahrungsaufnahme bei einem akuten oder chronischen Schlafmangel beeinflussen, sondern besonders hedonische Effekte die Veränderung der Nahrungsaufnahme erklären (Chaput & St-Onge, 2014).

So gibt es neben der physiologischen Steuerung des Essverhaltens psychologische Komponenten, die unseren Alltag lenken. Gewohnheiten und gelernte Muster bestimmen die Entscheidungen, die wir täglich treffen. So ist unsere Schlafqualität einer der formenden Faktoren, die unsere Mahlzeiten und Snacks im Verlauf des Tages steuern.

Schlafmangel wirkt sich nicht nur darauf aus, *ob* wir essen, sondern hat auch Einfluss auf das *was*. Verschiedene Studien belegen, dass übermüdete

Menschen eine ausgeprägte Vorliebe für fettige, süße und salzige Lebensmittel entwickeln (Liu et al., 2022). Grund dafür sind neurobiologische Veränderungen im Belohnungssystem des Gehirns. Bei Schlafentzug ist das Gehirn besonders empfänglich für kurzfristige Reize und neigt zu impulsiverem Verhalten – darunter fällt auch der Griff zum Schokoriegel oder ähnlichen Naschereien.

Das subjektive Empfinden der Schlafeffizienz, also wie ausgeruht wir uns fühlen, wirkt sich maßgeblich auf unsere Resilienz (und dadurch auch auf unsere Widerstandskraft vor Nahrungsreizen) aus. So sind wir belastbarer und geduldiger, wenn wir uns erholt fühlen; umgekehrt ergibt sich eine schnellere Reizbarkeit, wenn wir schlecht geschlafen haben. Dies hat ebenso wie ein absoluter Schlafmangel einen Effekt auf unsere Lebensmittelauswahl. Gezeigt werden konnte dies anhand von Untersuchungen im MRT zur Dopaminreaktion auf Nahrungsreize, die bei übermüdeten Personen besonders ausgeprägt sind (Benedict et al., 2012). Das Belohnungssignal fiel noch stärker aus, wenn die gezeigten Lebensmittel sehr fett- oder zuckerhaltig waren. Forscher:innen schlussfolgern, dass das Gehirn die Suche nach energiereicheren Lebensmitteln verstärkt und entsprechend belohnt. Hinzukommt, dass in dieser Zeit die Aktivität des präfrontalen Kortex heruntergefahren wird, der für rationale Entscheidungen relevant ist. Das Gehirn schaltet also absichtlich das Vernunftzentrum „stumm", um die Energieversorgung sicher zu stellen und zu gewährleisten, dass das empfundene Energiedefizit (Müdigkeit) ausgeglichen werden kann (St-Onge et al., 2012). Der Belohnungseffekt auf zuckerhaltige Lebensmittel wird auch dann sichtbar, wenn der Süßreiz aus kalorienfreien Süßstoffen erzeugt wird – wenngleich er nicht statistisch signifikant ist. So konnten Szczygiel et al. feststellen, dass die Präferenz von Süßen Lebensmitteln unabhängig von der üblichen Präferenz von süß-Reizen positiv mit Schlafentzug korreliert (Szczygiel et al., 2019). Dies gilt besonders für Saccharose, die Beobachtung konnte jedoch in ähnlichem Ausmaß für Sucralose gemacht werden. Die Ergebnisse legen die Schlussfolgerung nahe, dass der süß-Reiz selbst zwar ausschlaggebend ist, der Energiegehalt des Lebensmittels jedoch auch zur positiven Bewertung beiträgt. Der Effekt der veränderten Geschmackspräferenz lässt sich bisher nicht auf andere Geschmacksreize wie Salzigkeit übertragen (Du et al., 2023).

Weitere Untersuchungen zeigen, dass Menschen mit chronischem Schlafmangel **täglich im Schnitt 300 bis 500 kcal mehr** aufnehmen als gut ausgeruhte Personen (Capers et al., 2015). Kombiniert mit einer häufig reduzierten körperlichen Aktivität (denn Müdigkeit senkt die Motivation zur Bewegung) ergibt sich ein deutlich erhöhtes Risiko für **Gewichtszunahme** und

Adipositas. Dies steht wiederum im Zusammenhang mit dem bereits erwähnten metabolischen Syndrom und Risiken für das Herz-Kreislauf-System.

Der Energieausgleich durch das durchschnittlich höhere Kalorienkontingent wird in den Abendstunden vermehrt angestrebt, da sich bei Personen mit einem unausgewogenen Schlafrhythmus ein verschobener Tagesrhythmus einstellt. Sie frühstücken seltener, snacken dafür mehr und verzehren gerade in am Abend sehr große Mahlzeiten, die sich wiederum negativ auf die Schlafqualität auswirken können (Papatriantafyllou et al., 2022).

Unsere Alltagsernährung wird also allgemein von einer verkürzten Schlafdauer beeinflusst. Besonders schwerwiegend ist der Effekt auf das Belohnungssystem und der daraus resultierende Drang, mehr fett- und zuckerhaltige und damit auch energiedichtere Lebensmittel zu uns zu nehmen. Dies führt zu Blutzuckerspitzen, die wiederum den Schlaf stören und einen Kreislauf aus Müdigkeit und hedonisch motiviertem Essen hervorrufen können. Dieser Kreislauf wird durch den Zeitpunkt des Essens noch stärker angetrieben.

Literatur

Badal, V. D., Vaccariello, E. D., Murray, E. R., Yu, K. E., Knight, R., Jeste, D. V., & Nguyen, T. T. (2020). The gut microbiome, aging, and longevity: A systematic review. *Nutrients, 12*(12), 3759. https://doi.org/10.3390/nu12123759

Benedict, C., Brooks, S. J., O'Daly, O. G., Almèn, M. S., Morell, A., Åberg, K., et al. (2012). Acute sleep deprivation enhances the brain's response to hedonic food stimuli: An fMRI study. *The Journal of Clinical Endocrinology and Metabolism, 97*, E443–E447. https://doi.org/10.1210/jc.2011-2759

Benedict, C., Vogel, H., Jonas, W., Woting, A., Blaut, M., Schurmann, A., et al. (2016). Gut microbiota and glucometabolic alterations in response to recurrent partial sleep deprivation in normal-weight young individuals. *Molecular Metabolism, 2016*(5), 1175–1186.

Biagi, E., Franceschi, C., Rampelli, S., Severgnini, M., Ostan, R., Turroni, S., Consolandi, C., Quercia, S., Scurti, M., Monti, D., Capri, M., Brigidi, P., & Candela, M. (2016). Gut microbiota and extreme longevity. *Current biology: CB, 26*(11), 1480–1485. https://doi.org/10.1016/j.cub.2016.04.016

Bosi, A., Banfi, D., Bistoletti, M., Giaroni, C., & Baj, A. (2020). Tryptophan metabolites along the microbiota-gut-brain Axis: An Interkingdom communication system influencing the gut in health and disease. *International Journal of Tryptophan Research, 13*. https://doi.org/10.1177/1178646920928984

Capers, P. L., et al. (2015). Sleep deprivation and increased caloric intake. *The American Journal of Clinical Nutrition.*

Chaput, J. P., & St-Onge, M. P. (2014). Increased food intake by insufficient sleep in humans: Are we jumping the gun on the hormonal explanation? *Frontiers in Endocrinology, 5*, 116. https://doi.org/10.3389/fendo.2014.00116

Du, C., Keast, R., Tan, S. Y., & Tucker, R. M. (2023). The effects of acute sleep curtailment on salt taste measures and relationships with energy-corrected sodium intake: A randomized cross-over trial with methodology validation. *International Journal of Environmental Research and Public Health, 20*(5), 4140.

Franzago, M., Alessandrelli, E., Notarangelo, S., Stuppia, L., & Vitacolonna, E. (2023). Chrono-nutrition: Circadian rhythm and personalized nutrition. *International Journal of Molecular Sciences, 24*(3), 2571. https://doi.org/10.3390/ijms24032571

Gao T., Wang Z., Dong Y., et al. Role of melatonin in sleep deprivation-induced intestinal barrier dysfunction in mice. 2019;67(1):e12574.

Grosicki, G. J., et al. (2020). Self-reported sleep quality is associated with gut microbiome composition in young, healthy individuals: A pilot study. *Sleep Medicine, 73*, 76–81. https://doi.org/10.1016/j.sleep.2020.04.013

Li, Y., Shao, L., Mou, Y., Zhang, Y., & Ping, Y. (2021). Sleep, circadian rhythm and gut microbiota: Alterations in Alzheimer's disease and their potential links in the pathogenesis. *Gut Microbes, 13*(1), 1957407. https://doi.org/10.1080/19490976.2021.1957407

Li, Y., Zhang, B., Zhou, Y., Wang, D., Liu, X., Li, L., Wang, T., Zhang, Y., Jiang, M., Tang, H. (2020). Gut microbiota changes and their relationship with inflammation in patients with acute and chronic insomnia. *Nature and Science of Sleep, 12*, 895. https://doi.org/10.2147/NSS.S271927

Liu, S., Wang, X., Zheng, Q., Gao, L., & Sun, Q. (2022). Sleep deprivation and central appetite regulation. *Nutrients, 14*(24), 5196. https://doi.org/10.3390/nu14245196

Papatriantafyllou, E., Efthymiou, D., Zoumbaneas, E., Popescu, C. A., & Vassilopoulou, E. (2022). Sleep deprivation: Effects on weight loss and weight loss maintenance. *Nutrients, 14*(8), 1549. https://doi.org/10.3390/nu14081549

St-Onge, M.-P., et al. (2012). Short sleep duration increases energy intake. *Obesity Reviews.*

Sejbuk, M., Siebieszuk, A., & Witkowska, A. M. (2024). The role of gut microbiome in sleep quality and health: Dietary strategies for microbiota support. *Nutrients, 16*(14), 2259. https://doi.org/10.3390/nu16142259

Siebieszuk, A., Sejbuk, M., & Witkowska, A. M. (2023). Studying the human microbiota: Advances in understanding the fundamentals, origin, and evolution of biological timekeeping. *International Journal of Molecular Sciences, 24*, 16169. https://doi.org/10.3390/ijms242216169

Smith, R. P., Easson, C., Lyle, S. M., Kapoor, R., Donnelly, C. P., Davidson, E. J., et al. (2019). Gut microbiome diversity is associated with sleep physiology in humans. *PLoS One, 14*, e0222394.

Sommer, F., Bernardes, J. P., Best, L., Sommer, N., Hamm, J., Messner, B., López-Agudelo, V. A., Fazio, A., Marinos, G., Kadibalban, A. S., Ito, G., Falk-Paulsen, M., Kaleta, C., & Rosenstiel, P. (2025). Life-long microbiome rejuvenation improves intestinal barrier function and inflammaging in mice. *Microbiome, 13*(1), 91. https://doi.org/10.1186/s40168-025-02089-8

Szczygiel, E. J., Cho, S., & Tucker, R. M. (2019). Multiple dimensions of sweet taste perception altered after sleep curtailment. *Nutrients, 11*(9), 2015. https://doi.org/10.3390/nu11092015

Yu, L., Han, X., Cen, S., Duan, H., Feng, S., Xue, Y., Tian, F., Zhao, J., Zhang, H., Zhai, Q., & Chen, W. (2020). Beneficial effect of GABA-rich fermented milk on insomnia involving regulation of gut microbiota. *Microbiological Research, 233*, 126409. https://doi.org/10.1016/j.micres.2020.126409

Yue, M., Jin, C., Jiang, X., Xue, X., Wu, N., Li, Z., & Zhang, L. (2023). Causal effects of gut microbiota on sleep-related phenotypes: A two-sample Mendelian randomization study. *Clocks Sleep., 5*, 566–580. https://doi.org/10.3390/clockssleep5030037

Zeevi, D., Korem, T., Zmora, N., Israeli, D., Rothschild, D., Weinberger, A., Ben-Yacov, O., Lador, D., Avnit-Sagi, T., Lotan-Pompan, M., et al. (2015). Personalized nutrition by prediction of glycemic responses. *Cell, 163*, 1079–1094. https://doi.org/10.1016/j.cell.2015.11.001

4

Wirkung von Nährstoffen auf den Schlaf

Der gezeigte Zusammenhang funktioniert auch in die andere Richtung: **Unsere Ernährung beeinflusst die Schlafqualität maßgeblich.** Grund dafür sind nicht nur die entsannten Botenstoffe als Reaktion auf die Nahrung oder eine längere Fastenperiode, sondern auch, dass eben diese Botenstoffe aus den aufgenommen Nährstoffen gebildet werden. Eine hohe Aufnahme von Zucker, gesättigten Fettsäuren und stark verarbeiteten Lebensmitteln steht mit **unruhigem Schlaf und häufigem nächtlichen Aufwachen** in Verbindung. Demgegenüber zeigen sich bei einer ausgewogenen Ernährung positive Effekte auf die Einschlafzeit und Schlafdauer.

4.1 Allgemeiner Einfluss von Ernährung auf den Schlaf

Die Makro- und Mikronährstoffe haben unterschiedliche Wirkungen auf den Schlaf-Wach-Rhythmus, dabei spielt sowohl der Nährstoff selbst als auch der Zeitpunkt der Aufnahme eine Rolle. Die „richtige" Ernährung beinhaltet alle notwendigen Nährstoffe, um die Gesundheit zu erhalten, zu der auch ein erholsamer, ausgewogener Schlaf und eine gute Wachheit zählt.

Eine fetthaltige Speise kurz vor dem Zubettgehen regt die Verdauung stark an und kann zu Einschlafschwierigkeiten beitragen. Dennoch sind Fette, im besonderen Omega-3- und Omega-6-Fettsäuren relevant für die Bildung von Melatonin und Serotonin und damit essenziell für einen guten Schlafrhythmus (Montgomery et al., 2014). Darüber hinaus sind ungesättigte Fettsäuren

M. Dworak, A. Hüsing, *Sleep Food – Besser schlafen durch die richtige Ernährung*, https://doi.org/10.1007/978-3-662-72729-4_4

ausschlaggebend für die Entzündungsreaktionen im Körper und wirken entzündungshemmend. Da erhöhte Entzündungswerte wie CRP und IL-6 mit Schlafproblemen in Verbindung stehen, wirkt sich die Aufnahme entzündungsmindernder Stoffe positiv auf die Schlafqualität aus. Zudem wirken sich gesättigte Fettsäuren negativ auf die Zeit der langsamwelligen Schlafintervalle (NREM Slow Wave Sleep – Phasen) und erhöht die Wachmomente. Das Resultat ist ein unerholsamerer Schlaf.

Die Empfehlung lautet hier also:

- mehrfach ungesättigte Fette beachten
- Fettige Mahlzeiten nicht zu spät verzehren
- Quellen für mehrfach ungesättigte Fettsäuren: Leinöl, Olivenöl, Walnüsse, fettreicher Seefisch (Makrele, Lachs und Forelle), Avocado

Proteine sind als Bausteine für Hormone und Neurotransmitter maßgeblich für einen guten Schlaf. Ein besonderes Augenmerk liegt auf der bereits erwähnten Aminosäure **Tryptophan,** die zur Produktion des Schlafhormons Melatonin beiträgt. Lebensmittel wie Haferflocken, Bananen, Nüsse Hafer oder Milch enthalten relevante Mengen davon und können den natürlichen Schlafrhythmus unterstützen. Studien zufolge verbessert das die Schlafdauer und die Leistungsfähigkeit (Sejbuk et al., 2022). Die Aminosäure **Tyrosin** wirkt wachhaltend und kann wachmachende Neurotransmitter wie Dopamin fördern. So kann eine ausreichende Versorgung mit Tyrosin etwa aus Fisch, Fleisch, Eiern und Milchprodukten sowie Sojabohnen, Nüssen und Samen am Tag für eine aktivere Wachphase sorgen. Wer am Tag wacher und aktiver ist, kann in der Nacht erholsamer schlafen. Auch die Aminosäure GABA ist in den Prozess des Schlaf-Wach-Rhythmus integriert und kann durch eine ausreichende Aufnahme zu einem schnelleren Einschlafen und einer besseren Schlafeffizienz führen. Dies ergaben Untersuchungen von Byun et al. im Jahr 2018. Hier wurden über 4 Wochen 300 mg GABA pro Tag verabreicht, wodurch sich die positiven Effekte auf den Schlaf zeigen ließen (Byun et al., 2018). Daten aus dem Jahr 2013 (Tanaka et al., 2013) zeigen, dass sowohl eine geringe als auch eine zu hohe Proteinversorgung mit negativen Effekten auf den Schlaf einher gehen. So führte eine Proteinaufnahme von weniger als 16 % des Energiebedarfs zu einem verlängerten Einschlaffenster, eine Aufnahme von über 19 % der Tagesenergie hingegen resultierte in einer verkürzten Schlafdauer („difficulty maintaining Sleep").

Protein, das am Abend aufgenommen wurde, unterstützt im Schlaf die Regeneration der Muskeln. Dies könnte für eine trainingsorientierte Ernährung relevant sein, spielt jedoch generell eine Rolle für die Erholung der Muskeln im Schlaf und die Bewegungsbereitschaft am Tag. So könnte eine späte Einnahme von Proteinen indirekt zu einer höheren Tagesaktivität und damit zu einem verbesserten Schlaf führen.

Komplexe und einfache Kohlenhydrate sind wichtig, um die Aufnahme von Tryptophan im Hirn zu verbessern. Die Qualität der Kohlenhydrate ist hier wichtiger als die Menge in der Alltagsdiät. So wirken komplexe Kohlenhydrate weniger stark auf den Blutzucker und lösen eine moderatere Insulinantwort aus, sodass sie auch sehr gut in eine Abendmahlzeit integriert werden können. Kohlenhydrate in Form einfacher Zucker sind zu diesem Zeitpunkt weniger förderlich für eine erholsame Schlafarchitektur. Wer vor dem Schlafengehen auf Weißmehlprodukte, Süßwaren oder Softdrinks zurückgreift, kann durch den rapiden Anstieg der Blutzuckerkurve und der einhergehenden starken Insulinantwort schlechter ein- und durchschlafen. Wird jedoch eine Zeitspanne von 4 h zwischen der Aufnahme einfacher Zucker und dem Einschlafen eingeplant, kann die höhere Zirkulation von Insulin zu einer verbesserten Tryptophanversorgung und damit zu einer höheren Melatoninproduktion beitragen. Dies verkürzt signifikant die Einschlafzeit (Afaghi et al., 2007; Golem et al., 2014). Der Mechanismus setzt jedoch voraus, dass die Mahlzeit allein aus Kohlenhydraten besteht, um andere verzweigte Proteine nicht durch das Insulin über die Blut-Hirn Schranke zu befördern und so das Tryptophan zu blockieren (Gangwich et al., 2020).

Enthält eine Alltagsdiät überwiegend Lebensmittel mit hohem glykämischem Index, resultiert dies potenziell in einem dauerhaft erhöhten Insulinlevel und einer Stressreaktion des Körpers, der zum Beispiel mit Cortisol gegensteuert. Dies kann zu Schlafstörungen beitragen. Darüber hinaus könnten Entzündungsprozesse angefeuert werden und auch das Darmmikrobiom negativ beeinflussen. Das Mikrobiom steht in vielerlei Hinsicht in Verbindung mit einer guten Gesundheit und einer ausgeglichenen Energiebilanz. Um dies zu versorgen bedarf es auch den Ballaststoffen; diese führen Untersuchungen zu Folge zusätzlich auch zu einem erholsameren und tieferen Schlaf.

Eine kohlenhydratarme Alltagsernährung, wie zum Beispiel bei der Low-Carb Diät steht in Verbindung mit verminderter Schlafqualität und Insomniesymptomen (Grandner et al., 2014).

Generell kann eine zu hohe Energieaufnahme am Tag zu einem schlechten Schlaf führen (Binks et al., 2020). Diesen Mechanismus haben wir aus der anderen Perspektive bereits betrachtet und festgehalten, dass unerholsamer Schlaf zu einem höheren Energiekonsum führt. Beide Effekte lassen den Schluss zu, dass die Verbindung von Schlaf und Ernährung einer der Stellschrauben für das wachsende Übergewicht in unserer Bevölkerung ist. So halten Sejbuk et al. (2022) fest, dass der Schlaf bereits bei Schüler:innen nicht den altersgerechten Bedürfnissen entspricht und im laufe der letzten 100 Jahre die Schlafdauer im allgemeinen um eine Stunde in jeder Altersstufe zurückgegangen ist. Hierbei berufen sich Sejbuk et al. besonders auf die Datensammlung von Ford et al. (2015) (Abb. 4.1).

4.2 Schlaffördernde Nährstoffe und Ernährungsgewohnheiten

4.2.1 Nährstoffe

Dass komplexe Kohlenhydrate für einen ausgeglichenen Schlaf essenziell sind, konnte bereits vorangehend gezeigt werden. Ebenso wie gesundheitsförderliche Fette und einzelne Aminosäuren. Neben den Makronährstoffen und der kalorischen Versorgung des Körpers gibt es verschiedene Mikronährstoffe, die den Schlaf gezielt unterstützen. Dazu gehören sowohl Vitamine als auch Mineralstoffe. Wie diese den Schlaf beeinflussen und welche bereits bekannten Mechanismen dahinter stecken beleuchten wir nachfolgend.

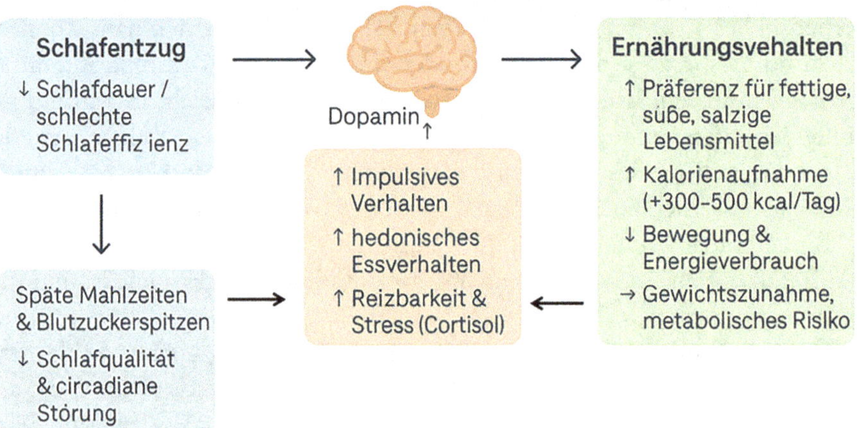

Abb. 4.1 Darstellung der Wechselwirkungen zwischen Schlafentzug, Aktivierung des dopaminergen Belohnungssystems und Veränderungen des Ernährungsverhaltens, einschließlich erhöhter Präferenz für energiedichte Lebensmittel, gesteigerter Kalorienaufnahme, reduzierter körperlicher Aktivität sowie der daraus resultierenden Effekte auf Schlafqualität und metabolisches Risiko

4.2.1.1 Vitamin D

Bei einem Vitamin D Mangel können Schlafstörungen wie zum Beispiel schlechter oder kurzer Schlaf auftreten. Auch eine Tagesmüdigkeit kann sich durch ein ausgeprägtes Defizit einstellen. So konnte in verschiedenen Studien, die durch Gao et al. in einer Metaanalyse zusammengefasst wurden, anhand verschiedener Vorgehensweisen gezeigt werden, dass eine positive Korrelation zwischen Vitamin D Spiegel und gutem Schlaf besteht (Gao et al., 2018). Grundlage hierfür ist, dass Vitamin D stark mit der Ausschüttung von Serotonin zusammenhängt und so den Schlaf beeinflusst. Darüber hinaus kann sogar ein Bezug zu Schlafapnoe hergestellt werden. Der Mechanismus ist hier bisher nicht vollständig bekannt, es wird jedoch angenommen, dass Entzündungsprozesse sowie oxidativer Stress eine entscheidende Rolle spielen (Archontogeorgis et al., 2018).

4.2.1.2 Vitamin C

Durch seine Auswirkungen auf den oxidativen Stress wird Vitamin C ebenso in Verbindung gebracht mit einem verbesserten Schlaf. Vitamin C neutralisiert freie Radikale, reduziert Zellstress und schützt die Nervenzellen. Zudem berichten Personen mit einem niedrigen Vitamin C Spiegel von fragmentiertem Schlaf und wiederholtem nächtlichen Aufwachen (Wang et al., 2024). Signifikant war dieser Effekt bei Frauen, Personen unter 65 und Proband:innen mit einem hohen Cholesterol-Spiegel. Bei Menschen die bereits unter obstruktiver Schlafapnoe leiden, verbessert eine Vitamin C-Supplementation die Sauerstoffsättigung und sorgt damit für einen stabileren Schlaf (Stanek et al., 2021).

4.2.1.3 Vitamin B6

Als Coenzym zur Bildung von Serotonin und GAA ist Vitamin B 6 zentral für Entspannung und Schlaf. Dennoch sind die Ergebnisse Rund um die B Vitamine nicht vollständig eindeutig. Während Studien einen Zusammenhang zwischen der Administration von Vitamin B Komplexen und einem besseren Schlaf herstellen können (Gracía-Gracía & Baik, 2021), gibt es auch Untersuchungen, in der die Wirkung nicht als signifikant festgestellt werden kann (Sarris et al., 2012). Während B6 in Kombination mit Magnesium bei Symptomen des Restless-Leg-Syndroms helfen kann (Jadidi et al., 2022), kann eine zu hohe Supplementation den Schlaf sogar stören. So stellten Edwards et al., 2024 in der Untersuchung von kurzfristiger Supplementnutzung fest, dass der Effekt auf den Schlaf ab einer Dosis von über 100 mg negativ ist (Edwards et al., 2024).

Neben Vitamin B6 sind auch andere B Vitamine für einen erholsamen Schlaf mitverantwortlich. So steht ein Vitamin B 12 Mangel mit einem höheren Risiko für Insomnie in Verbindung (Bouloukaki et al., 2023). Da Vitamin B 12 nicht selbst durch den Körper hergestellt werden kann, muss es zugeführt werden; zum Beispiel durch tierische Lebensmittel, Supplemente oder vegetarische und vegane Ersatzprodukte. Vitamin B1 und 2 können durch eine kombinierte Einnahme Stress reduzieren und den Schlaf verbessern (Tao et al., 2025).

4.2.1.4 Magnesium

Magnesium steht bei Untersuchungen oft im Zusammenhang mit B6. Beide Nährstoffe werden in der Wissenschaft gemeinsam untersucht und ihr Einfluss auf den Schlaf aufgedeckt. Magnesium ist jedoch losgelöst von Vitamin B6 wichtig für einen erholsamen Schlaf. Feeney et al. zeigten, dass Magnesium bei der Zellzeit und so auch bei dem zirkadianen Rhythmus eine entscheidende Rolle spielt (Feeney et al., 2016). Bei einer ausreichenden Magnesiumversorgung wird also die Tagesenergie gesteuert, die Einschlafzeit am Abend ist verkürzt, der Schlaf ist länger und es besteht eine geringere Tagesmüdigkeit (Zhang et al., 2022). Grund für diesen Effekt ist die Beteiligung von Magnesium am GABA-Rezeptor, den Einfluss auf Melatonin und Cortisol sowie auf die Muskelentspannung.

4.2.1.5 Zink

Untersuchungen zeigten, dass Personen mit einem Zinkmangel durch eine Behandlung mit einem Supplement eine subjektiv höhere Schlafqualität wahrnehmen und darüber hinaus schneller einschlafen können (Gholipour Baradari et al., 2018). Wird Astaxanthin (ein Carotinoid) mit Zink kombiniert, ist die Wirkung auf die Einschlafzeit sogar noch stärker. Zurückführen lässt sich diese Wirkung auf die von Zink mitgesteuerte Regulation von Neurotransmittern wie GABA und Glutamat. Darüber hinaus ist Zink in die Synthese von Melatonin involvier; der Melatoninwert kann durch die Supplementation von Zink positiv beeinflusst werden (Jazinaki et al., 2024).

4.2.1.6 Kalium

Der Mikronährstoff Kalium reguliert die Muskelentspannung und die neuronale Erregbarkeit und nimmt so auch Einfluss auf den circadianen Rhythmus. Diese Funktionen im Körper sind für die Schlafkontinuität und nächtliche Wachphasen relevant. So konnte in einer Querschnittsstudie aus dem Jahr 2024 gezeigt werden, dass eine höhere Kaliumzufuhr besonders beim Abendessen die Schlafkontinuität verbessert und die nächtlichen Wachphasen reduziert (Okamoto et al., 2024). Auch Daten aus den USA, die im Zeitraum zwischen 2005 bis 2016 gesammelt wurden, zeigen eine entsprechende Verbindung (Ikonte et al., 2019).

4.2.2 Ernährungsgewohnheiten

Dass unsere Ernährungsgewohnheiten ausschlaggebend für unseren Schlaf sind, können wir nicht nur aus den vorangehenden Informationen ableiten, sondern auch im eigenen Alltag oft erkennen. Wer spät isst, schläft in der Regel später ein und Kaffee im Nachmittag stört den nächtlichen Schlaf. Auch Alkohol ist vielen von uns als „Übeltäter" bei schlechtem Schlaf bekannt – auch wenn er die Schläfrigkeit fördert und das Einschlafen beschleunigt, wird der Schlaf nach einem hohen Alkoholkonsum in der Regel wenig erholsam. Unsere alltäglichen Gewohnheiten nehmen also konkreten Einfluss auf unsere Schlafqualität, dazu gehört sowohl das *was* als auch das *wann* und *wie*.

4.2.2.1 Chronotypen-Ernährung

Wir halten also fest, dass neben den Inhalten der Nahrung auch die Verzehrsgeschwindigkeit, die Mahlzeitenfrequenz, der Zeitpunkt der Nahrungsaufnahme und die aufgenommene Energiemenge entscheidend für den Schlaf und die Erholung. Ausschlaggebend für diese Parameter scheint der individuelle Chronotyp zu sein. In der Forschung wird inzwischen von der „Chrononutrition" gesprochen, also von der Ernährung in Abhängigkeit vom eigenen Chronotypen. Dabei konnten bereits Muster herausgearbeitet werden, wodurch sich Empfehlungen ableiten lassen. Grundlegend wird davon ausgegangen, dass ein früher Chronotyp mit einer geringen Aufnahme von Energie und einer ausgeglicheneren Fett- und Kohlenhydrataufnahme einhergeht. Andersherum werden „Eulen" mit einem höheren Energieverzehr, einer höheren Fett- und Kohlenhydrataufnahme und einem allgemein späteren Essen in Verbindung gebracht. Dass mehr fett- und kohlenhydrathaltiges von späteren Chronotypen konsumiert wird, hängt mutmaßlich auch damit zusammen, dass durch die gesellschaftliche Norm und übliche Arbeitszeiten der spätere Chronotyp weniger erholt in den Schul−/oder Arbeitsalltag startet. Eine (subjektiv) schlechtere Erholung steht, wie gezeigt, mit einer Dysbalance der hunger- und sättigungsregulierenden Hormone im Zusammenhang und steigert das Verlangen nach energiedichter, schnell verfügbarer Nahrung.

Frühere Chronotypen frühstücken früher, was als Zeitgeber für die circadiane Uhr dienen kann und den Start des Tages für den Metabolismus einläutet (Berendsen et al., 2020). Frühere und regelmäßigere Mahlzeiten stehen laut US-Amerikanischer Studien mit einem geringeren Risiko für Herzkreislauferkrankungen (HKE) in Zusammenhang (Raji et al., 2024). Ein ausgelassenes Frühstück durch fehlenden Hunger oder fehlende Zeit am Morgen wird bei späteren Chronotypen häufiger beobachtet. Es steht mit einem höheren Risiko für HKE und Diabetes Typ 2 sowie einem höheren BMI und höheren Cholesterinwerten in Verbindung. Der Effekt auf das Gewicht ist jedoch kontrovers in der Forschung, sodass sowohl ein Gewichtsverlust als auch eine Gewichtszunahme durch das ausgelassene Frühstück festgestellt werden (Ogata et al., 2019; Jakubowicz et al., 2015). Ein späteres Frühstück, spätere allgemeine Mahlzeiten und besonders ein spätes Abendessen korreliert wiederum mit einem höheren Risiko für HKE, chronischen Entzündungen und dem metabolischen Syndrom (Xiao et al., 2019). Zudem konnte gezeigt werden, dass unregelmäßige Mahlzeiten (von Tag zu Tag und zwischen Wochentag und Wochenende) mit einem höheren BMI und einem höheren Taillenumfang in Verbindung stehen (Makarem et al., 2021).

Aus der gesammelten Studienlage lässt sich derzeit ableiten, dass eine im Tagesverlauf allgemein frühere Nahrungsaufnahme mit einem geringen Risiko für unterschiedliche Erkrankungen steht. Darüber hinaus spielt unabhängig von der Uhrzeit die Regelmäßigkeit eine entscheidende Rolle. Die letzte Mahlzeit des Tages sollte nicht die größte Mahlzeit des Tages sein, um den Einschlafprozess nicht zu behindern.

4.2.3 Schlaffördernde Ernährungsformen

Abgeleitet von den zusammengetragenen Informationen lässt sich festhalten, dass eine schlaffördernde Ernährung Protein- und Ballaststoffreich ist sowie gesunde Fette und geeignete Kohlenhydrate enthält. Eine allgemein gültige schlaffördernde Ernährungsform kann nicht direkt benannt werden, jedoch ist die vegetarische/vegane Ernährung, die Mediterrane Ernährung oder die PHD eine gute Möglichkeit, die Anforderungen an eine schlaffördernde Ernährung zu erfüllen.

Die vorgeschlagenen Ernährungsformen vereinen einen Fokus auf pflanzliche Lebensmittel und einen daraus resultierenden hohen Ballaststoffgehalt sowie gesunde Fette. Um dir ein bisschen Inspiration zu geben, werden nachfolgend einzelne Rezeptmöglichkeiten aufgeführt, die deinen wachen Tag und erholsamen Schlaf fördern:

4.2.3.1   Rezeptvorschläge

4.2.3.1.1   Frühstück

Zum Start in den Tag dürfen es komplexe Kohlenhydrate sein, die den Blutzucker nicht in die höhe schnellen lassen. Das sorgt für längerfristige Konzentration und liefert langsam und konstant Energie. Hierzu zählen Haferflocken, Vollkornprodukte und Pseudogetreide, wie Quinoa, Buchweizen oder Amaranth. Hinzu kommen Sättigungsverstärker in Form von Proteinen, die mit der Aminosäure Tyrosin die Produktion von Dopamin und Noradrenalin fördern und so die Wachheit unterstützten. Auswählen können wir hier zum Beispiel aus Joghurt, Eiern, Nüssen und Hülsenfrüchten. In den Quellen der Kohlenhydrate und Proteine verstecken sich bereits die nächste wichtige Komponente für einen Wachen Tag: die B-Vitamine, die zur Energieproduktion in den Mitochondrien und der Bildung von Neurotransmittern beitragen. Als weiteres Vitamin darf Vitamin C nicht fehlen. Es schützt vor oxidativem Stress und fördert die Eisenaufnahme, sodass zudem die Sauerstoffversorgung unterstützt wird. Gute Quellen für Vitamin C sind Zitrusfrüchte, Beeren aber zum Beispiel auch Paprika. Die Mineralstoffe Zink, Magnesium und Kalium sollten auch berücksichtigt werden, um den Start in den Tag zu optimieren. Sie verbessern die Nervenleitfähigkeit; wir finden Sie in Bananen, Nüssen, Samen und Hülsenfrüchten.

Aus den vorgeschlagenen Zutaten lässt sich wunderbar ein vegetarisches oder veganes Frühstück zubereiten. Folgende Kombinationen sind denkbar:

Haferflocken mit Apfel und Nussmus
Wer es morgens warm mag, kann sich einen Porridge aus Haferflocken zubereiten, indem die Haferflocken im Verhältnis 1:3 in Wasser oder Milch (-alternative) aufgewärmt werden. Sie beginnen zu quellen und formen eine feste Masse, die sich als vielseitige Grundlage mit verschiedenen Zutaten verfeinern

lässt. Zusammen mit einem Apfel und einem guten Löffel des liebsten Nussmuses ergibt sich eine sättigende Mahlzeit. Der Vorteil von Nussmus im Vergleich zu Nussbutter (wie zum Beispiel Erdnussbutter) ist, dass sie wenig verarbeitet ist. Es handelt sich um gemahlene Nüsse, nicht um eine Kombination unterschiedlicher Zutaten, wie Salz, Zucker und anderen Fetten. Wer mag kann den zubereiteten Porridge etwas salzen.

Der warme Porridge kann selbstverständlich auch als kalte Version serviert werden, oder am Abend zuvor als „overnight oats" vorbereitet werden. Durch das Vorbereiten am Abend bzw. das quellen lassen der Haferflocken im Allgemeinen, baut sich die enthaltene Phytinsäure in den Haferflocken ab. Das Resultat ist eine verbesserte Nährstoffaufnahme im Körper.

Durch die recht Geschmacksneutrale Basis können die Haferflocken sowohl süß mit Früchten aber auch Herzhaft zum Beispiel mit Spinat zubereitet werden. Hier ist den eigenen Vorlieben keine Grenze gesetzt.

Bei einer Zusammenstellung von 50 g Haferflocken mit 150 ml Hafermilch, einem ganzen Apfel (etwa 120 g) und einem Esslöffel Nussmus (etwa 15 g) ergeben sich für das Frühstück folgende Nährwerte:

Energie:	418 kcal
Fett:	10,72 g
Kohlenhydrate:	57,03 g
	davon 6,35 g Zucker
Eiweiß:	12,61
Ballaststoffe:	9,8 g

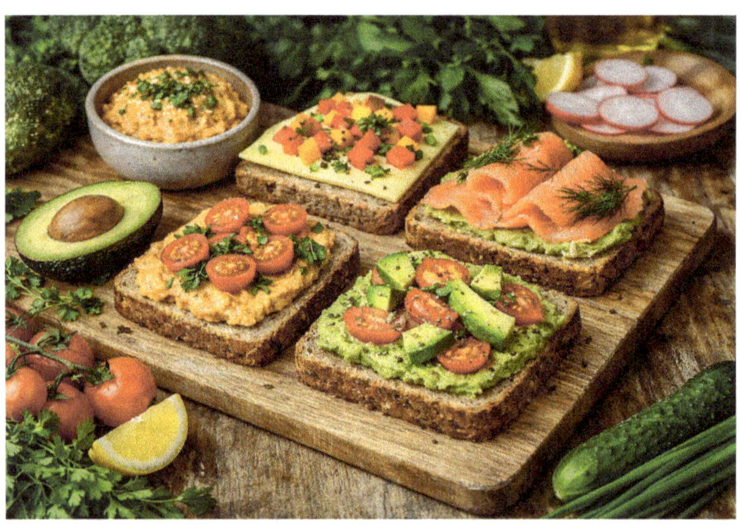

Brotmahlzeit

Die vorgeschlagenen Zutaten für einen guten Start in den Tag können auch zu einer leckeren Brotmahlzeit übersetzt werden. Aus Vollkornbrot, einem Aufstrich aus Hülsenfrüchten, Käse oder ab und zu einer Scheibe Aufschnitt und einem Gemüsetopping ist ein morgendlich abwechslungsreiches Frühstück möglich. Zum Beispiel eine Scheibe Brot mit Schnittkäse und Paprika, Lachs und Dill oder ein selbst zubereiteter Linsenaufstrich oder eine zerdrückte Avocado mit Tomaten.

Linsenaufstrich:

Zutaten (für ca. 1 kleines Glas, 4–6 Portionen)

- 150 g rote oder gelbe Linsen
- 1 kleine Zwiebel
- Optional: 1 Knoblauchzehe
- 2 EL Olivenöl
- 2 EL Zitronensaft
- 1 TL Paprikapulver edelsüß
- Optional: ½ TL Kreuzkümmel (beugt Blähungen vor)
- Salz & Pfeffer nach Geschmack
- Optional: etwas Petersilie oder Koriander zum Verfeinern

Zubereitung:

Nachdem die Linsen gut abgespült sind, diese in einen kleinen Topf mit etwa 400 ml Wasser geben und etwa 10 bis 12 min weich kochen. Das überschüssige Wasser abgießen und in einen Mixer geben, oder mit einem Pürierstab cremig pürieren. Während die Linsen kochen können die Zwiebel und der optionale Knoblauch geschält und gehackt, um dann mit 1 EL Olivenöl in einer Pfanne glasig gedünstet zu werden. Restliches Olivenöl, sowie die Zwiebel und den Knoblauch gemeinsam mit dem Zitronensaft und den Gewürzen zu den Linsen in den Mixer oder zu dem Pürierstab geben und alles zu einer cremigen Masse glattpürieren. Die Masse kann mit etwas Öl oder Wasser zur gewünschten Konsistenz gebracht werden. Hier beachten, dass durch das Abkühlen der Linsen die Masse etwas härter wird.

Abschließend mit Salz und Pfeffer abschmecken und optional frisch gehackte Kräuter einrühren. Abgefüllt im Kühlschrank lagern und in etwa 4 bis 5 Tagen verbrauchen.

Für den Aufstrich von etwa 450 g ergeben sich folgende Nährwerte:

Energie: 727 kcal
Fett: 34 g

Kohlenhydrate:	66 g
	davon 3 g Zucker
Eiweiß:	39,1 g
Ballaststoffe:	24,7 g

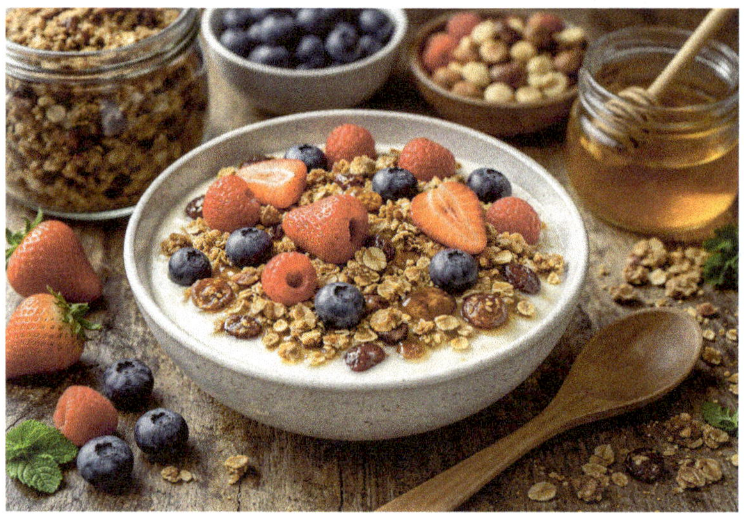

Joghurt mit Müsli und Beeren

Grundlage des Frühstücks kann auch ein leckerer Joghurt sein, der mit einem selbstgemachten Müsli oder Granola aus Haferflocken kombiniert und durch saisonale Früchte ergänzt wird. In das Müsli bzw. Granola können nach Belieben die Zutaten eingerührt werden.

Granola:

Zutaten (für ca. 1 Blech, 10–12 Portionen)

- 250 g Haferflocken
- 50 g Nüsse (z. B. Mandeln, Walnüsse, Haselnüsse)
- 30 g Kerne/Samen (Sonnenblumenkerne, Kürbiskerne, Leinsamen)
- Optional: 30 g Kokoschips
- 1 TL Zimt
- 3 EL Honig oder Ahornsirup
- 2 EL Kokosöl oder Rapsöl

- 1 Prise Salz
- Optional: 50 g Trockenfrüchte (z. B. Cranberrys, Aprikosen, Rosinen)

Zubereitung:

Zunächst den Ofen auf 160° C Umluft oder 180° Ober-/Unterhitze vorheizen. In der Zeit des Vorheizens das Granola mischen, indem erst die trockenen Zutaten Haferflocken, gehackten Nüsse, Kerne, Samen, Kokoschips, Zimt und eine Prise Salz vermengt werden. Die flüssigen Zutaten (Honig/Ahornsirup und Öl) dann in einem kleinen Topf bei niedriger Hitze kurz erwärmen um dann alle Zutaten zu vereinen bis alles gleichmäßig überzogen ist. Die Masse auf ein Backblech mit Backpapier ausbreiten und für ca. 20 bis 25 min backen. Während des Backens etwa 2 Mal (alle 8 bis 10 min) wenden und durchmischen, damit es gleichmäßig knusprig wird. Abschließend das Granola abkühlen lassen, nach belieben Trockenfrüchte hinzugeben und in einen luftdichten Behälter füllen. Hier bleibt es etwa 2 bis 3 Wochen frisch.

Bei einer Zusammenstellung mit Kokoschips, getrockneten Früchten ergeben sich für etwa 450 g Granola folgende Nährwerte:

Energie:	2.132 kcal
Fett:	108 g
Kohlenhydrate:	209,75 g
	davon 32,38 g Zucker
Eiweiß:	59,15 g
Ballaststoffe:	38,4 g

4.2.3.1.2 Mittagessen

Regelmäßige, ausgewogene Mahlzeiten tragen nach der Crononutrition zu einem guten Schlaf-Wachrhythmus bei, sodass auch eine gute Mittagsmahlzeit nicht zu kurz kommen sollte. Langsames bewusstes Essen ist ein ebenso relevanter Faktor, wie die Zusammensetzung der Mahlzeit selbst. Weiterhin wichtig bleiben die Stabilität des Blutzuckers und die guten Fette, sowie der Fokus auf die genannten Vitamine und Mineralstoffe.

Die vorgeschlagenen Nährstoffquellen lassen sich neben einem vielseitigen Frühstück auch in eine große Auswahl von Mittagsgerichten verwandeln.

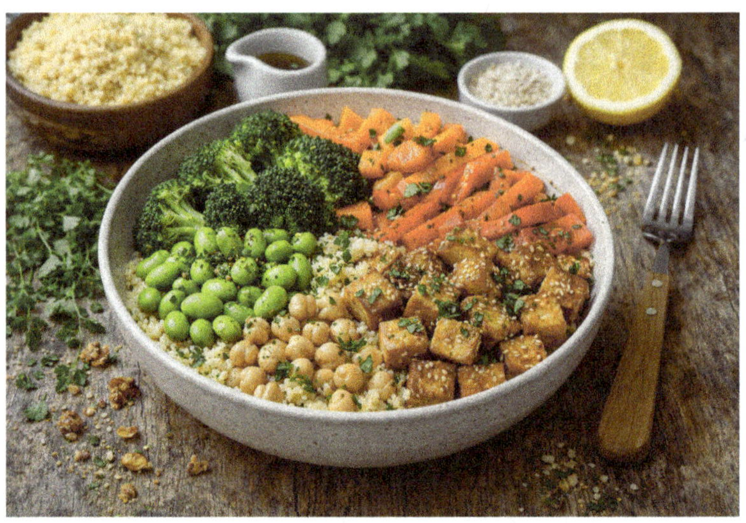

Bowl

Aus einem Scheingetreide wie Quinoa, Bulgur oder Couscous lässt sich eine Basis für eine bunte Gemüse-Bowl zubereiten. Diese wird dann mit verschiedenen Eiweißquellen, zum Beispiel Edamame, Kichererbsen oder Tofu ergänzt und nach Belieben können dann verschiedene Gemüse angeschwitzt oder gedämpft mit aufgedeckt werden. Gemeinsam mit einer Öl-Essig Mischung und verschiedenen Kräutern ergibt sich eine sättigende Mahlzeit, die abwechslungsreich gestaltet werden kann. Ein Vorschlag könnte wie folgt aussehen:

Couscous in gesalzenem Wasser (oder in Gemüsebrühe) kochen und abgießen. Anschließend geschnittene Möhren, Paprika und blanchierte Brokkolistücke braten und auf den vorbereiteten Couscous geben. Parallel Tofu-würfel in einer Pfanne mit etwas Öl und Sojasauce knusprig werden lassen. Gemeinsam mit einem Dressing aus Öl und Essig, Petersilie, Salz und Pfeffer sowie Zitronensaft auf die Bowl geben und genießen. Wer Zeit zur Vorbereitung hat, kann den Tofu frühzeitig einlegen und mit verschiedenen Marinaden experimentieren.

Vorschlag für eine Tofu-Marinade:
Zutaten für ca. 250 g Tofu

- 3 EL Sojasauce
- 1 EL Sesamö
- 1 EL Reisessig oder Zitronensaft
- 1 EL Ahornsirup oder Honig

- 1 Knoblauchzehe, fein gehackt
- 1 TL frischer Ingwer, gerieben
- 1 TL Sesamsamen
- Optional: ½ TL Chiliflocken

Zubereitung:

Damit der Tofu die Marinade gut aufnimmt, sollte er mindestens abgetupft, nach Möglichkeit jedoch ein wenig gepresst werden. Dazu kann er eingewickelt in Küchentücher mit einem schweren Gegenstand beschwert und etwa eine viertel Stunde liegen gelassen werden. In dieser Zeit können die Zutaten für die Marinade in einer Schale zusammen gerührt werden. Eine bestimmte Reihenfolge ist nicht zu berücksichtigen. Nach dem Pressen den Tofu in Würfel schneiden und in einer verschließbaren Dose mit der Marinade vermengen. Um dem Tofu ausreichend Zeit zu geben, die Marinade mindestens 30 min, besser 2–3 h oder über Nacht ziehen lassen.

Die Kombination der pflanzlichen Proteinquellen und die Basis der Komplexen Kohlenhydrate sorgen für eine sehr gute Sättigung und bilden gleichzeitig eine leichte Mittagsmahlzeit, sodass einem Energie-Tief im Nachmittag vorgebeugt werden kann.

Der Tofu mit der Marinade hat folgende Nährwerte:

Energie:	517 kcal
Fett:	31,8 g
Kohlenhydrate:	28,7 g
	davon 17 g Zucker
Eiweiß:	38,5 g
Ballaststoffe:	0,85 g

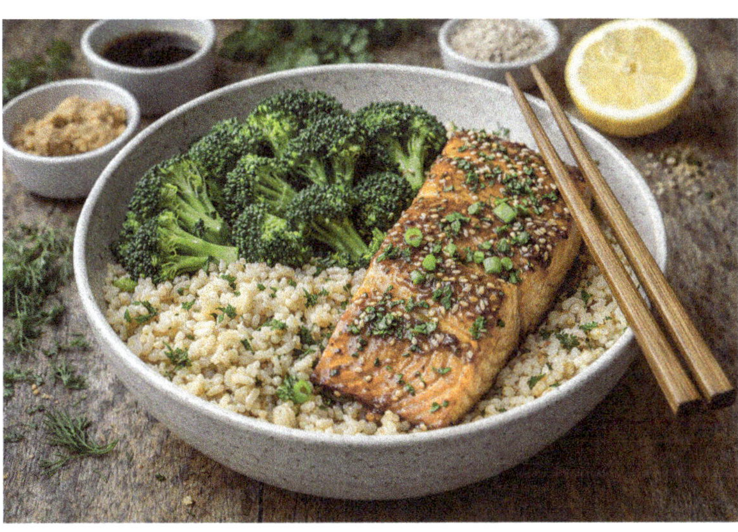

Reis mit Lachs und Brokkoli

Für eine gute Versorgung mit mehrfach ungesättigten Fettsäuren kann auch auf Fisch wie zum Beispiel Lachs zurückgegriffen werden. Auch das fettlösliche Vitamin D kann den Schlaf unterstützen. Gemeinsam mit zum Beispiel Vollkornreis und einer Gemüsebeilage ergibt sich eine gute Mahlzeit. Diese lässt sich zum Beispiel durch ein Honig-Senf-Dill Dressing oder eine Marinade für den Lachs aus Misopaste und Sojasauce verfeinern. Beim Reis ist zu beachten, dass dieser am besten vollständig durcherhitzt wird, wenn er wieder erwärmt wird (etwa als mitgebrachte Mahlzeit auf der Arbeit). Andernfalls kann sich der Bacillus Cereus vermehren und es kann im schlimmsten Fall zu einer Lebensmittelvergiftung kommen.

Als Zubereitung für 2 Portionen mit 400 g Lachs, 120 g ungekochtem Reis, einem Brokkoli (etwa 300 g), 2 EL Miso Paste, 2 EL Sojasauce und 1 EL Ahornsirup ergeben sich folgende Nährwerte pro Portion:

Energie:	689 kcal
Fett:	28 g
Kohlenhydrate:	52 g
	davon 11 g Zucker
Eiweiß:	50 g
Ballaststoffe:	11 g

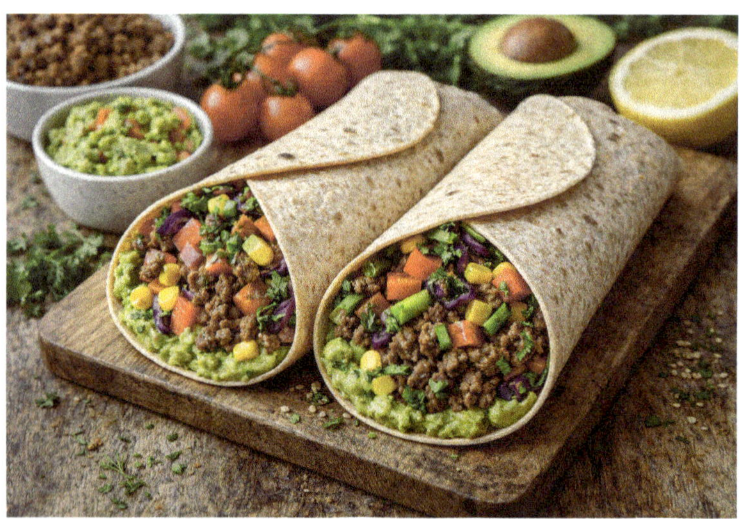

Vollkorn-Wraps mit Hühnchen oder Bohnen und Avocado
Eine weitere vielseitige Mahlzeit kann ein Wrap sein, der mit wechselnden Bohnenpasten, angebratenen Hähnchenstreifen oder Hackfleischfüllungen gefüllt und durch buntes Gemüse ergänzt wird. Als hochwertige Fettquelle kann auf einen Dip mit Pflanzenöl als Basis zurückgegriffen werden, oder auf eine Guacamole aus Avocado. Die handliche Mahlzeit schmeckt auch unaufgewärmt und kann so auch unterwegs eine gute Möglichkeit sein.

Ein Wrap mit einer Hackfleischfüllung, einer Avocado-Paste und einem Weizen-Tortilla könnte folgende Nährwerte haben:

Energie:	393 kcal
Fett:	26 g
Kohlenhydrate:	21 g
	davon 0 g Zucker
Eiweiß:	19 g
Ballaststoffe:	3,5 g

Da der Belag variabel ist, und auch der Weizen- oder Maistortilla in unterschiedlichen Größen und Gewichten verkauft wird, können die Nährwertangaben stark variieren.

4.2.3.1.3   Snack-Ideen

Um einem Heißhunger vorzubeugen oder die Größe der Hauptmahlzeiten den eigenen Vorlieben anzupassen, können Snacks ganz gezielt in den Alltag eingebaut werden. Wer also ohnehin mehr Energie braucht, oder im Rahmen einer Mahlzeit nicht so ein großes Volumen verzehren kann oder möchte, sollte vorbereitet sein. Dies verhindert den Rückgriff auf kleine Naschereien, die den Blutzucker unnötig schnell hoch und runter regulieren und langfristig zu einem noch größeren Heißhunger führen. Einen Snack im Vormittag und/oder Nachmittag parat zu haben und gezielt einzuplanen ist eine Möglichkeit eine Überversorgung mit Energie durch einen unbedachten Snack zu stoppen.

Bezüglich der Snacks sind den eigenen Vorlieben keine Grenzen gesetzt. So kann eine Banane oder ein Apfel bzw. ein Saison-Obst der Wahl bereits eine gute Option sein. Auch Nüsse oder Nuss-Frucht Mischungen stellen eine gute Alternative dar. Wer einen kleinen Snack zubereiten kann, kann auch auf eine kleine Portion Joghurt mit einer Frucht zurück greifen, oder einen Dip aus Hülsenfrüchten, wie den gezeigten Linsendip oder einen Hummus mit Gemüsesticks wählen.

4.2.3.1.4 *Abendessen*

Je nach Zeitpunkt des Abendessens können langkettige und/oder kurzkettige Kohlenhydrate integriert werden. Wer etwa vier Stunden vor dem Zubettgehen das Abendessen isst, also zum Beispiel um 18 Uhr, wenn um 22 Uhr die Schlafenszeit beginnt, kann durch die Nutzung von kurzkettigen Kohlenhydraten profitieren. Die Insulinantwort fördert Tryptophanversorgung und damit die Melatoninproduktion.

Grundsätzlich sollte keine zu üppige oder fetthaltige Mahlzeit am Abend gegessen werden, da diese das Ein- und Durchschlafen behindern kann. Je nach Vorlieben zu warmer und kalter Speise können die Optionen vom Frühstück oder Mittagessen wiederholt werden, da die relevanten Vitamine und komplexen Kohlenhydrate auch für einen guten Schlaf relevant sind. Während der Fokus im Vormittag und Mittag jedoch neben den komplexen Kohlenhydraten, ausgewogenen Fetten und B-Vitaminen liegt, sollten am Abend auch Magnesium, Kalium und Kalzium berücksichtigt werden. Der Fokus der Proteinversorgung liegt nicht mehr auf Tyrosin, sondern auf Tryptophan.

Gute Alternativen für eine Abendmahlzeit können daher folgende sein:

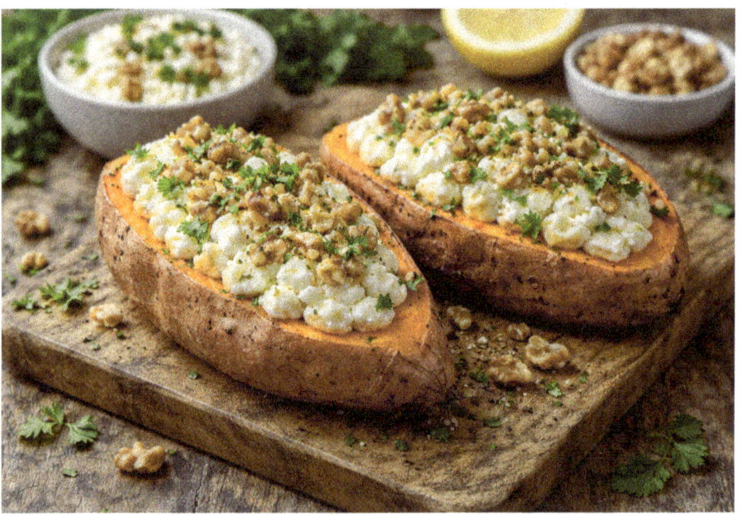

Gebackene Süßkartoffel mit Hüttenkäse und Walnüssen
Die gebackenen Süßkartoffeln sind in dieser Mahlzeit die Quelle für komplexe Kohlenhydrate sowie Kalium, der Hüttenkäse bringt Eiweiß, Tryptophan und Kalzium mit und die Walnüsse versorgen uns mit gesunden Fetten

und Magnesium. Als Ergänzung können frische Kräuter, wie Petersilie auf dem Gericht verteilt werden, um es rund abzuschmecken und Vitamin C einzubinden.

Pro Süßkartoffel (ungefähr 200 g) ergeben sich bei einer Zubereitung im Ofen mit etwas Öl und einer Garnitur aus 150 g Hüttenkäse und 20 g Walnüssen folgende Nährwerte:

Energie:	606 kcal
Fett:	18,3 g
Kohlenhydrate:	63,85 g
	davon 2,25 g Zucker
Eiweiß:	26 g
Ballaststoffe:	9 g

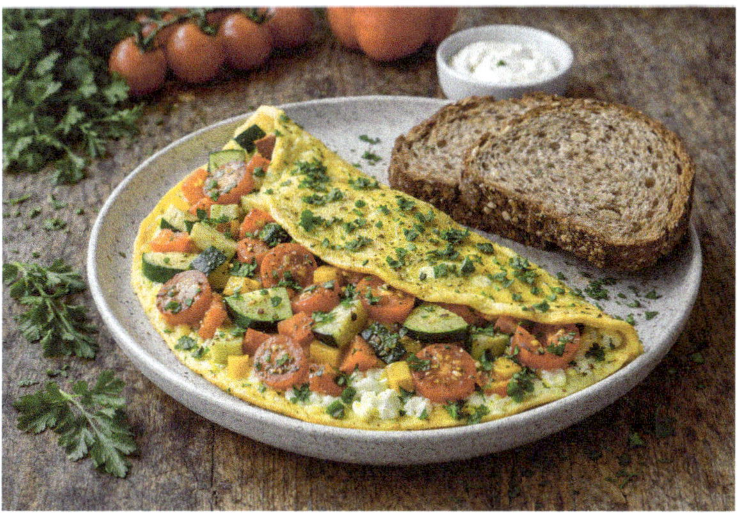

Gemüse-Omelett mit Vollkornbrot:
Die Eier des Omelett dienen sowohl als Eiweiß- und Tryptophanquelle, als auch als Lieferant für B-Vitamine. Das eingerührte Gemüse, wie zum Beispiel Paprika und Zucchini bringen Kalium in das Gericht ein; das Vollkornbrot liefert komplexe Kohlenhydrate und Ballaststoffe. Auch hier können frische Kräuter eingesetzt werden, um mehr Vitamin C aufzunehmen, neben den bereits im Omelett verarbeiteten Paprika. Wer ausreichend Abstand zwischen Abendmahlzeit und dem Schlafen einhält, kann hier auch auf ein Mischbrot oder ab und zu ein Weißmehlbrot zurück greifen.

Abhängig von dem genutzten Brot ergeben sich unterschiedliche Nährwertangaben. Das Gemüse-Omelett aus 2 Eiern, einer Paprika (170 g), 150 g
Tomaten und 2 EL saurer Sahne gemeinsam mit Gewürzen, Kräutern und
etwas Öl für die Pfanne ergeben folgende Nährwerte:

Energie: 200 kcal
Fett: 14 g
Kohlenhydrate: 8 g
Eiweiß: 10 g
Ballaststoffe: 5,5 g

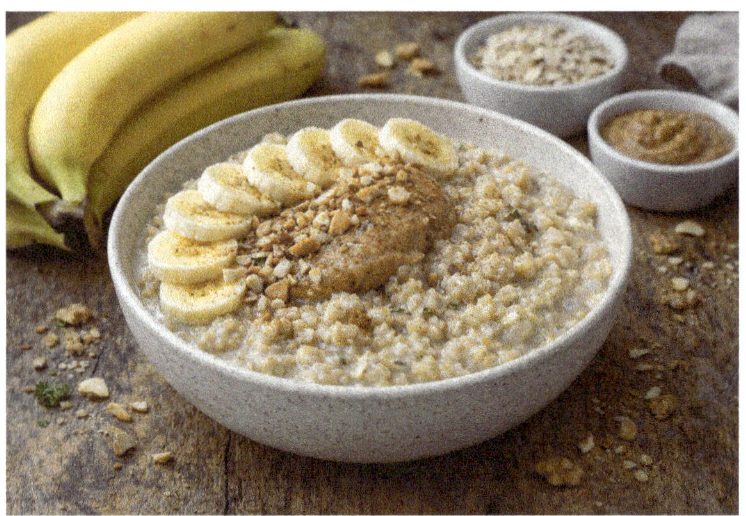

Haferbrei mit Banane

Die warme Hafermahlzeit aus der Morgen-Auswahl kann auch am Abend
verzehrt werden. Durch die hineingeschnittene Banane bringt das Gericht
Kalium und Tryptophan mit. Die Zubereitung mit einer Nussmilch, wie zum
Beispiel Mandelmilch kann darüber hinaus die Versorgung mit gesunden Fetten und Protein fördern. Darüber hinaus sind Pflanzendrinks häufig mit Kalzium und B-Vitaminen angereichert.

Bei einer Zusammenstellung von 50 g Haferflocken mit 150 ml Mandelmilch, einer ganzen Banane (etwa 100 g) und einem Esslöffel Nussmus (etwa
15 g) ergeben sich für das Frühstück folgende Nährwerte:

Energie:	411 kcal
Fett:	11,2 g
Kohlenhydrate:	53,5 g
	davon 12,5 g Zucker
Eiweiß:	12,85
Ballaststoffe:	7,6 g

Literatur

Afaghi, A., O'connor, H., & Chow, C. M. (2007). High-glycemic-index carbohydrate meals shorten sleep onset. *The American Journal of Clinical Nutrition, 85*, 426–430. https://doi.org/10.1093/ajcn/85.2.426

Archontogeorgis, K., Nena, E., Papanas, N., & Steiropoulos, P. (2018). The role of vitamin D in obstructive sleep apnoea syndrome. *Breathe., 14*(3), 206–215. https://doi.org/10.1183/20734735.000618

Berendsen, M., Boss, M., Smits, M., & Pot, G. K. (2020). Chrono-nutrition and diet quality in adolescents with delayed sleep-wake phase disorder. *Nutrients, 12*(2), 539. https://doi.org/10.3390/nu12020539

Binks, H., Vincent, G. E., Gupta, C., Irwin, C., & Khalesi, S. (2020). Effects of diet on sleep: A narrative review. *Nutrients, 12*, 936.

Bouloukaki, I., Lampou, M., Raouzaiou, K. M., Lambraki, E., Schiza, S., & Tsiligianni, I. (2023). Association of vitamin B12 levels with sleep quality, insomnia, and sleepiness in adult primary healthcare users in Greece. *Healthcare (Basel, Switzerland), 11*(23), 3026. https://doi.org/10.3390/healthcare11233026

Byun, J. I., Shin, Y. Y., Chung, S. E., & Shin, W. C. (2018). Safety and efficacy of gamma-aminobutyric acid from fermented rice germ in patients with insomnia symptoms: A randomized, double-blind trial. *Journal of Clinical Neurology, 14*(3), 291–295. https://doi.org/10.3988/jcn.2018.14.3.291

Edwards, B. J., Adam, R. L., Drummond, D., Gallagher, C., Pullinger, S. A., Hulton, A. T., Richardson, L. D., & Donovan, T. F. (2024). Effects of an acute dose of zinc Monomethionine Asparate and magnesium Asparate (ZMA) on subsequent sleep and next-Day morning performance (countermovement jumps, repeated sprints and Stroop test). *Nutrients, 16*(15), 2466. https://doi.org/10.3390/nu16152466

Feeney, K. A., Hansen, L. L., Putker, M., Olivares-Yañez, C., Day, J., Eades, L. J., Larrondo, L. F., Hoyle, N. P., O'Neill, J. S., & van Ooijen, G. (2016). Daily magnesium fluxes regulate cellular timekeeping and energy balance. *Nature, 532*(7599), 375–379. https://doi.org/10.1038/nature17407

Gangwisch, J., Hale, L., St-Onge, M.-P., Choi, L., LeBlanc, E. S., Malaspina, D., Opler, M. G., Shadyab, A. H., Shikany, J. M., Snetselaar, L., et al. (2020). High glycemic index and glycemic load diets as risk factors for insomnia: Analyses from the women's healthinitiative. *The American Journal of Clinical Nutrition, 2020*(111), 429–439.

Gao, Q., Kou, T., Zhuang, B., Ren, Y., Dong, X., & Wang, Q. (2018). The association between vitamin D deficiency and sleep disorders: A systematic review and meta-analysis. *Nutrients, 10*(10), 1395. https://doi.org/10.3390/nu10101395

García-García, C., & Baik, I. (2021). Effects of poly-gamma-glutamic acid and vitamin B6 supplements on sleep status: A randomized intervention study. *Nutrition Research and Practice, 15*(3), 309–318. https://doi.org/10.4162/nrp.2021.15.3.309

Gholipour, B. A., Alipour, A., Mahdavi, A., Sharifi, H., Nouraei, S. M., & Emami, Z. A. (2018). The effect of zinc supplementation on sleep quality of ICU nurses: A double blinded randomized controlled trial. *Workplace Health & Safety, 66*, 191–200. https://doi.org/10.1177/2165079917734880

Grandner, M. A., Jackson, N., Gerstner, J. R., & Knutson, K. L. (2014). Sleep symptoms associated with intake of specific dietary nutrients. *Journal of Sleep Research, 23*, 22–34. https://doi.org/10.1111/jsr.12084

Golem, D. L., Martin-Biggers, J. T., Koenings, M. M., Davis, K. F., & Byrd-Bredbenner, C. (2014). An integrative review of sleep for nutrition professionals. *Advances in Nutrition, 5*, 742–759. https://doi.org/10.3945/an.114.006809

Ikonte, C. J., Mun, J. G., Reider, C. A., Grant, R. W., & Mitmesser, S. H. (2019). Micronutrient inadequacy in short sleep: Analysis of the NHANES 2005–2016. *Nutrients, 11*(10), 2335. https://doi.org/10.3390/nu11102335

Jadidi, A., Rezaei Ashtiani, A., Khanmohamadi Hezaveh, A., & Aghaepour, S. M. (2022). Therapeutic effects of magnesium and vitamin B6 in alleviating the symptoms of restless legs syndrome: A randomized controlled clinical trial. *BMC Complementary Medicine and Therapies, 23*(1), 1. https://doi.org/10.1186/s12906-022-03814-8

Jakubowicz, D., Wainstein, J., Ahren, B., Landau, Z., Bar-Dayan, Y., & Froy, O. (2015). Fasting until noon triggers increased postprandial hyperglycemia and impaired insulin response after lunch and dinner in individuals with type 2 diabetes: A randomized clinical trial. *Diabetes Care, 38*, 1820–1826. https://doi.org/10.2337/dc15-0761

Jazinaki, M. S., Gheflati, A., Moghadam, M. R. S. F., Hadi, S., Razavidarmian, M., Nezhad, M. Y., Akhtari, H., Nematizadeh, M., & Safarian, M. (2024). Effects of zinc supplementation on sleep quality in humans: A systematic review of randomized controlled trials. *Health science reports, 7*(10), e70019. https://doi.org/10.1002/hsr2.70019

Makarem, N., Sears, D. D., St-Onge, M., Zuraikat, F. M., Gallo, L. C., Talavera, G. A., Castaneda, S. F., Lai, Y., & Aggarwal, B. (2021). Variability in daily eating patterns and eating jetlag are associated with worsened Cardiometabolic risk profiles in the American Heart Association go red for women strategically focused research network. *Journal of the American Heart Association, 10*, e022024. https://doi.org/10.1161/JAHA.121.022024

Montgomery, P., et al. (2014). Omega-3 fatty acids for sleep in children with ADHD. *Journal of Sleep Research*.

Ogata, H., Kayaba, M., Tanaka, Y., Yajima, K., Iwayama, K., Ando, A., Park, I., Kiyono, K., Omi, N., Satoh, M., et al. (2019). Effect of skipping breakfast for 6 days on energy metabolism and diurnal rhythm of blood glucose in young healthy Japanese males. *The American Journal of Clinical Nutrition, 110*, 41–52. https://doi.org/10.1093/ajcn/nqy346

Okamoto, T., Lo, Y. P., Khaing, I. K., Inoue, S., Tada, A., Michie, M., Kubo, T., Shibata, S., & Tahara, Y. (2024). The Association of Sodium or potassium intake timing with Athens insomnia scale scores: A cross-sectional study. *Nutrients, 17*(1), 148. https://doi.org/10.3390/nu17010148

Raji, O. E., Kyeremah, E. B., Sears, D. D., St-Onge, M. P., & Makarem, N. (2024). Chrononutrition and Cardiometabolic health: An overview of epidemiological evidence and key future research directions. *Nutrients, 16*(14), 2332. https://doi.org/10.3390/nu16142332

Sarris, J., Cox, K. H., Camfield, D. A., Scholey, A., Stough, C., Fogg, E., Kras, M., White, D. J., Sali, A., & Pipingas, A. (2012). Participant experiences from chronic administration of a multivitamin versus placebo on subjective health and well-being: A double-blind qualitative analysis of a randomised controlled trial. *Nutrition Journal, 11*, 110. https://doi.org/10.1186/1475-2891-11-110

Sejbuk, M., Miron´czuk-Chodakowska, I., & Witkowska, A. M. (2022). Sleep quality: A narrative review on nutrition, stimulants, and physical activity as important factors. *Nutrients*, (14), 1912. https://doi.org/10.3390/nu14091912

Tanaka, E., Yatsuya, H., Uemura, M., Murata, C., Otsuka, R., Toyoshima, H., Tamakoshi, K., Sasaki, S., & Kawaguchi, L. (2013). Aoyama,Associations of protein, fat, and carbohydrate intakes with insomnia symptoms among middle-aged Japanese workers. Journal of Epidemiology, 23, 132–138.

Tao, Y., Wu, M., Su, B., Lin, H., Li, Q., Zhong, T., Xiao, Y., & Yu, X. (2025). Impact of vitamin B1 and vitamin B2 supplementation on anxiety, stress, and sleep quality: A randomized, double-blind, Placebo-Controlled Trial. *Nutrients, 17*(11), 1821. https://doi.org/10.3390/nu17111821

Wang, S., Lai, F., Zhao, L., Zhou, J., Kong, D., Yu, H., & Ding, Y. (2024). Association between vitamin C in serum and trouble sleeping based on NHANES 2017–2018. *Scientific Reports, 14*(1), 9727. https://doi.org/10.1038/s41598-024-56703-0

Xiao, Q., Garaulet, M., & Scheer, F. A. J. L. (2019). Meal timing and obesity: Interactions with macronutrient intake and Chronotype. *International Journal of Obesity, 43*, 1701–1711. https://doi.org/10.1038/s41366-018-0284-x

Zhang, Y., Chen, C., Lu, L., Knutson, K. L., Carnethon, M. R., Fly, A. D., Luo, J., Haas, D. M., Shikany, J. M., & Kahe, K. (2022). Association of magnesium intake with sleep duration and sleep quality: Findings from the CARDIA study. *Sleep, 45*(4), zsab276. https://doi.org/10.1093/sleep/zsab276

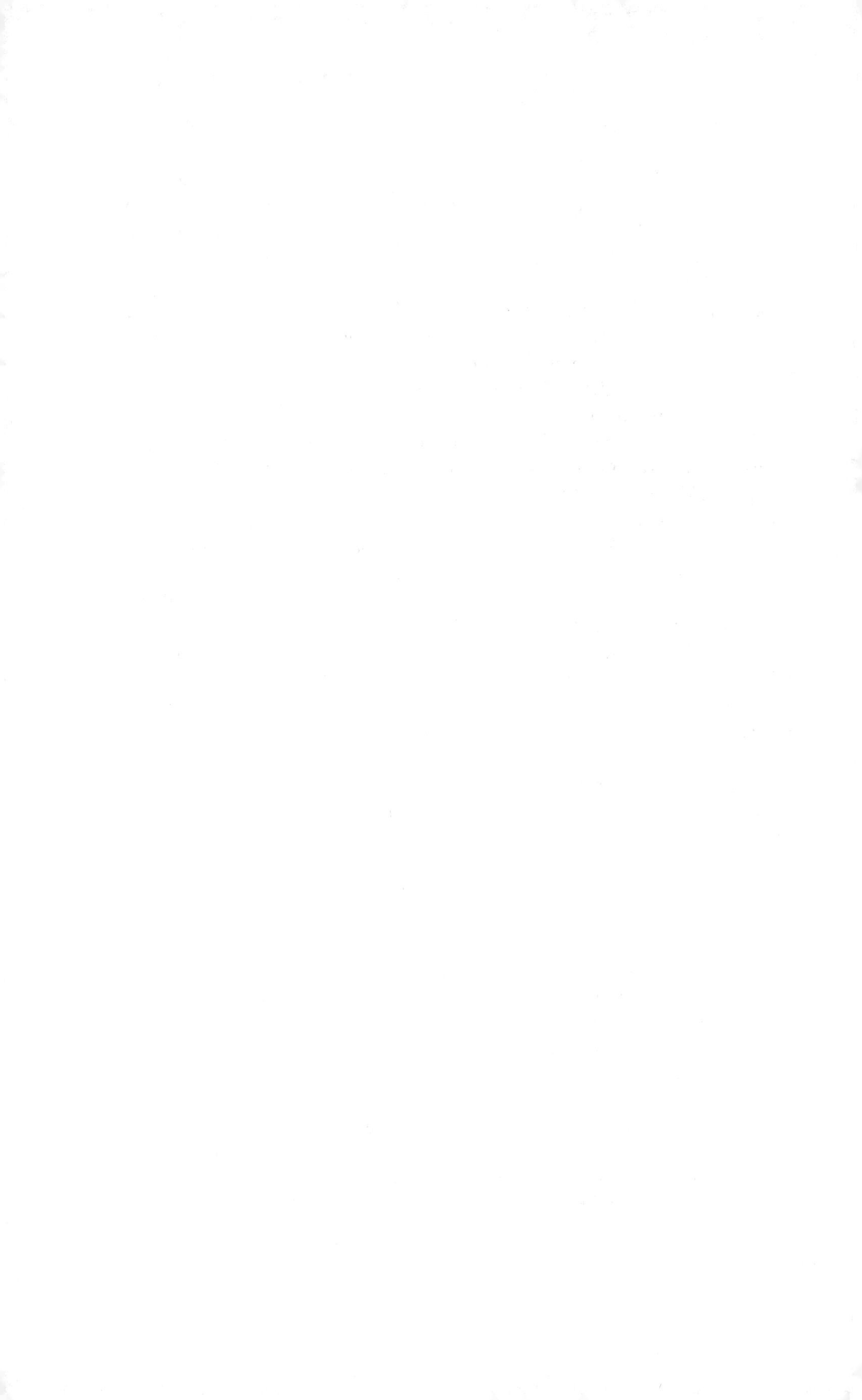

5

Schlafstörer

5.1 Welche Ernährungsgewohnheiten stören den Schlaf?

Im vorherigen Kapitel haben wir gesehen, wie eine gezielte, nährstoffreiche und rhythmusgerechte Ernährung den Schlaf aktiv fördern kann – durch die richtige Auswahl an Lebensmitteln, durch chronobiologisch abgestimmte Essenszeiten und durch das bewusste Vermeiden schlafstörender Substanzen. Doch so wie bestimmte Nährstoffe und Mahlzeiten dem Körper beim Ein- und Durchschlafen helfen können, gibt es auch Ernährungsgewohnheiten, die genau das Gegenteil bewirken.

In einer Zeit, in der spät gegessen, zwischendurch gesnackt und regelmäßig zu Koffein, Alkohol oder industriell verarbeiteten Produkten gegriffen wird, sind negative Einflüsse auf die nächtliche Regeneration keine Ausnahme, sondern Alltag. Häufig bleibt unbemerkt, dass genau diese scheinbar harmlosen Alltagsmuster einen erheblichen Beitrag zu Ein- und Durchschlafproblemen leisten – sei es durch eine verzögerte Melatoninfreisetzung, nächtliche Blutzuckerschwankungen oder eine erhöhte Aktivität des sympathischen Nervensystems.

Wissenschaftliche Studien zeigen eindrücklich: Wann, was und wie wir essen, beeinflusst unsere Schlafarchitektur, die Dauer der Tiefschlafphasen, die nächtliche Hormonfreisetzung und sogar die nächtliche Thermoregulation. Selbst einzelne Mahlzeiten – etwa eine fettige Pizza um 22 Uhr oder ein spätes Glas Wein – können diese fein abgestimmten Prozesse durcheinanderbringen.

M. Dworak, A. Hüsing, *Sleep Food – Besser schlafen durch die richtige Ernährung*, https://doi.org/10.1007/978-3-662-72729-4_5

In diesem Kapitel werfen wir daher einen differenzierten Blick auf die „Feinde des Schlafs" aus der Ernährungsperspektive. Welche Gewohnheiten stören die innere Uhr? Welche Lebensmittel oder Substanzen aktivieren den Körper zur falschen Zeit? Und wie können wir schlafstörende Ernährungsmuster erkennen und verändern?

Denn nur wenn wir beide Seiten betrachten – die förderlichen und die störenden Einflüsse – entsteht ein vollständiges Bild der komplexen Beziehung zwischen Schlaf und Ernährung. Dieses Kapitel soll helfen, typische Stolpersteine im Alltag zu identifizieren; nicht dogmatisch, sondern auf Basis wissenschaftlicher Evidenz und mit dem Ziel, einen nachhaltig besseren Schlaf zu ermöglichen.

5.1.1 Koffein

Koffein – Der unterschätzte Wachmacher
Koffein zählt zu den weltweit am häufigsten konsumierten psychoaktiven Substanzen; entweder in Form von Kaffee, schwarzem und grünem Tee, Cola-Getränken, Energydrinks oder auch in Schokolade und bestimmten Nahrungsergänzungsmitteln. Seine anregende Wirkung wird von vielen Menschen gezielt genutzt, um Müdigkeit zu vertreiben, die Konzentration zu steigern oder sportliche Leistung zu verbessern. Was jedoch oft übersehen wird: **Koffein wirkt nicht nur kurzfristig wachmachend, sondern kann auch langfristig und subtil den Schlafrhythmus stören – insbesondere dann, wenn es zu spät am Tag konsumiert wird.**

Wirkmechanismus: Adenosinblockade und verlängerte Schlaflatenz
Koffein wirkt primär durch die Blockade von Adenosinrezeptoren im Gehirn, insbesondere der Subtypen A1 und A2A. Koffein bindet kompetitiv an diese Rezeptoren, ohne sie zu aktivieren was dazu führt, dass die sedierende Wirkung des Adenosins unterdrückt wird. Infolge dessen fühlen wir uns wacher und aufmerksamer.

Das Problem: Diese Wirkung hält deutlich länger an, als viele Nutzer vermuten. Die **Halbwertszeit** von Koffein liegt **im Durchschnitt bei 5 bis 6 h**, kann individuell jedoch stark schwanken und ist abhängig von Genetik, Leberstoffwechsel (CYP1A2-Polymorphismen), Alter, Geschlecht, Hormonstatus (z. B. durch Einnahme oraler Kontrazeptiva) und Leberfunktion. Bei empfindlichen Personen können auch nach 8 bis 10 h noch messbare Mengen im Blut vorhanden sein, die den Schlaf beeinflussen.

Koffein und Schlafarchitektur

Zahlreiche Polysomnographie-Studien belegen, dass Koffein selbst dann noch den Schlaf beeinträchtigt, wenn es mehrere Stunden vor dem Zubettgehen konsumiert wurde. Die Hauptauswirkungen umfassen:

- Verlängerte Einschlafzeit (Schlaflatenz)
- Reduzierte Gesamtschlafdauer
- Verminderte Tiefschlafanteile (NREM-Stadium N3)
- Erhöhte Anzahl nächtlicher Wachphasen
- Verkürzte REM-Phasen oder verschobener REM-Onset

In einer kontrollierten Studie von Drake et al. (2013) zeigte sich, dass selbst eine moderate Koffeindosis (400 mg – etwa 2–3 Tassen Kaffee), die 6 h vor dem Zubettgehen eingenommen wurde, die Gesamtschlafzeit signifikant reduzierte und die subjektive Schlafqualität verschlechterte.

Chronobiologie und individuelle Toleranz

Chronobiologie und individuelle Toleranzbr /Wie stark Koffein den Schlaf beeinträchtigt, hängt nicht nur von der aufgenommenen Menge ab, sondern in erheblichem Maß auch vom Zeitpunkt des Konsums, vom biologischen Chronotyp und von individuellen Unterschieden im Stoffwechsel. Chronobiologisch betrachtet ist Koffein besonders problematisch, wenn es in eine Phase fällt, in der der natürliche Schlafdruck bereits ansteigt. Während eine Tasse Kaffee am Morgen bei vielen Menschen kaum negative Auswirkungen auf den nächtlichen Schlaf hat, kann dieselbe Menge am späten Nachmittag oder Abend die Einschlafzeit deutlich verlängern, die Gesamtschlafdauer verkürzen und die Schlafqualität mindern. Der Grund dafür liegt im Wirkmechanismus von Koffein: Es wirkt im zentralen Nervensystem als kompetitiver Antagonist an Adenosinrezeptoren, insbesondere an A1- und A2A-Rezeptoren. Adenosin ist ein zentrales Signalmolekül des homöostatischen Schlafdrucks und reichert sich im Verlauf des Tages im Gehirn an. Indem Koffein diese Rezeptoren blockiert, wird die schlaffördernde Wirkung von Adenosin abgeschwächt oder zeitweise aufgehoben. Die Folge ist eine gesteigerte Wachheit, obwohl der Organismus physiologisch bereits in Richtung Ruhe und Schlaf tendiert (Fredholm et al., 1999).

Dieser Effekt ist besonders relevant, weil die eliminatorische Halbwertszeit von Koffein im Durchschnitt zwischen drei und sieben Stunden liegt, interindividuell jedoch erheblich schwanken kann (Nehlig, 2018). Selbst wenn die subjektiv anregende Wirkung bereits nachgelassen hat, können noch relevante Konzentrationen im Blut vorhanden sein, die die Schlafregulation beeinflussen. Studien zeigen, dass Koffein selbst dann noch messbar auf den Schlaf wirkt, wenn es bis zu sechs Stunden vor dem Zubettgehen konsumiert wird. In kontrollierten Untersuchungen verlängerte sich die Schlaflatenz signifikant, die Gesamtschlafdauer nahm ab, und die Schlafeffizienz verschlechterte sich (Drake et al., 2013). Darüber hinaus verändert Koffein die Schlafarchitektur: Der Tiefschlafanteil, insbesondere das N3-Stadium, wird reduziert, und es kommt häufiger zu nächtlichen Wachphasen oder Mikroerwachungen. Damit sinkt die Erholungsqualität des Schlafs, selbst wenn die betroffene Person subjektiv den Eindruck hat, ausreichend lange geschlafen zu haben (Landolt et al., 1995). Auch der REM-Schlaf scheint beeinflusst zu werden. Ergebnisse deuten darauf hin, dass sich die REM-Latenz leicht verlängert und die REM-Dauer etwas verkürzt, insbesondere bei regelmäßigem Konsum und bei empfindlichen Personen (Rétey et al., 2007).

Besonders anfällig für diese Effekte sind Menschen mit spätem Chronotyp, also sogenannte „Eulen". Bei ihnen ist die zirkadiane Schlafneigung ohnehin nach hinten verschoben, das heißt: Müdigkeit und natürliche Einschlafbereitschaft treten erst zu einem späteren Zeitpunkt auf. Wird in dieser biologisch ohnehin sensiblen Phase zusätzlich Koffein konsumiert, kann sich die Verschiebung des Einschlafzeitpunkts weiter verstärken. Die innere Uhr und der homöostatische Schlafdruck wirken dann nicht mehr ausreichend zusammen, sondern geraten in ein funktionelles Ungleichgewicht. Gerade bei Spätchronotypen kann Koffein am späten Nachmittag oder Abend daher zu einer besonders ausgeprägten Verzögerung des Einschlafens und zu einer Reduktion der Schlafdauer führen. Vergleichbare Zusammenhänge finden sich auch bei Jugendlichen, deren zirkadiane Phase natürlicherweise nach hinten verschoben ist und die deshalb auf spätes Koffein oft empfindlicher reagieren. In solchen Fällen ist nicht nur die absolute Dosis entscheidend, sondern vor allem ihre Position im Tagesverlauf. Ein Kaffee, Energydrink oder koffeinhaltiges Supplement, das für einen Frühchronotyp am frühen Nachmittag noch relativ gut verträglich sein mag, kann für eine „Eule" bereits deutlich schlafstörender wirken (Weinberg & Bealer, 2002).

Hinzu kommen erhebliche interindividuelle Unterschiede in der Koffeintoleranz, die vor allem genetisch und hormonell vermittelt sind. Koffein wird primär in der Leber über das Enzym CYP1A2 metabolisiert. Die Aktivität dieses Enzyms unterscheidet sich zwischen verschiedenen Menschen teils deutlich, unter anderem aufgrund genetischer Polymorphismen. Träger des CYP1A2-Schnellmetabolisierer-Genotyps bauen Koffein rascher ab und zeigen häufig eine geringere und kürzer anhaltende Wirkung auf Wachheit und Schlaf. Langsame Metabolisierer – insbesondere Träger der CYP1A2*1F-Variante – weisen dagegen oft länger erhöhte Koffeinspiegel auf, was sich in einer stärkeren Verlängerung der Einschlaflatenz, einer ausgeprägteren Reduktion des Tiefschlafs und insgesamt in einer höheren Schlafstörungsempfindlichkeit äußern kann. Für diese Personen kann bereits eine moderat erscheinende Koffeinmenge am Nachmittag ausreichen, um den Nachtschlaf deutlich zu beeinträchtigen (Rogers et al., 2010; Nehlig, 2018).

Neben genetischen Faktoren spielen auch Geschlecht und Hormonstatus eine wesentliche Rolle. Koffein wird zwar bei allen Menschen überwiegend über CYP1A2 abgebaut, doch ist die Aktivität dieses Enzyms bei Frauen im Durchschnitt geringer als bei Männern, was zu höheren und länger anhaltenden Plasmakonzentrationen führen kann (Tang et al., 1999). Besonders relevant ist dabei der Einfluss von Östrogenen: Sie hemmen die Aktivität von CYP1A2 und verlängern dadurch die Halbwertszeit von Koffein teils erheblich. Bei Frauen, die östrogenhaltige orale Kontrazeptiva einnehmen, kann die Koffein-Clearance um etwa 40 bis 50 Prozent reduziert sein, wodurch die Wirkung länger anhält und die Empfindlichkeit gegenüber schlafstörenden Effekten steigt (Patwardhan et al., 1980; Abernethy & Todd, 1985; Parsons & Neims, 1978). Auch im Menstruationszyklus kann sich die Koffeinwirkung verändern: In der lutealen Phase, in der Progesteron- und Östrogenspiegel erhöht sind, wird Koffein tendenziell langsamer abgebaut, sodass identische Mengen stärker und länger wirken können als in anderen Zyklusphasen (Balogh et al., 1995).

Eine besondere klinische Relevanz hat dieser Zusammenhang in der Schwangerschaft. Während der Schwangerschaft verlangsamt sich der Koffeinabbau zunehmend, sodass sich die Halbwertszeit von etwa fünf Stunden auf bis zu 15 Stunden im dritten Trimester verlängern kann (Aldridge et al., 1981). Dadurch bleibt Koffein deutlich länger im Organismus und kann entsprechend länger auf das zentrale Nervensystem und die Schlafregulation einwirken. Für schwangere Frauen bedeutet dies, dass selbst kleine Mengen Koffein deutlich nachhaltiger wirken können als vor der Schwangerschaft. Aus schlafmedizinischer Sicht ist in dieser Lebensphase daher besondere Zurückhaltung geboten.

Ein weiterer wichtiger Punkt ist die Toleranzentwicklung bei regelmäßigem Konsum. Chronische Koffeinzufuhr führt zu Anpassungsprozessen im adenosinergen System, unter anderem zu einer Downregulation oder funktionellen Anpassung von Adenosinrezeptoren. Dadurch nimmt die subjektiv wahrgenommene stimulierende Wirkung im Alltag oft ab: Menschen berichten, sie könnten „trotz Kaffee gut einschlafen" oder spürten die anregende Wirkung kaum noch. Diese Selbsteinschätzung ist jedoch trügerisch. Denn auch wenn sich gegenüber dem wachenmachenden Effekt eine Toleranz entwickeln kann, bleiben die negativen Wirkungen auf die Schlafarchitektur zumindest teilweise bestehen. Das heißt: Der Schlaf kann weiterhin flacher, fragmentierter und weniger erholsam sein, auch wenn der Konsument das Koffein subjektiv nicht mehr als störend empfindet (Bonnet & Arand, 1992). Gerade diese Diskrepanz zwischen subjektiver Verträglichkeit und objektiv gemessener Schlafstörung ist in der Praxis bedeutsam.

Zusammenfassend zeigt sich: Die Wirkung von Koffein auf den Schlaf ist kein starrer, bei allen Menschen gleicher Effekt, sondern das Ergebnis eines komplexen Zusammenspiels aus Dosis, Einnahmezeitpunkt, Chronotyp, genetischer Stoffwechselkapazität, hormonellem Status und Konsumgewohnheit. Wer spät Kaffee trinkt, ein ausgeprägter Abendtyp ist, Koffein langsam verstoffwechselt oder sich in einer hormonellen Phase mit verlangsamtem Abbau befindet, trägt ein deutlich höheres Risiko für verlängerte Einschlafzeiten, verkürzte Schlafdauer und eine verschlechterte Schlafqualität. Aus praktischer Sicht ist deshalb eine allgemeine Empfehlung sinnvoll, koffeinhaltige Getränke und Supplemente möglichst nicht mehr nach 14:00 bis 15:00 Uhr zu konsumieren. Bei Schlafproblemen, geringer Koffeintoleranz, spätem Chronotyp, Einnahme hormoneller Kontrazeptiva oder in der Schwangerschaft kann es ratsam sein, noch früher darauf zu verzichten. Entscheidend ist dabei nicht allein, ob man sich nach dem Koffeinkonsum noch müde fühlt, sondern ob der Schlaf in seiner Tiefe, Kontinuität und Erholungsfunktion unbeeinträchtigt bleibt.

Auch der Zeitpunkt der Koffeinaufnahme spielt eine entscheidende Rolle: Koffein am Morgen hat oft keine spürbaren Auswirkungen auf den nächtlichen Schlaf, während dieselbe Dosis am späten Nachmittag oder Abend die Einschlafzeit signifikant verzögern kann. Besonders problematisch ist dies bei Personen mit spätem Chronotyp (sog. „Eulen“) oder bei Jugendlichen, deren zirkadiane Phase natürlicherweise nach hinten verschoben ist.

Genetische Studien zeigen zudem, dass es **interindividuelle Unterschiede in der Koffeintoleranz** gibt: Träger des *CYP1A2*-Schnellmetabolisierer-Genotyps bauen Koffein deutlich schneller ab als langsame Metabolisierer – mit entsprechend geringerem Einfluss auf den Schlaf.

Koffein in Lebensmitteln und Supplements als versteckte Quellen
Neben Kaffee und Tee enthalten viele andere Produkte nennenswerte Mengen an Koffein. Zum Teil ist dies den Konsumenten nicht direkt bewusst:

* Energydrinks (80–160 mg pro Dose)
* Cola-Getränke (20–50 mg pro Glas)
* Dunkle Schokolade (bis zu 40 mg pro Tafel)
* „Fatburner“ und Pre-Workout-Supplements (bis zu 300 mg pro Portion)
* Grüner Tee, Matcha, Guarana, Mate oder Kombucha (variierende Mengen)

Gerade in Kombination oder bei wiederholtem Konsum im Tagesverlauf kann sich so eine relevante Koffeinbelastung aufbauen, die sich kumulativ auf den Nachtschlaf auswirkt.

Fazit: Weniger ist mehr – vor allem am Nachmittag
Koffein ist ein wirksames, aber potenziell schlafstörendes Molekül. Für Menschen mit Schlafproblemen, innerer Unruhe oder Ein- und Durchschlafstörungen empfiehlt es sich, die letzte koffeinhaltige Mahlzeit oder Getränk idealerweise vor 14 Uhr einzunehmen; bei empfindlichen Personen sogar noch früher.

Wer bewusst auf den Konsum achtet, seine individuelle Empfindlichkeit kennt und versteckte Koffeinquellen meidet, kann sowohl die positiven Effekte nutzen als auch den negativen Einfluss auf den Schlaf vermeiden.

5.1.2 Alkohol

Alkohol gilt in vielen Kulturen als gesellschaftlich akzeptiertes Mittel zur Entspannung zum Beispiel als Glas Wein am Abend, Bier zum Einschlafen oder als Digestif nach dem Essen. Und tatsächlich berichten viele Menschen subjektiv, nach dem Konsum von Alkohol schneller einzuschlafen oder besser „abschalten" zu können. Doch dieser erste Eindruck täuscht: **Alkohol wirkt zwar sedierend, beeinträchtigt jedoch die Qualität und Struktur des Schlafs erheblich, besonders in der zweiten Nachthälfte.**

Wirkmechanismus: Sedierung statt natürlichem Schlaf

Alkohol beeinflusst das zentrale Nervensystem primär über die Modulation von GABA-Rezeptoren, ähnlich wie Beruhigungsmittel. Dadurch wird die neuronale Aktivität reduziert und eine anfängliche Schläfrigkeit ausgelöst. Doch diese Wirkung ähnelt eher einer **künstlichen Sedierung** als einem physiologischen Schlafzustand.

Zudem wirkt Alkohol auf das Glutamatsystem, hemmt NMDA-Rezeptoren, beeinflusst serotonerge und dopaminerge Bahnen und verändert die Ausschüttung schlafregulierender Hormone – insbesondere **Melatonin,** dessen Produktion durch Alkohol deutlich reduziert werden kann (Roehrs & Roth, 2001).

Störungen der Schlafarchitektur
Zahlreiche polysomnographische Studien zeigen, dass Alkohol die **Schlafarchitektur deutlich fragmentiert.** Er verändert also die natürliche Abfolge und Tiefe der Schlafphasen:

- Die Einschlafzeit verkürzt sich – scheinbar ein positiver Effekt.
- In der ersten Nachthälfte kann der Tiefschlafanteil (N3) kurzfristig erhöht sein.
- In der zweiten Nachthälfte kommt es jedoch häufig zu vermehrten **Aufwachreaktionen,** reduzierter REM-Schlaf-Dauer und erhöhter Sympathikusaktivität.
- Die **REM-Schlafunterdrückung** führt nicht nur zu verringerter Traumerinnerung, sondern kann langfristig kognitive und emotionale Verarbeitung beeinträchtigen (Ebrahim et al., 2013).
- Besonders problematisch ist, dass Alkohol den sogenannten „**Rebound-Effekt**" auslöst: Nach anfänglicher Sedierung nimmt die neuronale Erregbarkeit zu – mit unruhigem, leichtem Schlaf und häufigem Erwachen ab ca. 3–4 Uhr morgens.

Kombination mit anderen Faktoren: Ernährung, Blutzucker und Cortisol
In Bezug auf Ernährung spielt Alkohol auch eine **stoffwechselaktive Rolle:** Er beeinflusst den **Blutzuckerspiegel** durch eine verstärkte Insulinausschüttung und kann insbesondere bei gleichzeitig kohlenhydratreicher Nahrung zu nächtlichen Hypoglykämien führen. Diese wiederum lösen **Cortisolspitzen und nächtliches Erwachen** aus – ein häufig unterschätzter Mechanismus.

Alkohol führt zudem zu **Veränderungen im Flüssigkeitshaushalt** (diuretische Wirkung) und kann zu nächtlichem Harndrang führen – ein zusätzlicher Faktor für fragmentierten Schlaf. Auch die **Körpertemperatur steigt** nach Alkoholkonsum an, was die nächtliche Thermoregulation und die Schlafkontinuität beeinträchtigt.

Langfristige Effekte: Toleranz, Abhängigkeit und Chronizität
Der Körper entwickelt rasch eine **Toleranz gegenüber der schlaffördernden Wirkung** von Alkohol – das bedeutet: Die sedierende Wirkung nimmt mit wiederholtem Konsum ab, während die schlafstörenden Effekte bestehen bleiben oder sogar zunehmen. In der Folge greifen viele Betroffene zu immer höheren Dosen, was **Abhängigkeitsrisiken** und gesundheitliche Schäden mit sich bringt.

Chronischer Alkoholkonsum ist zudem mit einem erhöhten Risiko für **Insomnie, Schlafapnoe,** nächtliche Hypoglykämien und Depressionen verbunden – allesamt Zustände, die ihrerseits den Schlaf verschlechtern.

Fazit: Keine gute Nacht mit Alkohol
Auch wenn Alkohol zunächst wie ein wirksames Schlafmittel erscheint, ist seine Wirkung trügerisch. **Er stört die Schlafqualität, fragmentiert die**

Schlafarchitektur und erhöht das Risiko für nächtliches Erwachen und langfristige Schlafstörungen. Besonders in Kombination mit spätem Essen, Stress oder unausgewogener Ernährung wird dieser Effekt verstärkt.

Für einen gesunden, erholsamen Schlaf sollte **Alkohol mindestens 3–4 h vor dem Zubettgehen gemieden** werden. Wer regelmäßig Einschlafprobleme hat oder sich morgens nicht erholt fühlt, tut gut daran, auf Alkohol am Abend vollständig zu verzichten.

5.1.3 Fetthaltige Mahlzeiten

Fett ist ein zentraler Bestandteil unserer Ernährung – energiereich, sättigend und geschmackstragend. Doch gerade am Abend kann eine **hohe Fettzufuhr zur Belastung für den Organismus werden,** insbesondere wenn es um die nächtliche Erholung geht. In diesem Kapitel geht es nicht um eine pauschale Verteufelung von Fett, sondern um den differenzierten Blick auf die **Verzehrmenge, die Fettqualität, die Tageszeit** – und die **negativen Effekte auf den Schlaf,** wenn diese Faktoren ungünstig zusammenspielen.

Verdauungsphysiologie: Wenn die Nacht zur Schwerstarbeit wird
Fetthaltige Mahlzeiten benötigen mehr Zeit und Ressourcen zur Verdauung als kohlenhydrat- oder eiweißbetonte Speisen. Die Fettverdauung beansprucht Gallensäuren, Pankreasenzyme und eine verlängerte Durchmischung im Magen-Darm-Trakt. Dies kann dazu führen, dass die Verdauung bis tief in die Nacht andauert – besonders dann, wenn kurz vor dem Zubettgehen noch gegessen wurde. **Die Folge ist eine anhaltende Aktivität des Verdauungssystems,** die mit erhöhtem Energieverbrauch, verstärkter Durchblutung der Bauchorgane und einer Beeinträchtigung der nächtlichen Thermoregulation einhergeht.

Diese physiologische Aktivität steht im Gegensatz zum eigentlichen Ziel des Schlafs: dem **Runterfahren zentraler und peripherer Stoffwechselprozesse,** um Erholung und Reparatur zu ermöglichen. Eine späte, fettreiche Mahlzeit zwingt den Körper, gleichzeitig zu verdauen und sich zu regenerieren – ein **Widerspruch,** der häufig in **unruhigem, oberflächlichem Schlaf** resultiert.

Reflux, Sodbrennen und Schlafunterbrechung
Ein weiterer häufiger Begleiter fettreicher Spätmahlzeiten ist der **gastroösophageale Reflux.** Fett verlangsamt die Magenentleerung und senkt den Tonus des unteren Ösophagussphinkters – also jener muskulären Barriere, die

den Rückfluss von Mageninhalt in die Speiseröhre verhindern soll. Dadurch erhöht sich die Wahrscheinlichkeit für nächtliches **Sodbrennen,** das nicht nur unangenehm ist, sondern den Schlaf deutlich fragmentieren kann.

Refluxbedingte Schlafunterbrechungen treten häufig unbemerkt auf – sie äußern sich nicht immer als Schmerz, sondern oft nur als **unruhige Wachphasen,** nächtliches Drehen, Herzklopfen oder das Bedürfnis, aufzustehen. Besonders im Liegen verschärft sich das Problem. Epidemiologische Daten zeigen einen klaren Zusammenhang zwischen **später Fettaufnahme, Übergewicht und nächtlichen Refluxepisoden,** die wiederum mit einer schlechteren Schlafqualität korrelieren (Fass et al., 2005).

Fett und Entzündung: Subtile Störquellen in der Nacht

Neben akuten Effekten hat eine dauerhaft fettreiche Ernährung auch **langfristige Auswirkungen auf die Schlafqualität.** Besonders gesättigte Fettsäuren – etwa aus tierischen Produkten, Wurstwaren oder frittierten Speisen – fördern die Freisetzung proinflammatorischer Zytokine wie TNF-α oder IL-6. Diese Entzündungsmarker stehen im Zusammenhang mit einer **reduzierten Schlafdauer, mehr nächtlichem Aufwachen und verminderter Schlafkontinuität,** wie Studien bei übergewichtigen Personen zeigen (Patel et al., 2009).

Zudem kann eine systemische niedriggradige Entzündung die Funktion zirkadianer Gene in Leber, Fettgewebe und Gehirn stören – was sich langfristig negativ auf den Schlaf-Wach-Rhythmus und die hormonelle Regulation (z. B. Melatonin, Cortisol) auswirken kann.

Mikrobiom als vermittelnde Instanz

Ein bislang oft übersehener Aspekt ist die Rolle des **Darmmikrobioms** in der Verbindung zwischen fettreicher Ernährung und Schlaf. Tierexperimentelle Daten zeigen, dass eine „Western Diet" mit hohem Fettanteil die Diversität der Darmflora verringert, entzündungsfördernde Bakterienstämme begünstigt und die **metabolische Flexibilität** des Wirtsorganismus reduziert. Diese mikrobielle Dysbalance kann über den **Darm-Hirn-Dialog** (z. B. via Vagusnerv, kurzkettige Fettsäuren, Zytokine) den Schlaf direkt beeinflussen – etwa durch eine verstärkte Aktivierung des Sympathikus oder gestörte Neurotransmittersynthese (Benedict et al., 2012).

Ein instabiles Mikrobiom ist zudem weniger in der Lage, schlaffördernde Stoffwechselprodukte wie Butyrat oder Tryptophan-Derivate bereitzustellen – was wiederum die nächtliche Regeneration behindern kann.

Fazit: Leicht statt üppig – besonders am Abend
Fett hat seinen Platz in der Ernährung, auch abends – doch die **Qualität und Menge sind entscheidend**. Ungünstig wirken sich insbesondere:

- große Fettmengen (>35–40 g),
- gesättigte Fettsäuren,
- frittierte und stark verarbeitete Speisen,
- späte Essenszeiten (<2 h vor dem Schlafengehen),

aus. Empfehlenswert sind dagegen **moderate Mengen ungesättigter Fette** aus Nüssen, Olivenöl oder Fisch – möglichst **mindestens 3–4 h vor dem Zubettgehen**. Auch die Kombination mit Ballaststoffen und pflanzlichem Eiweiß kann helfen, die Verdauung zu harmonisieren und entzündliche Prozesse zu reduzieren.

Wer also schwer einschläft, nachts oft wach wird oder sich morgens nicht erholt fühlt, sollte nicht nur die Uhrzeit, sondern auch die Zusammensetzung seiner abendlichen Mahlzeit überdenken

5.1.4 Vitamine und Mineralstoffe

Vitamine und Mineralstoffe gelten zu Recht als lebenswichtige Mikronährstoffe – sie steuern Hunderte enzymatischer Prozesse, stabilisieren das Immunsystem, regulieren die Hormonproduktion und tragen maßgeblich zur neuronalen Kommunikation bei. In vielen Kapiteln dieses Buches wurde bereits dargestellt, wie gezielte Mikronährstoffzufuhr den Schlaf positiv beeinflussen kann – etwa durch Magnesium, Tryptophan, Kalium oder bestimmte B-Vitamine. Doch genau wie bei Makronährstoffen kommt es auch hier auf das richtige Maß und Timing an. **Nicht jede Form der Supplementierung ist schlafförderlich – im Gegenteil: Einige Vitamine und Mineralstoffe können, in falscher Dosierung oder zum falschen Zeitpunkt eingenommen, den Schlaf erheblich beeinträchtigen.**

Aktivierende Mikronährstoffe: Vitamin B12, Eisen und Co.
Vitamin B12 (Cobalamin) ist ein Paradebeispiel für einen essenziellen Mikronährstoff mit aktivierendem Potenzial. Es unterstützt die Bildung roter Blutkörperchen, fördert die DNA-Synthese und spielt eine zentrale Rolle im Energiestoffwechsel. Was viele nicht wissen: **Vitamin B12 beeinflusst auch direkt den zirkadianen Rhythmus**. Studien zeigen, dass B12 die Expression clock-relevanter Gene modulieren und die Ausschüttung von Melatonin

hemmen kann – insbesondere bei hohen Dosen (Honma et al., 1992). Eine abendliche Einnahme von B12-Präparaten kann daher die Einschlaflatenz verlängern und den natürlichen Schlafdruck reduzieren.

Ähnliches gilt für **Eisen,** das über seine Rolle im Hämoglobin und in mitochondrialen Enzymen den zellulären Energieumsatz steigert. Obwohl Eisenmangel Müdigkeit verursachen kann, zeigen Studien, dass eine Eisenaufnahme am Abend – insbesondere in Form höher dosierter Präparate – bei empfindlichen Personen zu **Unruhe, Magenreizungen oder Schlafstörungen** führen kann (Rangan et al., 2011). Zudem kann Eisen pro-oxidativ wirken und zu einer erhöhten nächtlichen Wachheit führen – ein Effekt, der vor allem bei gleichzeitiger Aufnahme mit Vitamin C oder in Kombination mit Koffein auftreten kann.

Vitamin D – Hormon oder Schlafstörer?

Vitamin D nimmt eine Sonderstellung ein, da es **nicht nur ein Vitamin, sondern ein Prohormon** ist. Es reguliert über den Vitamin-D-Rezeptor (VDR) zahlreiche Gene, die an zirkadianen Prozessen, Neurotransmitterbildung und Immunmodulation beteiligt sind. Beobachtungsstudien zeigen, dass ein **niedriger Vitamin-D-Spiegel mit vermehrten Schlafstörungen, Tagesmüdigkeit und fragmentiertem Schlaf** assoziiert ist (Gao et al., 2018). Dennoch bedeutet das nicht, dass mehr automatisch besser ist: Einige Interventionsstudien legen nahe, dass eine hohe tägliche Dosis (>4000 IE) insbesondere bei abendlicher Einnahme zu Einschlafproblemen und erhöhter nächtlicher Unruhe führen kann – möglicherweise durch Effekte auf Calcium- und Cortisolregulation.

Die Empfehlung vieler Expert:innen lautet daher, **Vitamin D vorzugsweise morgens oder mittags einzunehmen,** um den natürlichen Tag-Nacht-Rhythmus nicht zu stören und die potenziell aktivierende Wirkung zu minimieren.

Überdosierung fettlöslicher Vitamine – ein unterschätztes Risiko

Vitamine wie A, D, E und K sind fettlöslich und werden im Körper gespeichert. Das macht eine kontinuierliche Zufuhr weniger kritisch – birgt aber das Risiko einer **Akkumulation bei exzessiver Supplementierung.** Hohe Dosen von **Vitamin A (Retinol)** stehen im Verdacht, die zerebrale Erregbarkeit zu erhöhen, was sich negativ auf die nächtliche Ruhe auswirken kann. Überdosierungen können zudem neurotoxisch wirken und den **REM-Schlaf unterdrücken** – ein Aspekt, der bei der Einnahme von Multivitaminpräparaten selten beachtet wird.

Auch **Vitamin E** kann bei chronischer Hochdosierung (z. B. >400 IE täglich) mit oxidativem Stress in bestimmten Geweben assoziiert sein – und damit möglicherweise den **schlafabhängigen Reparaturprozessen entgegenwirken,** obwohl es in moderater Dosierung antioxidativ wirkt.

Störungen durch Mineralien: Zink, Kalzium und Elektrolythaushalt

Zink ist ein zentraler Cofaktor vieler Enzyme und wirkt entzündungshemmend, immunmodulierend und schlaffördernd – in niedriger bis moderater Dosierung. Doch eine hohe Zinkzufuhr (z. B. über 30 mg täglich) kann gastrointestinale Reizungen auslösen, die zu nächtlicher Übelkeit, Unruhe oder Reflux führen. In Einzelfällen wurden auch Kopfschmerzen und Muskelschmerzen als Nebenwirkungen berichtet – beides Faktoren, die den Schlaf stören können.

Kalzium wiederum ist eng in die Muskelkontraktion und neuronale Signalweiterleitung eingebunden. Eine exzessive Kalziumaufnahme (z. B. durch Supplemente >1000 mg) am Abend kann den Schlaf indirekt stören, etwa durch **veränderte Herzfrequenz, Muskelfaszikulationen oder eine Beeinträchtigung des Magnesium-Kalzium-Gleichgewichts,** was zu nächtlichen Krämpfen führen kann.

Elektrolyte wie **Natrium und Kalium** regulieren die Membranpotenziale der Zellen. Eine stark salzhaltige Ernährung am Abend kann über osmotische Effekte zu **vermehrtem nächtlichem Harndrang, erhöhtem Blutdruck und Schlafunterbrechungen** führen – besonders bei Personen mit bestehender Hypertonie oder Nierenbelastung.

Fazit: Mikronährstoffe mit Maß und Takt

Vitamine und Mineralstoffe sind unverzichtbar – doch auch hier gilt: **Die Dosis macht das Gift.** Während ein Mangel an bestimmten Mikronährstoffen den Schlaf verschlechtern kann, führt eine unreflektierte Supplementierung oder ein ungünstiges Einnahmetiming mitunter zu gegenteiligen Effekten. Insbesondere aktivierende Substanzen wie B12, Eisen oder hohe Vitamin-D-Dosen sollten **nicht am Abend eingenommen werden,** da sie biologische Aktivität, Körpertemperatur oder Hormonfreisetzung beeinflussen können.

Statt isolierter Hochdosen empfiehlt sich eine **individuell angepasste Zufuhr über die Ernährung** oder gezielte Ergänzung am Morgen – am besten unter Berücksichtigung des Tagesrhythmus, aktueller Blutwerte und der Gesamtzufuhr. Denn auch Mikronährstoffe wirken nicht isoliert, sondern in komplexer Wechselwirkung mit unserem Stoffwechsel, der inneren Uhr – und dem Bedürfnis nach erholsamem Schlaf.

5.1.5 Sonstiges

Nicht nur einzelne Nährstoffe oder Substanzen wie Koffein oder Alkohol haben das Potenzial, den Schlaf negativ zu beeinflussen. Auch **unsere allgemeinen Ernährungsgewohnheiten** – wie wir essen, wann wir essen und in welchem Verhältnis – spielen eine entscheidende Rolle für die Schlafqualität. In der modernen Lebensweise mit Schichtarbeit, flexiblen Arbeitszeiten, häufigem Snacken, emotionalem Essen oder gezielten Diäten haben sich viele Muster etabliert, die **unbewusst den zirkadianen Rhythmus und die nächtliche Regeneration stören**. Die Wissenschaft spricht hier zunehmend von **chrononutrition** – dem Zusammenspiel von Essenszeitpunkt, Nährstoffkomposition und innerer Uhr.

1. Späte Mahlzeiten – Essen gegen die innere Uhr
Zu den am besten dokumentierten Schlafstörern gehört das **Essen in den späten Abendstunden oder während der biologischen Nacht**. Studien zeigen, dass der Körper – hormonell und metabolisch – auf eine nächtliche Nahrungszufuhr nicht vorbereitet ist: Die Insulinsensitivität sinkt, die Glukoseverwertung verschlechtert sich, und es kommt vermehrt zu Lipogenese statt Energiespeicherung (St-Onge et al., 2016). Zudem führt eine hohe abendliche Kalorienaufnahme zu einer **verzögerten Melatoninausschüttung,** einem Anstieg der Körpertemperatur und vermehrter sympathischer Aktivität – allesamt Faktoren, die das Einschlafen erschweren.

Gerade **kohlenhydratreiche oder fettige Spätmahlzeiten** fördern nächtliche Blutzuckerschwankungen, Reflux, unruhigen Schlaf oder häufiges Aufwachen. Eine aktuelle Metaanalyse zeigt, dass Menschen mit der Hauptkalorienzufuhr nach 20 Uhr eine signifikant **höhere Wahrscheinlichkeit für Schlafprobleme und metabolisches Ungleichgewicht** aufweisen (Fardet et al., 2023).

2. Unregelmäßige Essrhythmen – Der Verlust von Synchronität
Neben der Uhrzeit an sich ist auch die **Konsistenz** des Essverhaltens entscheidend. Ein permanentes Wechseln zwischen Fasten und Überessen, zwischen frühen und späten Mahlzeiten oder ein inkonsistenter Tagesrhythmus (z. B. „intermittierendes Snacken") kann die **Synchronisation peripherer Uhren** in Leber, Fettgewebe und Muskulatur stören – was zu einer gestörten Glukoseverwertung und erhöhtem Entzündungsniveau führt. Auch die **innere Uhr im Gehirn (SCN)** wird durch Essenszeiten beeinflusst, was zu einer **Doppelbelastung durch Desynchronisation** führen kann (Jakubowicz et al., 2017).

Gerade bei Menschen mit stressigen Tagesabläufen oder unregelmäßigem Schichtdienst wirkt sich eine feste Essensstruktur positiv auf die **Schlafqualität, Melatoninfreisetzung und metabolische Regulation** aus – ganz unabhängig von der Kalorienmenge.

3. Zuckerreiche Ernährung – Schwankender Blutzucker, gestörter Schlaf

Ein hoher Konsum von schnell verfügbaren Kohlenhydraten – etwa durch gezuckerte Getränke, Süßigkeiten oder Weißmehlprodukte – führt zu einem raschen Anstieg des Blutzuckers, gefolgt von einem reaktiven Insulinpeak und einem späteren Abfall. Diese **glykaemischen Schwankungen** können auch nachts auftreten, wenn zuckerreiche Snacks spät am Abend konsumiert werden. Der daraus resultierende **nächtliche Blutzuckerabfall** kann zu vermehrtem Cortisolanstieg, Herzklopfen, Hitzegefühl oder nächtlichem Erwachen führen (St-Onge et al., 2020).

Studien zeigen, dass Menschen mit einer stark zuckerbasierten Ernährung **häufiger von Schlafunterbrechungen, schlechterer Schlafeffizienz und erhöhtem Tagesmüdigkeitsempfinden** berichten – unabhängig vom BMI oder anderen Lebensstilfaktoren (Grandner et al., 2018).

4. Diäten, Hunger und restriktives Essverhalten

Auch das Gegenteil – eine zu geringe Kalorienaufnahme – kann den Schlaf beeinträchtigen. Gerade bei **strengen Diäten, intermittierendem Fasten oder „No Carb"-Ansätzen** berichten viele Menschen über Einschlafprobleme, unruhige Nächte oder häufiges nächtliches Erwachen. Der Grund: **Ein kalorisches Defizit aktiviert Hungerhormone wie Ghrelin,** steigert die Aktivität des Hypothalamus und kann die nächtliche Melatoninausschüttung hemmen. Zudem zeigt sich in Studien, dass Diäten mit stark reduziertem Kohlenhydratanteil die **Dauer des REM-Schlafs verringern und das subjektive Erholungsgefühl senken** (Afaghi et al., 2008).

Insbesondere bei wiederholten Diätzyklen kommt es zu einer **Dysregulation neuroendokriner Achsen** – die sich nicht nur auf den Stoffwechsel, sondern auch auf Schlafarchitektur und nächtliche Hormonprofile auswirkt. Langfristig begünstigen solche Muster ein erhöhtes Cortisolniveau, Insulinresistenz und emotionale Instabilität – allesamt Faktoren, die den Schlaf erschweren.

5. Fehlverhältnis der Makronährstoffe – Subtile, aber chronische Störungen

Ein dauerhaft unausgewogenes Verhältnis der Makronährstoffe – z. B. sehr fett- oder sehr kohlenhydratbetont – kann zu **chronischer Unruhe im**

Nervensystem, oxidativem Stress und instabiler Neurotransmittersynthese führen. Eine unzureichende Eiweißzufuhr wiederum reduziert die Verfügbarkeit von Tryptophan – dem Vorläufer von Serotonin und Melatonin – und kann so die **Schlafqualität langfristig mindern,** auch wenn keine offensichtliche Unterversorgung besteht.

Auch ein dauerhaft zu niedriger Ballaststoffgehalt in der Ernährung führt zu einer **Dysbiose des Mikrobioms,** die mit gestörter Tryptophanverwertung, vermehrter Entzündungsneigung und reduzierter Melatoninbildung assoziiert ist – wie mehrere Humanstudien zeigen (Benedict et al., 2020).

5.1.6 Fazit

Schlafstörungen beginnen oft am Esstisch
Es braucht nicht immer ein Glas Wein oder einen Espresso, um den Schlaf negativ zu beeinflussen. Oft sind es **Alltagsmuster** – wie spätes oder inkonsistentes Essen, übermäßiger Zuckerkonsum oder zu restriktive Diäten – die unterschwellig und chronisch die Schlafqualität verschlechtern. Wer besser schlafen möchte, sollte daher nicht nur auf den Inhalt, sondern auch auf den **Rhythmus und Kontext seiner Ernährung** achten.

Ein regelmäßiger, balancierter Essensrhythmus mit schlaffreundlicher Makronährstoffverteilung, möglichst naturbelassenen Lebensmitteln und einer Reduktion von Zucker und stark verarbeiteten Produkten kann **den zirkadianen Stoffwechsel harmonisieren** – und damit den natürlichen Schlafprozess nachhaltig unterstützen.

5.2 Nahrungsergänzungsmittel

5.2.1 Magnesium

Magnesium zählt zu den am intensivsten untersuchten Mikronährstoffen im Kontext von Schlaf, Stressregulation und neuromuskulärer Entspannung. Als essenzielles Mineral ist es an über 300 enzymatischen Reaktionen im Körper beteiligt – darunter zentrale Prozesse des Energiestoffwechsels, der Neurotransmitterbildung, der Muskelregulation und der Stressreaktion. In den letzten Jahren hat sich die Forschung zunehmend darauf konzentriert, inwiefern eine ausreichende Magnesiumversorgung auch die **Schlafqualität positiv beeinflussen kann** – insbesondere in Phasen von erhöhter mentaler Belastung, Schlafstörungen oder unruhigem Schlaf.

Magnesium im zentralen Nervensystem: Neurotransmitter und Entspannung

Im Kontext des Schlafs wirkt Magnesium gleich an mehreren Schnittstellen des Nervensystems. Es ist ein natürlicher **Antagonist des exzitatorischen Neurotransmitters Glutamat,** insbesondere am NMDA-Rezeptor, und hemmt dadurch übermäßige neuronale Erregung. Gleichzeitig fördert es die Aktivität des hemmenden Neurotransmitters **GABA (γ-Aminobuttersäure),** welcher zentral für das Einleiten des Schlafs und das Aufrechterhalten eines ruhigen mentalen Zustands ist. Ein ausgewogenes Verhältnis dieser beiden Systeme – Erregung und Hemmung – ist essenziell für das Einschlafen und die Schlafkontinuität.

Darüber hinaus beeinflusst Magnesium die **Hypothalamus-Hypophysen-Nebennierenrinden-Achse (HPA-Achse),** die bei Stressreaktionen eine zentrale Rolle spielt. Studien zeigen, dass ein Magnesiummangel mit einer **Hyperaktivierung der HPA-Achse,** erhöhter Cortisolausschüttung und vegetativer Unruhe assoziiert ist – alles Faktoren, die den Schlaf behindern können (Chacko et al., 2011).

Epidemiologie und Versorgungslage

Trotz der zentralen Bedeutung ist Magnesiummangel weltweit verbreitet. Laut einer Untersuchung der Deutschen Gesellschaft für Ernährung (DGE) erreichen bis zu 30–40 % der Erwachsenen in westlichen Ländern nicht die empfohlene tägliche Zufuhr. Die Ursachen sind vielfältig: Neben unausgewogener Ernährung spielen auch **Stress, Alkoholkonsum, körperliche Aktivität, Medikamenteneinnahme (z. B. Diuretika, Protonenpumpenhemmer)** und Erkrankungen wie Diabetes mellitus oder gastrointestinaler Malabsorption eine Rolle. Zudem ist der Bedarf in bestimmten Lebensphasen – etwa Schwangerschaft, Stillzeit oder im Alter – erhöht.

Ein **chronischer Magnesiummangel äußert sich** häufig subtil: Muskelverspannungen, innere Unruhe, Kopfschmerzen, Stressintoleranz – und eben auch Schlafprobleme. Da Magnesium intrazellulär gespeichert wird, bleibt ein Mangel im Serum oft unentdeckt. Die Forschung empfiehlt daher zunehmend, bei **unspezifischen Schlafstörungen auch an eine unzureichende Magnesiumversorgung zu denken.**

Studienlage: Magnesium und Schlafqualität

Die klinische Evidenz für einen schlaffördernden Effekt von Magnesium ist vielversprechend, wenngleich noch nicht vollständig konsistent. In einer randomisierten, doppelblinden Placebo-kontrollierten Studie mit älteren Erwachsenen (Abbasi et al., 2012) verbesserte eine tägliche Einnahme von

500 mg Magnesiumoxid über acht Wochen signifikant **Einschlafzeit, Gesamtschlafdauer, Schlafqualität und Serummelatoninspiegel** im Vergleich zur Placebogruppe. Auch die morgendlichen Cortisolspiegel waren in der Magnesiumgruppe niedriger.

Eine Metaanalyse von de Souza et al. (2021) untersuchte 9 randomisierte Studien zu Magnesium und Schlaf und kam zu dem Ergebnis, dass **Magnesium vor allem bei Menschen mit niedrigem Ausgangsniveau und bestehender Schlafproblematik** eine signifikante Verbesserung der subjektiven Schlafqualität erzielt. Dabei spielte die Darreichungsform (Citrat, Bisglycinat, Oxid etc.) eine untergeordnete Rolle, jedoch scheint **Magnesiumbisglycinat – gebunden an die Aminosäure Glycin – besonders bioverfügbar und gut verträglich** zu sein.

Wirkmechanismen auf zellulärer Ebene

Neben der neuronalen Wirkung ist Magnesium auch zentral für **den zellulären Energiestoffwechsel im Schlaf.** Es stabilisiert ATP-Moleküle (Adenosintriphosphat), die universelle Energiewährung der Zelle, und ist notwendig für deren Aktivierung als Mg-ATP-Komplex. Ein adäquater Magnesiumstatus ist somit Voraussetzung für eine effiziente nächtliche **ATP-Regeneration, mitochondriale Aktivität und Zellreparaturprozesse,** die v. a. in den Tiefschlafphasen ablaufen.

Gleichzeitig moduliert Magnesium die nächtliche **Melatoninbiosynthese,** insbesondere über die Aktivität der Serotonin-N-Acetyltransferase im Pinealorgan. Ein niedriger Magnesiumstatus kann somit die endogene Melatoninproduktion negativ beeinflussen – mit Auswirkungen auf Ein- und Durchschlafqualität.

Supplementierung: Dosierung, Timing und Kombination

Zur Schlafunterstützung werden üblicherweise Dosierungen zwischen **200 und 400 mg elementarem Magnesium pro Tag** empfohlen. Die Einnahme sollte idealerweise **am Abend** erfolgen – ca. 1–2 h vor dem Zubettgehen. Dabei hat sich die Kombination mit beruhigenden Aminosäuren wie **Glycin oder L-Theanin,** sowie mit Pflanzenstoffen wie Ashwagandha als besonders sinnvoll erwiesen.

Personen mit empfindlichem Verdauungssystem profitieren meist von organischen Magnesiumformen wie **Magnesiumbisglycinat oder -citrat,** während Magnesiumoxid häufiger zu weichem Stuhl führen kann. Menschen mit Nierenerkrankungen sollten eine Supplementierung ausschließlich nach ärztlicher Rücksprache durchführen.

Fazit: Magnesium als vielseitiger Unterstützer des Schlafs
Magnesium zählt zu denjenigen Mikronährstoffen, bei denen eine ausreichende Versorgung **sowohl präventiv als auch therapeutisch** positive Effekte auf die Schlafqualität haben kann – insbesondere in stressreichen Lebensphasen, bei Muskelverspannungen, innerer Unruhe oder im höheren Lebensalter. Die Kombination aus neuronaler Entspannung, hormoneller Modulation und mitochondrialer Unterstützung macht Magnesium zu einem **zentralen Baustein einer schlaffördernden Mikronährstoffstrategie**.

5.2.2 Tryptophan

Die Vorstufe von Serotonin und Melatonin im Zentrum der Schlafregulation
Tryptophan ist eine essenzielle Aminosäure, die über die Nahrung aufgenommen werden muss und eine zentrale Rolle im Zusammenhang zwischen Ernährung und Schlaf spielt. Als biochemischer Ausgangsstoff für die Synthese von **Serotonin** und **Melatonin,** zwei Schlüsselmolekülen der Schlafregulation, bildet Tryptophan die molekulare Brücke zwischen Nahrungsaufnahme, Stimmung, zirkadianem Rhythmus und nächtlicher Erholung.

Tryptophanstoffwechsel: Vom Protein zur schlaffördernden Wirkung
Nach der Aufnahme tryptophanhaltiger Nahrung – beispielsweise Milchprodukte, Nüsse, Hülsenfrüchte, Eier oder Fleisch – gelangt Tryptophan über den Darm in den Blutkreislauf. Da es sich um eine große neutrale Aminosäure handelt, konkurriert es mit anderen Aminosäuren wie Leucin, Isoleucin, Valin oder Tyrosin um denselben Transportmechanismus über die Blut-Hirn-Schranke. Eine erhöhte Zufuhr an Kohlenhydraten fördert die Insulinfreisetzung, wodurch konkurrierende Aminosäuren verstärkt in Muskelzellen aufgenommen werden – was **den relativen Anteil von Tryptophan im Plasma erhöht** und dessen Aufnahme ins Gehirn erleichtert (Fernstrom & Wurtman, 1971). Dieser Mechanismus erklärt unter anderem, warum kohlenhydratreiche Mahlzeiten am Abend schlaffördernd wirken können.
Im Gehirn wird Tryptophan zunächst zu **5-Hydroxytryptophan (5-HTP)** umgewandelt, anschließend zu **Serotonin,** und schließlich über die Enzyme N-Acetyltransferase (NAT) und Hydroxyindol-O-Methyltransferase (HIOMT) in **Melatonin** transformiert. Diese letzte Umwandlung findet hauptsächlich in der Zirbeldrüse (Epiphyse) statt und ist stark abhängig vom Hell-Dunkel-Zyklus.

5.2.2.1 Serotonin: Stimmung, Ruhe und innere Balance

Serotonin ist als Neurotransmitter nicht nur für das emotionale Gleichgewicht, sondern auch für viele physiologische Prozesse verantwortlich – darunter Appetitregulation, Thermoregulation, Schmerzverarbeitung und eben auch die **Einleitung des Schlafs**. Ein ausreichender Serotoninspiegel ist Voraussetzung für eine ruhige mentale Grundstimmung und für das Absenken der zentralen Erregungsschwelle am Abend.

Bei niedrigem Tryptophanstatus oder gestörter Umwandlung (z. B. durch chronischen Stress, Entzündungen oder Vitamin-B6-Mangel) kann die Serotoninbildung reduziert sein, was sich in Einschlafstörungen, innerer Unruhe oder auch depressiver Verstimmung äußern kann.

5.2.2.2 Melatonin: Das Schlafhormon aus Tryptophan

Die finale Umwandlung von Serotonin zu Melatonin folgt einem klaren zirkadianen Rhythmus, der durch den Suprachiasmatischen Nukleus (SCN) des Hypothalamus gesteuert wird. In der Dunkelheit wird über die Aktivierung von NAT das Enzymsystem hochreguliert, das aus Serotonin das Schlafhormon Melatonin synthetisiert. **Ein unzureichendes Angebot an Tryptophan kann diese Synthese limitieren,** insbesondere wenn gleichzeitig andere beeinträchtigende Faktoren wie Lichtverschmutzung, Blaulicht am Abend oder chronischer Stress hinzukommen.

Melatonin ist dabei nicht nur ein Signalgeber für den zirkadianen Rhythmus, sondern beeinflusst auch direkt die **Schlaftiefe, die Einschlaflatenz und die Schlafkontinuität,** insbesondere bei älteren Menschen oder Personen mit gestörtem Tag-Nacht-Rhythmus.

Klinische Studien: Tryptophan und Schlafqualität

Bereits in den 1980er-Jahren wurde der Zusammenhang zwischen Tryptophanzufuhr und Schlaf untersucht. Hartmann et al. (1979) konnten zeigen, dass **eine Dosis von nur 1 g Tryptophan** zu einer signifikanten Verkürzung der Einschlafzeit führte – ohne sedierende Nebenwirkungen. Neuere Studien bestätigen diese Effekte: In einer randomisierten Placebo-kontrollierten Studie an Probanden mit leichter Insomnie verbesserten **3 g L-Tryptophan** pro Abend sowohl die Einschlafqualität als auch die subjektiv empfundene Schlaftiefe (Silber & Schmitt, 2010).

Auch über die Ernährung lässt sich dieser Effekt beobachten: Eine erhöhte Aufnahme tryptophanreicher Lebensmittel, kombiniert mit moderatem

Kohlenhydratanteil, zeigte in Studien bei Sportlern und älteren Erwachsenen schlafverbessernde Effekte (Bravo et al., 2013).

Ein interessanter Aspekt ist die **chronobiotische Wirkung:** Durch gezielte Einnahme am Abend kann die zirkadiane Melatoninsynthese verstärkt werden, was insbesondere bei Jetlag, Schichtarbeit oder zirkadianen Schlaf-Wach-Störungen hilfreich sein kann (Lieberman et al., 2005).

Tryptophanpräparate vs. 5-HTP
Neben der direkten Einnahme von L-Tryptophan werden auch Supplemente mit **5-HTP (5-Hydroxytryptophan)** angeboten – dem Zwischenprodukt im Stoffwechselweg zu Serotonin. 5-HTP wird aus der afrikanischen Schwarzbohne (Griffonia simplicifolia) gewonnen und kann die Blut-Hirn-Schranke ebenfalls gut überwinden. Studien zeigen, dass 5-HTP bei Schlafstörungen, Depressionen und Fibromyalgie wirksam sein kann (Shin et al., 2014), allerdings ist die Datenlage bei Schlaf noch uneinheitlich, und Nebenwirkungen wie Übelkeit oder gastrointestinales Unwohlsein können auftreten.

Zudem ist zu beachten, dass 5-HTP im Gegensatz zu L-Tryptophan **nicht durch denselben Transportmechanismus im Blut reguliert** wird, was das Risiko einer überschießenden Serotoninbildung („Serotoninüberschuss") erhöhen kann – insbesondere bei gleichzeitiger Einnahme serotonerger Medikamente.

Tryptophan und Ernährung: Praktische Tipps
Für eine gezielte Förderung der Tryptophanzufuhr empfiehlt sich die Kombination von:

- **tryptophanreichen Lebensmitteln:** z. B. Haferflocken, Hülsenfrüchte, Eier, Mandeln, Geflügel, Fisch
- **komplexen Kohlenhydraten** am Abend: z. B. Vollkornreis, Süßkartoffeln oder Hirse
- **vermeiden von proteinreichen Mahlzeiten am späten Abend,** da diese den Wettbewerb um die Blut-Hirn-Schranke erhöhen

Bei Supplementen liegt die empfohlene Dosis zur Schlafunterstützung meist zwischen **250–1000 mg L-Tryptophan** ca. 30–60 min vor dem Zubettgehen. In Studien wurden auch höhere Dosen (bis 3 g) eingesetzt, wobei bei sensiblen Personen Nebenwirkungen wie Müdigkeit am Folgetag auftreten können.

Fazit: Tryptophan als natürliche Grundlage für Schlafhormone
Tryptophan bildet die molekulare Grundlage für die nächtliche Melatonin-synthese und damit für einen zentralen Teil des schlafregulierenden Systems. In Kombination mit kohlenhydrathaltiger Ernährung und einem aus-geglichenen Lebensstil kann Tryptophan – sowohl über die Nahrung als auch in Form gezielter Supplementierung – eine effektive, nebenwirkungsarme Unterstützung bei Schlafproblemen darstellen.

Die Forschung legt nahe, dass Tryptophan insbesondere bei Ein- und Durchschlafstörungen, Jetlag, saisonaler Depression und stressbedingter In-somnie hilfreich sein kann – allerdings unter Berücksichtigung individueller Stoffwechsellagen und Wechselwirkungen mit anderen Substanzen.

5.2.3 Glycin

Glycin ist die einfachste proteinogene Aminosäure – und wird in der wissen-schaftlichen Literatur lange Zeit unterschätzt, wenn es um schlafbezogene Funktionen geht. Doch neuere Studien zeigen, dass Glycin nicht nur als **neurotransmitteraktive Substanz im zentralen Nervensystem,** sondern auch als **regulatorischer Faktor für Körperkerntemperatur, zirkadianen Rhythmus und Tiefschlafqualität** wirkt. Seine Bedeutung für erholsamen Schlaf ist damit weitreichender, als lange angenommen – und macht Glycin zu einem interessanten Bestandteil funktioneller Schlafsupplemente.

Physiologische Rolle im Nervensystem
Glycin fungiert im zentralen Nervensystem als **inhibitorischer Neurotrans-mitter,** insbesondere im Hirnstamm und Rückenmark. Dort bindet es an den Glycinrezeptor – einen Chloridkanal, der eine Hyperpolarisation der Zell-membran bewirkt und somit die neuronale Erregbarkeit hemmt. Diese **hem-mende Wirkung führt zu einer Muskelentspannung,** Reduktion von Stress-signalen und Förderung eines „parasympathischen" Grundzustands – ideal für das Einschlafen.

Darüber hinaus spielt Glycin auch als **Co-Agonist am NMDA-Rezeptor (N-Methyl-D-Aspartat)** eine Rolle. Dieser Glutamatrezeptor ist zentral für die synaptische Plastizität, Gedächtniskonsolidierung und neuronale Reorga-nisation – Prozesse, die besonders während des REM-Schlafs aktiv sind. Gly-cin moduliert damit nicht nur die **Schlaftiefe,** sondern möglicherweise auch die **Qualität von Gedächtnis- und Lernprozessen im Schlaf.**

Glycin und Thermoregulation

Ein besonders gut untersuchter Mechanismus ist der Einfluss von Glycin auf die nächtliche **Körperkerntemperatur.** Für die Einleitung des Schlafs ist eine leichte Absenkung der Kerntemperatur notwendig – ein Prozess, der über vasodilatatorische Mechanismen (z. B. Wärmeabgabe über Hände und Füße) gesteuert wird. Glycin fördert genau diesen Effekt: Es aktiviert im Hypothalamus (dem Zentrum für die Temperaturregulation) **Wärmesenker-Neuronen,** die eine periphere Gefäßerweiterung und damit eine beschleunigte Absenkung der Körpertemperatur bewirken.

Dieser Effekt wurde in mehreren humanen Studien beobachtet. In einer Placebo-kontrollierten Untersuchung von Bannai et al. (2012) zeigten 3 g Glycin vor dem Zubettgehen eine signifikante Verbesserung der **subjektiven Schlafqualität,** schnellere Einschlafzeit sowie eine reduzierte **Tagesschläfrigkeit am Folgetag** – bei gesunden Probanden mit leichtem Schlafmangel. Die Autoren führen dies unter anderem auf die effizientere Thermoregulation zurück.

Wirkung auf den Schlaf: Studienlage

In mehreren randomisierten Studien wurde gezeigt, dass **Glycin die Schlafarchitektur verbessern kann,** insbesondere bei Menschen mit Einschlafproblemen oder gestörtem zirkadianem Rhythmus. Die EEG-Muster während des Schlafs deuten auf eine **Verlängerung des NREM-Schlafs (insbesondere der Tiefschlafphasen)** hin, verbunden mit einer insgesamt stabileren Schlafkontinuität (Yamadera et al., 2007). Die Probanden berichteten über **weniger nächtliches Erwachen,** verbessertes **subjektives Schlafempfinden** und **erhöhte Wachsamkeit am Folgetag** – ohne sedierende Nebenwirkungen.

Glycin unterscheidet sich damit von klassischen Schlafmitteln wie Benzodiazepinen oder Antihistaminika, die zwar das Einschlafen erleichtern, jedoch oft die **natürliche Schlafarchitektur verzerren** oder am nächsten Tag zu Residualeffekten führen.

Glycin in der Ernährung und Supplementierung

Glycin ist reichlich in **kollagenhaltigen Lebensmitteln** enthalten – beispielsweise Knochenbrühe, Haut von Fisch und Geflügel oder Gelatine. Auch in Fleisch und Milchprodukten ist es in moderater Menge enthalten. Im Gegensatz zu anderen Aminosäuren kann Glycin im Körper **teilweise endogen synthetisiert** werden, jedoch reichen die Mengen bei erhöhtem Bedarf (z. B. Stress, gestörter Schlaf, chronische Entzündungen) häufig nicht aus.

Zur Schlafunterstützung wurden in Studien Dosen zwischen **3–5 g Glycin** verwendet – meist als Pulver oder Kapsel, ca. 30–60 min vor dem Zubettgehen. Glycin besitzt einen leicht süßlichen Geschmack und kann auch in warme Getränke wie Kräutertee oder „Sleep Latte" eingerührt werden.

Wichtig: Glycin wirkt nicht akut schlaffördernd wie ein klassisches Sedativum, sondern **unterstützt die physiologische Schlafregulation,** insbesondere bei Personen mit gestörter Thermoregulation, Stress oder innerer Unruhe.

Synergieeffekte mit Magnesium und Pflanzenstoffen
In Supplementkombinationen zeigt Glycin synergistische Effekte mit:

- **Magnesiumbisglycinat:** kombiniert die muskelentspannenden und GABA-ähnlichen Effekte beider Substanzen,
- **Ashwagandha oder L-Theanin:** verstärken die stressreduzierende Wirkung,
- **Melatonin:** Glycin kann das Einsetzen der Melatoninwirkung erleichtern, indem es die Kerntemperatur schneller absenkt.

Fazit: Glycin als sanfte Unterstützung für besseren Schlaf
Glycin ist ein gut verträgliches, natürlich vorkommendes Molekül mit **vielseitigem Einfluss auf Schlafqualität, Körpertemperatur und neuronale Balance.** Seine Wirkung ist besonders wertvoll für Personen, die unter Einschlafproblemen, leichtem Schlafmangel oder innerer Unruhe leiden – ohne dabei auf Medikamente zurückgreifen zu wollen. Die wachsende Evidenz zeigt, dass Glycin eine **effektive, sichere und nicht-sedierende Option** darstellt, die sich gut mit anderen Mikronährstoffen und schlaffördernden Maßnahmen kombinieren lässt.

5.2.4 Kreatin

Energiemolekül mit Potenzial für Schlaf, Regeneration und zerebrale Homöostase
Kreatin ist in erster Linie bekannt als leistungssteigerndes Supplement im Kraftsport. Doch weit über muskuläre Effekte hinaus gewinnt Kreatin in der Neurowissenschaft, Chronobiologie und Schlafmedizin zunehmend an Relevanz. Als zentrales Molekül im zellulären Energiestoffwechsel spielt Kreatin eine bedeutende Rolle in der Homöostase neuronaler Energieversorgung – insbesondere in Phasen hoher kognitiver Belastung und während des Schlafes. In den letzten Jahren verdichten sich Hinweise darauf, dass **Kreatin nicht nur die kognitive Leistungsfähigkeit, sondern auch die Schlafqualität und Erholungsfunktion beeinflussen kann** – und das über verschiedene Mechanismen hinweg.

Biochemische Funktion: Energiespeicher in Gehirn und Muskulatur
Kreatin (chemisch: Methylguanidinoessigsäure) wird zu etwa 50 % über die Nahrung aufgenommen (v. a. Fleisch, Fisch), der Rest wird endogen aus Glycin, Arginin und Methionin synthetisiert – vorwiegend in Leber, Niere und Bauchspeicheldrüse. In den Zielgeweben – vor allem Muskel- und Nervenzellen – wird Kreatin zu **Phosphokreatin (PCr)** phosphoryliert. Dieses fungiert als **schneller Puffer für die ATP-Regeneration** und stellt bei kurzfristigem Energiebedarf (z. B. neuronale Aktivität, Muskelkontraktion) rasch Energie bereit.

Im Gehirn ist das **Kreatin-Phosphokreatin-System** besonders aktiv in Regionen mit hohem energetischen Umsatz – z. B. dem präfrontalen Kortex, Hippocampus und motorischen Arealen (Braissant et al., 2011). Hier dient Kreatin nicht nur der Energiepufferung, sondern wirkt **neuroprotektiv,** stabilisiert Membranpotenziale und moduliert intrazelluläre Kalziumströme – allesamt Faktoren, die für die neuronale Erholung im Schlaf essenziell sind.

Schlafregulation durch energetische Homöostase
Während des Tages steigt der Energieverbrauch im Gehirn kontinuierlich an, insbesondere durch synaptische Transmission, Glutamatverwertung und Kaliumrücktransport. Dabei sinken die intrazellulären ATP-Spiegel allmählich ab, während Adenosin – ein Abbauprodukt von ATP – akkumuliert. **Adenosin ist ein Schlüsselmediator des Schlafdrucks,** der über die A1- und A2A-Rezeptoren im Hypothalamus und Basalganglien die Schlafneigung erhöht (Porkka-Heiskanen et al., 2000; Basheer et al., 2004).

Kreatin beeinflusst genau diesen Prozess: In Tiermodellen führte die **Supplementierung mit Kreatin zu einem geringeren Anstieg von Adenosin während prolongierter Wachheit** – verbunden mit einer reduzierten Schlafneigung (Kileff & Laatikainen, 2002; Tufi et al., 2014). Dies legt nahe, dass Kreatin über seine Fähigkeit zur rascheren ATP-Regeneration den Aufbau des Adenosin-basierten Schlafdrucks moduliert. Gleichzeitig verbessert es die Energieverfügbarkeit im Schlaf, was **regenerative Prozesse wie Synapsenreorganisation und neuronale Plastizität unterstützt.**

Klinische Studien: Kreatin und Schlafverhalten
Während humanbasierte Studien zu Kreatin und Schlaf noch limitiert sind, zeigen erste Ergebnisse interessante Tendenzen. Eine Studie von McMorris et al. (2006) untersuchte die kognitive Leistungsfähigkeit nach Schlafentzug bei Probanden mit und ohne Kreatinsupplementierung. Das Ergebnis: Kreatin reduzierte **kognitive Defizite nach Schlafverlust signifikant,** insbesondere in Bereichen wie Aufmerksamkeit, Arbeitsgedächtnis und Entschei-

dungsfindung. Der zugrunde liegende Mechanismus scheint eine verbesserte **ATP-Verfügbarkeit im frontalen Kortex** zu sein.

In einer weiteren Untersuchung konnte gezeigt werden, dass **Kreatin bei Schlafmangel die subjektive Erschöpfung reduziert** und die Reaktionsgeschwindigkeit verbessert – ohne zentrale Erregung wie bei Koffein (Watanabe et al., 2002). Auch bei Sportlern unter hoher Trainingsbelastung, die oft mit Schlafstörungen einhergeht, wurde Kreatin mit einer besseren nächtlichen Erholung und reduzierter Muskelmüdigkeit assoziiert (Santos et al., 2017).

Mögliche Anwendungen im Schlafkontext
Die potenziellen Wirkungen von Kreatin im Kontext von Schlaf lassen sich in mehreren Bereichen nutzen:

1. **Neuroenergetische Stabilisierung bei Schlafmangel** – etwa bei Schichtarbeit, Jetlag oder kognitiv fordernden Phasen.
2. **Verzögerung des Schlafdrucks,** z. B. bei Notwendigkeit verlängerten Wachseins.
3. **Besserer Zellschutz und Reparatur im Schlaf,** durch erhöhte ATP-Verfügbarkeit in der Nacht.
4. **Unterstützung bei kognitiver Ermüdung,** etwa in Prüfungssituationen, Nachtarbeit oder chronischem Stress.

Dabei ist jedoch zu beachten: Kreatin scheint **nicht direkt sedierend** zu wirken oder das Einschlafen zu fördern – im Gegenteil, bei zu spätem Einnahmezeitpunkt kann es den natürlichen Aufbau des Schlafdrucks verzögern. Die Einnahme sollte daher **früh am Tag** erfolgen, idealerweise morgens bis mittags.

Dosierung, Einnahme und Ernährung
Die typische Dosis liegt bei **3–5 g Kreatin-Monohydrat pro Tag** – idealerweise in Verbindung mit einer Mahlzeit, da die Insulinausschüttung die intrazelluläre Aufnahme verbessert. Kreatin ist besonders reich in tierischen Lebensmitteln (z. B. Rind, Schwein, Fisch); Veganer und Vegetarier haben entsprechend niedrigere Speicher (Delanghe et al., 1989), was sie zu einer besonders geeigneten Zielgruppe für eine gezielte Supplementierung macht.

Die Speicherwirkung von Kreatin ist kumulativ – d. h., der maximale Effekt tritt erst nach **mehrtägiger Einnahme** auf. Eine Ladephase ist für schlafbezogene Anwendungen meist nicht notwendig.

Sicherheit und Nebenwirkungen
Kreatin gilt in der Wissenschaft als eines der am besten untersuchten und sichersten Nahrungsergänzungsmittel. Bei normalen Dosierungen sind **keine relevanten Nebenwirkungen** zu erwarten. Wichtig ist jedoch eine ausreichende Flüssigkeitszufuhr, da Kreatin osmotisch aktiv ist und Wasser in die Zellen zieht.

Bei Personen mit Vorerkrankungen der Nieren oder unter Dauermedikation sollte die Einnahme mit ärztlicher Rücksprache erfolgen. Für die Anwendung zur Schlafoptimierung ist Kreatin besonders interessant bei **kognitiver Überlastung, Jetlag, Schlafmangelphasen oder bei vegetabiler Ernährung.**

Fazit: Kreatin als neuroenergetischer Stabilisator für Schlaf und Kognition
Kreatin ist weit mehr als ein Sportler-Supplement. Als **universeller Energieträger** unterstützt es die zerebrale Erholung, mindert die Folgen von Schlafmangel und stabilisiert den ATP-Haushalt im Gehirn. Auch wenn Kreatin keine direkte „Schlafhilfe" im klassischen Sinn ist, kann es bei gezieltem Einsatz – insbesondere in stressbelasteten oder wachheitsfordernden Lebensphasen – einen wichtigen Beitrag zur **Schlafgesundheit und neurokognitiven Regeneration** leisten.

5.2.5 B-Vitamine

Katalysatoren des zellulären Stoffwechsels und Modulatoren des Schlafs
Die B-Vitamine bilden eine Gruppe essenzieller Mikronährstoffe, die für eine Vielzahl an physiologischen Prozessen unverzichtbar sind. Als Cofaktoren in zahlreichen enzymatischen Reaktionen beeinflussen sie maßgeblich den Energiestoffwechsel, die Neurotransmittersynthese sowie die epigenetische Regulation zirkadianer Gene. Diese Funktionen machen sie nicht nur zu wichtigen Mitspielern in der körperlichen und geistigen Leistungsfähigkeit, sondern auch zu potenten Einflussfaktoren auf den Schlaf. Ihre Wirkungen sind dabei nicht akut-sedierend, sondern wirken im Sinne einer **systemischen Optimierung der Schlafregulation,** insbesondere über die Achsen **Stoffwechsel – Nervensystem – zirkadiane Rhythmen.**

B1 (Thiamin): Nervenfunktion und zelluläre Energieproduktion
Thiamin ist entscheidend für die Funktion des zentralen Nervensystems. Es wird als Thiaminpyrophosphat (TPP) in den **Pyruvat-Dehydrogenase-Komplex** und den **Citratzyklus** eingebaut und ist damit direkt an der **ATP-Produktion** beteiligt. Ein Mangel führt zu neuronaler Erregbarkeit, Müdig-

keit, Konzentrationsstörungen und in ausgeprägten Fällen zu Schlaflosigkeit. Studien zeigen, dass Thiaminmangel mit einem **dysregulierten Energiestoffwechsel im Gehirn** einhergeht, was die Homöostase zwischen Wachheit und Schlaf beeinträchtigen kann (Lu'o'ng & Nguyen, 2013).

B2 (Riboflavin): Mitwirkung an mitochondrialer Energieproduktion
Riboflavin ist Bestandteil der Coenzyme FMN und FAD, die als Elektronenträger in der mitochondrialen Atmungskette fungieren. Eine unzureichende Versorgung kann die ATP-Bereitstellung und damit auch **die nächtliche Erholungskapazität von Nervenzellen beeinträchtigen.** Interessanterweise wurde ein niedriger Riboflavin-Status auch mit **Migräneanfälligkeit und gestörtem Schlaf-Wach-Rhythmus** assoziiert, möglicherweise über mitochondriale Dysfunktion (Schoenen et al., 1998).

B3 (Niacin): Serotoninproduktion und zirkadiane Genexpression
Niacin ist nicht nur als $NAD^+/NADP^+$ Coenzym zentral für den Energiestoffwechsel, sondern spielt auch eine Rolle bei der **Regulation der zirkadianen Rhythmik.** Die NAD^+-abhängige Deacetylase **SIRT1,** ein bekannter Modulator der CLOCK-Gene, ist direkt abhängig von Niacin. Ein Mangel kann damit zu **Störungen des Schlaf-Wach-Rhythmus** beitragen (Nakahata et al., 2009). Darüber hinaus wird Tryptophan, eine Vorstufe von Serotonin und Melatonin, bei Niacinmangel vermehrt zur NAD-Synthese umgeleitet – was die **Verfügbarkeit schlafregulierender Neurotransmitter reduziert.**

B5 (Pantothensäure): Stressmodulation und Schlafregeneration
B5 ist als Bestandteil von Coenzym A zentral für den Fettsäuremetabolismus und die Synthese von Acetylcholin – einem Neurotransmitter, der im **REM-Schlaf** stark ansteigt. Eine unzureichende Versorgung kann somit zu **dysbalancierten REM-Phasen** oder gestörter Gedächtnisverarbeitung führen. Zudem beeinflusst B5 die Funktion der Nebennierenrinde und die **Synthese von Kortisol,** einem Hormon mit direktem Einfluss auf die zirkadiane Rhythmik und das Einschlafen.

B6 (Pyridoxin): Neurotransmittersynthese und Melatoninbildung
Vitamin B6 ist einer der wichtigsten Cofaktoren bei der **Synthese von GABA, Serotonin, Dopamin und Melatonin** – also genau jener Neurotransmitter, die den Schlaf regulieren. In Studien konnte gezeigt werden, dass ein B6-Mangel mit **Ein- und Durchschlafproblemen, erhöhter Reizbarkeit und gestörter REM-Schlafarchitektur** assoziiert ist (Leklem, 1991). Zudem be-

einflusst B6 die **Cortisolregulation** und kann so zur Reduktion von Stress-
bedingtem Aufwachen beitragen.

B7 (Biotin): Indirekte Rolle über Glukosemetabolismus

Biotin ist vor allem bekannt für seine Rolle in der **Gluconeogenese und Fett-
säuresynthese,** also Stoffwechselprozessen, die in der Nacht aktiv sind. Zwar
gibt es keine direkte schlaffördernde Wirkung, jedoch kann ein gestörter
Biotinhaushalt die **nächtliche metabolische Homöostase beeinträchtigen,**
was sich negativ auf die Schlafkontinuität auswirken kann.

B9 (Folat): Zellerneuerung, epigenetische Regulation und Schlaf

Folat ist zentral für die **DNA-Synthese,** die Methylierung und die Reparaturvorgänge – Prozesse, die besonders im Schlaf stattfinden. Zudem beeinflusst
Folat über den Methylierungszyklus die **Synthese von Melatonin und Serotonin,** was eine enge Verbindung zum Schlafverhalten herstellt. In Kohortenstudien wurde ein Zusammenhang zwischen niedrigem Folatstatus und erhöhter Tagesmüdigkeit, Schlafunterbrechungen und Depressivität (mit gestörtem Schlafprofil) festgestellt (Song et al., 2012a).

B12 (Cobalamin): Zirkadiane Steuerung und neurologische Schlafsymptome

Vitamin B12 beeinflusst die zirkadiane Rhythmik auf mehreren Ebenen –
u. a. über die Modulation der CLOCK-Gene, die Ausschüttung von Melatonin sowie die Funktion der Suprachiasmatischen Kerne (SCN). Frühere Studien zeigten, dass B12 in hohen Dosen bei Patienten mit Delayed Sleep Phase
Syndrome (DSPS) den **Schlaf-Wach-Rhythmus vorverlagern** konnte
(Okawa et al., 1990). Gleichzeitig ist ein Mangel mit neurologischen Symptomen wie Unruhe, Schlaflosigkeit, Parästhesien oder sogar Schlafapnoe assoziiert.

B-Vitamine in Ernährung und Supplementierung

B-Vitamine kommen vorwiegend in **Vollkornprodukten, Hülsenfrüchten,
grünem Gemüse, Eiern, Milchprodukten und Fleisch** vor. Da viele B-
Vitamine wasserlöslich und empfindlich gegenüber Hitze und Licht sind,
kann es durch **unausgewogene Ernährung, chronischen Stress, Alkohol
oder bestimmte Medikamente** (z. B. Metformin, Protonenpumpenhemmer)
zu Mangelzuständen kommen.

Kombinationspräparate mit dem gesamten **B-Komplex** sind für viele Personen sinnvoll, insbesondere bei chronischer Müdigkeit, Stressbelastung, unregelmäßigen Schlafmustern oder vegetarischer Ernährung. Hierbei sollte auf

bioaktive Formen wie **P-5-P (B6)**, **Methylcobalamin (B12)** und **5-MTHF (B9)** geachtet werden.

Fazit: B-Vitamine als zentrale Schaltstellen zwischen Stoffwechsel, Rhythmik und Schlaf

Die B-Vitamine agieren nicht isoliert, sondern als **vernetztes System** innerhalb zentraler Stoffwechsel- und Regulationsachsen. Ihr Einfluss auf Neurotransmitter, ATP-Synthese und zirkadiane Genexpression macht sie zu **entscheidenden Mikronährstoffen für Schlafqualität, Einschlafverhalten und nächtliche Regeneration**. Eine optimale Versorgung mit allen B-Vitaminen ist daher eine unverzichtbare Grundlage für gesunden Schlaf im Rahmen einer ausgewogenen Ernährung.

5.2.6 Zink

Immunmodulation, Neurotransmitterbalance und seine Rolle im Schlaf-Wach-Zyklus

Zink ist ein essentielles Spurenelement, das für mehr als 300 enzymatische Reaktionen im menschlichen Körper benötigt wird. Neben seiner bekannten Rolle im Immunsystem, bei der Wundheilung und als Cofaktor antioxidativer Enzyme gewinnt Zink zunehmend an Bedeutung im Kontext von **Schlafqualität, zirkadianer Rhythmik und neurophysiologischer Balance**. Aktuelle Studien zeigen, dass Zink direkt und indirekt die Schlafarchitektur beeinflussen kann – über Wirkmechanismen, die weit über seine klassische immunologische Funktion hinausgehen.

Zink im zentralen Nervensystem – Struktur, Signalweiterleitung und Neurotransmission

Im Gehirn liegt Zink teils frei in der Synapse vor, insbesondere im Hippocampus, Amygdala und Neokortex. Es wirkt dort als **modulatorischer Cofaktor für GABA-, Glutamat- und NMDA-Rezeptoren** (Takeda, 2000). Diese Neurotransmittersysteme sind für die Schlaf-Wach-Regulation essenziell:

- GABA wirkt inhibierend und fördert Einschlaf- und Tiefschlafphasen.
- Glutamat ist exzitatorisch und in der Wachheitsregulation aktiv.
- NMDA-Rezeptoren sind zentral an Gedächtniskonsolidierung und neuronaler Plastizität im Schlaf beteiligt.

Zink moduliert die **Affinität und Aktivität dieser Rezeptoren,** beeinflusst somit die neuronale Erregbarkeit und trägt zur Stabilisierung des Schlaf-Wach-Zyklus bei (Frederickson et al., 2005). Ein Mangel kann mit gesteigerter Reizbarkeit, Nervosität und Ein- bzw. Durchschlafproblemen einhergehen.

Zink und Melatonin – Einfluss auf das schlafregulierende Hormon
Zink ist an der Synthese und Freisetzung von Melatonin beteiligt – dem Schlüsselhormon für die Steuerung des zirkadianen Rhythmus. In Kombination mit Vitamin B6 wirkt Zink als Cofaktor der **AANAT (Arylalkylamin-N-Acetyltransferase)** – einem Enzym, das Tryptophan in Serotonin und schließlich in Melatonin umwandelt. In Tierstudien konnte ein Zinkmangel mit reduzierten Melatoninwerten und fragmentiertem Schlafverhalten assoziiert werden (Jansen et al., 1981).

Darüber hinaus beeinflusst Zink die Funktion der Epiphyse (Zirbeldrüse) und trägt zur **rhythmischen Expression von CLOCK-Genen** bei, was seine Rolle in der zirkadianen Steuerung weiter unterstreicht.

Klinische Studien zu Zink und Schlafqualität
Mehrere Humanstudien konnten einen Zusammenhang zwischen Zinkstatus und Schlafverhalten zeigen. In einer groß angelegten Kohortenstudie an über 8900 chinesischen Erwachsenen wurde ein **positiver Zusammenhang zwischen Zinkaufnahme und Schlafqualität sowie -dauer** festgestellt (Song et al., 2012b). Teilnehmer mit höherem Zinkstatus berichteten von besserem Durchschlafverhalten und weniger Tagesmüdigkeit.

In einer randomisierten, placebokontrollierten Doppelblindstudie bei Kindern zeigte eine Kombination aus Zink und Melatonin eine signifikante Verbesserung des Schlafbeginns und der Gesamtschlafdauer (Chung et al., 2011). Auch in der geriatrischen Bevölkerung, die häufig unter Schlafstörungen leidet, konnte durch Zinkgaben die **Schlaflatenz reduziert und die subjektive Schlafqualität verbessert** werden (Haghighatdoost et al., 2019).

Immunologische Bedeutung – Schlaf und Entzündungsregulation
Schlaf und Immunsystem stehen in bidirektionaler Beziehung: Chronische Entzündungsprozesse können die Schlafqualität beeinträchtigen, umgekehrt wirkt sich erholsamer Schlaf positiv auf die Immunbalance aus. Zink ist ein **zentraler Immunmodulator,** der u. a. die Funktion von T-Zellen, natürlichen Killerzellen und die Regulation proinflammatorischer Zytokine beeinflusst.

Ein adäquater Zinkstatus trägt somit zur **Reduktion systemischer Entzündungsmarker** bei – ein relevanter Faktor, da chronische low-grade inflammation (z. B. bei Adipositas, Stress oder Insulinresistenz) mit Schlafstörungen assoziiert ist (Prasad, 2008). Zudem beeinflusst Zink die Bildung von IL-1 und TNF-α – Zytokine, die direkt den Schlaf-Wach-Zyklus modulieren.

Zink, Ernährung und Supplementierung
Zinkreiche Lebensmittel sind v. a. **Fleisch, Meeresfrüchte (insbesondere Austern), Eier, Käse, Hülsenfrüchte, Nüsse und Vollkornprodukte.** Pflanzliche Quellen enthalten jedoch oft Phytinsäure, die die Bioverfügbarkeit reduziert. Daher sind Vegetarier und Veganer häufiger von Zinkmangel betroffen.

Die empfohlene Tageszufuhr liegt bei etwa **10–15 mg für Erwachsene,** bei erhöhtem Bedarf (z. B. durch Stress, Sport, Erkrankungen oder unausgewogene Ernährung) kann eine Supplementierung sinnvoll sein. Dabei gilt: **Nicht überdosieren,** da Zink in hohen Mengen (über 40 mg/Tag über längere Zeit) die Kupferaufnahme hemmen und die Immunantwort dämpfen kann.

Fazit: Zink als unterschätzter Baustein in der Schlafregulation
Zink wirkt über vielfältige Mechanismen auf die Schlafarchitektur: Es beeinflusst die **Neurotransmitterbalance, fördert die Melatoninsynthese, stabilisiert den zirkadianen Rhythmus** und unterstützt die **immunologische Erholung** während der Nacht. Ein adäquater Zinkstatus ist somit eine wichtige Voraussetzung für gesunden, durchgehenden und regenerativen Schlaf. Besonders in belastenden Lebensphasen oder bei vegetarischer Ernährung kann eine gezielte Zinkzufuhr sinnvoll zur Schlafoptimierung beitragen.

5.2.7 Melisse (Melissa officinalis)

Pflanzliche Ruhequelle für Körper und Geist
Die Zitronenmelisse gehört zu den ältesten bekannten Heilpflanzen Europas und wird traditionell zur Förderung der Entspannung, bei innerer Unruhe sowie zur Unterstützung des Schlafs eingesetzt. Ihre schlaffördernde Wirkung ist dabei nicht auf eine direkte Sedierung zurückzuführen, sondern basiert auf einem komplexen Zusammenspiel aus **neurophysiologischer Modulation, Stressminderung und vegetativer Beruhigung.** In Zeiten zunehmender mentaler Belastung und Schlafstörungen aufgrund von Anspannung und Gedankenkreisen wird Melisse zunehmend als sanfte, aber effektive Option in der natürlichen Schlafregulation geschätzt.

Botanische Herkunft und Inhaltsstoffe
Melissa officinalis ist ein mehrjähriges Lippenblütengewächs mit einem hohen Gehalt an ätherischen Ölen, darunter **Citral, Geranial, Linalool und Citronellal**. Zusätzlich enthält sie **Phenolsäuren, Flavonoide** (z. B. Luteolin, Apigenin) sowie **Rosmarinsäure,** die als Hauptwirkstoff in vielen pharmakologischen Untersuchungen identifiziert wurde. Die Kombination dieser Inhaltsstoffe verleiht der Melisse ihre ausgeprägte **neurovegetative Wirkung**.

Wirkmechanismen im Kontext von Schlaf und Ernährung
1. **GABA-erge Modulation:**
   Rosmarinsäure hemmt die Aktivität der **GABA-Transaminase,** ein Enzym, das den inhibitorischen Neurotransmitter GABA abbaut. Dadurch erhöht sich die GABA-Verfügbarkeit im synaptischen Spalt, was zu einer **Beruhigung der neuronalen Aktivität,** insbesondere im limbischen System, führt (Awad et al., 2009). Dies fördert eine entspannende Wirkung und kann das Einschlafen erleichtern.
2. **Stressreduktion & Cortisolhemmung:**
   Melissenextrakt wirkt anxiolytisch – also **angstlösend und spannungslösend** – vermutlich über GABAerge und serotonerge Systeme. Studien zeigten, dass Melisse in Kombination mit Lavendel oder Baldrian die **Cortisolreaktivität** nach mentalem Stress deutlich senken kann (Cases et al., 2011). Eine stabile Cortisoldynamik ist essenziell für ein gesundes Einschlafverhalten.
3. **Beeinflussung des vegetativen Nervensystems:**
   In Humanstudien konnte gezeigt werden, dass Melisse **parasympathische Aktivität fördert** (z. B. gemessen über Herzratenvariabilität), was einen direkten entspannenden Einfluss auf das autonome Nervensystem hat – ein zentraler Faktor für das Einschlafen.
4. **Antioxidative und neuroprotektive Effekte:**
   Flavonoide und Rosmarinsäure wirken antioxidativ und entzündungshemmend, was insbesondere im Kontext von **Stress-induzierten Schlafstörungen,** aber auch bei neurodegenerativen Erkrankungen mit Schlafproblemen von Bedeutung sein könnte.

Studienlage und klinische Evidenz
Die schlaffördernde Wirkung von Melisse wurde in mehreren Studien untersucht, oft in Kombination mit Baldrian, Lavendel oder Passionsblume:

* In einer randomisierten Studie mit 918 Probanden konnte ein standardisierter Melisse-Extrakt (Cyracos®) die Symptome von **subjektiver Schlaf-**

losigkeit, Einschlafproblemen und Nervosität innerhalb von 15 Tagen signifikant reduzieren (Cases et al., 2011).

- In einer placebokontrollierten Doppelblindstudie mit gesunden Probanden zeigte sich, dass Melisse bereits nach einer Einzeldosis eine **verbesserte Stimmungslage, reduzierte Wachsamkeit und erleichtertes Einschlafen** hervorrufen kann (Kennedy et al., 2004).
- Auch in pädiatrischen Studien wurde Melisse erfolgreich bei **Ein- und Durchschlafproblemen bei Kindern** eingesetzt, ohne relevante Nebenwirkungen zu berichten (Müller & Klement, 2006).

Ernährungsphysiologische Einordnung und Anwendung
Melisse kann in verschiedenen Darreichungsformen konsumiert werden:

- Als **Tee,** vor allem abends nach dem Essen, zur sanften Beruhigung.
- Als **standardisierter Trockenextrakt** in Kapsel- oder Tablettenform.
- Als **alkoholfreie Tinktur oder Lutschpastille** (insbesondere bei Kindern oder bei Alkoholverzicht).
- Auch als **aromatische Zutat** in Smoothies, Kräuterbutter oder Desserts – eine sensorisch angenehme Möglichkeit, den Tag ausklingen zu lassen.

Die Aufnahme in die Ernährung als funktionelles Lebensmittel oder Bestandteil eines „Schlafrituals" ist nicht nur wirksam, sondern unterstützt auch die **rituelle Konsistenz,** die für die Schlafhygiene bedeutsam ist.

Sicherheit und Verträglichkeit
Melisse gilt als sehr gut verträglich. In hohen Dosierungen (>600 mg Extrakt/ Tag) können gelegentlich gastrointestinale Beschwerden oder Schläfrigkeit am Tag auftreten. Wechselwirkungen mit zentral wirksamen Medikamenten (z. B. Benzodiazepinen) sollten beachtet werden. Für Schwangere, Stillende und Kinder unter 3 Jahren wird eine Anwendung nur nach ärztlicher Rücksprache empfohlen.

Fazit: Melisse als pflanzlicher Verbündeter für entspannte Nächte
Melisse bietet eine **natürliche, nebenwirkungsarme Möglichkeit,** das Einschlafen und die nächtliche Regeneration zu fördern – insbesondere bei stressbedingter innerer Unruhe, Nervosität oder dysregulierter Abendspannung. Ihre Wirkung entfaltet sich sanft, aber wissenschaftlich nachvollziehbar über GABAerge Mechanismen, Cortisoldämpfung und vegetative Beruhigung. Im Rahmen eines ernährungsorientierten Schlafkonzepts wie *Sleep Food* nimmt

Melisse damit eine **Brückenfunktion zwischen funktioneller Ernährung und pflanzlicher Schlafmedizin** ein.

5.2.8 Baldrian (Valeriana officinalis)

Der Klassiker der pflanzlichen Schlafmittel im Fokus moderner Forschung
Baldrian zählt zu den ältesten und am besten untersuchten pflanzlichen Heilmitteln gegen Nervosität und Schlafstörungen. Die Wurzel der Pflanze wurde bereits im antiken Griechenland verwendet, um Unruhe und Schlaflosigkeit zu behandeln – und steht bis heute im Zentrum zahlreicher freiverkäuflicher pflanzlicher Arzneimittel. Anders als synthetische Schlafmittel wirkt Baldrian **nicht sedierend im engeren Sinne,** sondern entfaltet seine Wirkung über eine **beruhigende, schlafanstoßende Modulation des zentralen Nervensystems,** insbesondere durch eine Verstärkung der GABAergen Neurotransmission. Neuere Studien geben Einblicke in die **komplexe Pharmakodynamik,** die weit über die klassische „Beruhigung" hinausgeht und auch auf eine **Regulation des Schlaf-Wach-Rhythmus, der Schlaflatenz und der Tiefschlafanteile** abzielt.

Inhaltsstoffe und pharmakologische Grundlagen
Die medizinisch wirksamen Bestandteile des Baldrians befinden sich in der Wurzel und umfassen:

* **Valerensäuren** (v. a. Valerensäure, Acetoxyvalerensäure),
* **Valepotriate** (Valtrat, Isovaltrat),
* **Lignane und Sesquiterpene,**
* sowie geringe Mengen an ätherischen Ölen.

Besonders die Valerensäuren gelten als aktive Modulatoren der GABA-A-Rezeptoren. Diese spielen eine zentrale Rolle in der Schlafregulation, da GABA der wichtigste hemmende Neurotransmitter im Gehirn ist und schlafanstoßend wirkt. In vitro konnte gezeigt werden, dass Valerensäure als **positiver allosterischer Modulator** wirkt und die GABA-A-Rezeptoraktivität verstärkt – ein ähnlicher Mechanismus wie bei Benzodiazepinen, jedoch ohne deren Nebenwirkungen oder Abhängigkeitspotenzial (Benke et al., 2009).

Wirkmechanismen – Schlafförderung ohne Sedierung
Im Gegensatz zu synthetischen Hypnotika wie Zolpidem oder Benzodiazepinen verursacht Baldrian keine muskuläre Relaxation, Atemdepression

oder kognitive Beeinträchtigung. Vielmehr wirkt es auf natürliche Weise beruhigend durch:

- **Verstärkung der GABAergen Hemmung,**
- **Hemmung des GABA-Abbaus,**
- **Reduktion exzitatorischer Neurotransmitter (z. B. Glutamat),**
- **Minderung der neuronalen Erregbarkeit** in stressassoziierten Hirnarealen (z. B. Amygdala).

Einige Studien legen nahe, dass Baldrian auch die Expression von **Adenosinrezeptoren und Melatoninrezeptoren** modulieren kann, was auf eine zusätzliche Wirkung auf den zirkadianen Rhythmus hindeutet (Mennini et al., 1995).

Klinische Studienlage: Baldrian bei Schlafstörungen
Die Evidenzlage zu Baldrian ist breit, aber heterogen. Einige Metaanalysen bescheinigen eine signifikante Wirkung auf **Schlaflatenz und subjektive Schlafqualität,** insbesondere bei Personen mit milder bis moderater Schlafstörung.

- Eine randomisierte Studie mit 100 Teilnehmern zeigte, dass die Einnahme von 600 mg Baldrianextrakt über zwei Wochen die **Einschlafzeit signifikant verkürzte** und die subjektive Schlafqualität verbesserte – ohne Nebenwirkungen oder Rebound-Effekte (Vorbach et al., 1996).
- In einer placebokontrollierten Doppelblindstudie mit gesunden Probanden reduzierte Baldrian die **mittlere Schlaflatenz von 16 auf 9 min** und erhöhte die Tiefschlafdauer signifikant (Donath et al., 2000).
- Eine Metaanalyse von Bent et al. (2006) kam zu dem Ergebnis, dass Baldrian besonders in Kombination mit Melisse oder Hopfen wirksam ist, jedoch eine gewisse individuelle Reaktion berücksichtigt werden muss.

Anwendung und ernährungsmedizinische Perspektive
Baldrian kann in Form von **Tee (z. B. aus getrockneter Wurzel), Tinkturen, Kapseln** oder **standardisierten Extrakten** eingenommen werden. Für schlaffördernde Effekte empfehlen sich Extrakte mit hohem Gehalt an Valerensäuren, z. B. 450–900 mg ca. 30–60 min vor dem Schlafengehen.

Aus ernährungsphysiologischer Sicht stellt Baldrian eine **schonende, rezeptfreie Ergänzung** dar, die sich gut in ein schlafförderndes Abendritual integrieren lässt. In Kombination mit anderen pflanzlichen Adaptogenen (Melisse, Passionsblume, Ashwagandha) kann eine synergistische Wirkung erzielt werden.

Verträglichkeit und Hinweise
Baldrian ist in der Regel sehr gut verträglich. In seltenen Fällen kann es zu leichten Magenbeschwerden, Kopfschmerzen oder Benommenheit kommen. Eine **Tagesmüdigkeit** ist kaum zu erwarten, da Baldrian **nicht sedierend im klassischen Sinne** wirkt. Wechselwirkungen mit ZNS-wirksamen Medikamenten sind möglich und sollten ärztlich abgeklärt werden.

Auch wenn Baldrian keine Gewöhnung oder Abhängigkeit erzeugt, empfiehlt sich eine **Einnahmepause nach längerer Anwendung,** um die Wirkung nachhaltig zu erhalten.

Fazit: Baldrian als traditionsreiche und moderne Schlafhilfe
Baldrian ist nicht nur ein Klassiker der Phytotherapie, sondern auch eine wissenschaftlich anerkannte Option bei Einschlafstörungen, innerer Unruhe und stressbedingten Schlafproblemen. Seine Wirkung beruht auf der Modulation hemmender Neurotransmittersysteme – insbesondere GABA – ohne die Nebenwirkungen synthetischer Hypnotika. Im Rahmen eines ernährungsmedizinischen Schlafkonzepts wie *Sleep Food* bietet Baldrian eine **natürliche, evidenzbasierte Ergänzung,** insbesondere wenn Schlafstörungen mit mentaler Anspannung oder emotionalem Stress einhergehen.

5.2.9 Theanin

Die beruhigende Aminosäure aus grünem Tee
Theanin, genauer gesagt **L-Theanin,** ist eine seltene, nicht-proteinogene Aminosäure, die fast ausschließlich in Teepflanzen vorkommt – insbesondere in grünem und weißem Tee *(Camellia sinensis).* Bekannt ist Theanin vor allem für seine **ausgleichende, stressreduzierende Wirkung,** ohne dabei sedierend zu wirken. In der modernen Ernährungsmedizin gewinnt es zunehmend an Bedeutung als sanfter „Mentalrelaxant", der nicht nur das emotionale Wohlbefinden stärkt, sondern auch die **Schlafqualität verbessert,** insbesondere bei stressinduzierten Einschlafstörungen.

Struktur und Aufnahme
L-Theanin ist strukturell mit Glutamat verwandt, was seine **interaktive Wirkung auf glutamaterge und GABAerge Rezeptorsysteme** im Gehirn erklärt. Nach oraler Einnahme wird Theanin über den Darm absorbiert, passiert leicht die Blut-Hirn-Schranke und erreicht innerhalb von 30–45 min das zentrale Nervensystem (Terashima et al., 1999). Dort entfaltet es seine vielfältigen neurophysiologischen Effekte.

Wirkmechanismen: Entspannung ohne Sedierung

1. **Modulation von Neurotransmittern:**

   Theanin beeinflusst eine Reihe zentraler Neurotransmitter. Es erhöht die Freisetzung von **GABA (gamma-Aminobuttersäure),** einem hemmenden Neurotransmitter mit schlaffördernder Wirkung. Gleichzeitig moduliert es die Aktivität von **Dopamin und Serotonin,** was sowohl beruhigend als auch stimmungsstabilisierend wirkt (Nathan et al., 2006).

2. **Dämpfung der glutamatergen Aktivität:**

   Als Glutamat-Analogon kann Theanin an Glutamatrezeptoren binden und dort als **kompetitiver Antagonist** wirken. Dadurch reduziert es exzitatorische neuronale Aktivität – ein Mechanismus, der sowohl bei Angst, Stress als auch bei Schlafstörungen relevant ist.

3. **Erhöhung der Alpha-Wellen im EEG:**

   Mehrere Studien zeigen, dass L-Theanin die **Alpha-Gehirnwellenaktivität** (8–13 Hz) fördert, ein Zustand, der mit **tiefer mentaler Entspannung und erhöhter Kreativität** assoziiert ist, ohne in Schläfrigkeit überzugehen (Nobre et al., 2008). Alpha-Wellen gelten als physiologischer Marker für meditative Zustände, was Theanin zu einem besonders interessanten Stoff für den abendlichen Übergang in den Schlaf macht.

4. **Stressreduktion über HPA-Achse:**

   Tierexperimentelle Studien zeigen, dass Theanin die **Aktivierung der Hypothalamus-Hypophysen-Nebennieren-Achse** (HPA-Achse) hemmen kann – mit nachweislich geringerer Cortisolantwort auf Stressoren (Unno et al., 2013). Ein stabiler Cortisol-Rhythmus ist entscheidend für die Regulation des circadianen Schlaf-Wach-Zyklus.

Studienlage zu Theanin und Schlaf

- In einer placebokontrollierten Studie mit 30 Probanden konnte eine tägliche Einnahme von 200 mg Theanin über vier Wochen die **Schlafqualität verbessern, die Einschlafzeit verkürzen und das morgendliche Erholungsgefühl erhöhen** (Lyon et al., 2011).

- Eine Untersuchung bei Patienten mit generalisierter Angststörung zeigte, dass L-Theanin nicht nur angstlösend, sondern auch **schlaffördernd** wirkt – ohne die typischen Nebenwirkungen anxiolytischer Medikamente wie Benommenheit oder Abhängigkeitspotenzial (Hidese et al., 2019).

- In Kombination mit anderen Substanzen wie GABA oder Magnesium zeigte Theanin in Pilotstudien **synergistische Effekte,** insbesondere bei Einschlafstörungen infolge abendlicher Gedankenkreise und innerer Unruhe.

Ernährungsphysiologische Anwendung
L-Theanin ist natürlicherweise vor allem in grünem Tee enthalten – pro Tasse etwa 25–60 mg. Jedoch hängt der Gehalt stark von Sorte, Erntezeitpunkt und Zubereitung ab. In der Praxis sind therapeutisch relevante Mengen (150–400 mg/Tag) oft **nur über Nahrungsergänzungsmittel** erreichbar.

Besonders geeignet ist Theanin bei:

- abendlicher mentaler Übererregung,
- stressbedingten Einschlafstörungen,
- unruhigem Schlaf trotz Müdigkeit,
- ergänzend zu Melatonin oder Magnesium.

Theanin wirkt **nicht schlaferzwingend,** sondern **schlafvorbereitend** – ideal in Kombination mit schlaffördernden Verhaltensweisen oder entspannungsfördernder Ernährung.

Sicherheit und Verträglichkeit
L-Theanin gilt als sicher und gut verträglich. Selbst hohe Dosen (bis 1000 mg/Tag) zeigten in Studien keine relevanten Nebenwirkungen. Wichtig ist die Unterscheidung von **synthetischem Theanin und natürlichem L-Theanin** – letzteres sollte bevorzugt werden. Es besteht keine Abhängigkeits- oder Toleranzentwicklung.

Fazit: Theanin als mentaler Ruhepol vor dem Schlaf
L-Theanin ist ein faszinierender pflanzlicher Wirkstoff, der über seine **neurotransmittermodulierenden Eigenschaften** eine natürliche Möglichkeit bietet, den Übergang vom Tagesmodus in den Schlaf zu erleichtern – ohne Schläfrigkeit zu erzwingen. Seine Wirkung entfaltet sich subtil, aber effektiv, besonders bei stressgeplagten Menschen mit überaktivem Geist am Abend. In einem ganzheitlichen *Sleep Food*-Konzept stellt Theanin eine **moderne Ergänzung zwischen Ernährung, Supplementierung und mentaler Entlastung** dar.

5.2.10 Ashwagandha (Withania somnifera)

Adaptogen mit Potenzial zur Stressminderung und Schlafverbesserung
Ashwagandha, auch bekannt als Schlafbeere oder indischer Ginseng, ist eine der wichtigsten Pflanzen in der ayurvedischen Medizin und zählt zur Gruppe der **Adaptogene** – Substanzen, die dem Körper helfen, sich besser an

Stressoren anzupassen. Neben den vielfältigen positiven Wirkungen auf das Nervensystem, das Immunsystem und die Energiehomöostase rückt **Ashwagandha zunehmend in den Fokus der Schlafmedizin,** insbesondere wegen seiner **wirkungsvollen stressmindernden Effekte,** die indirekt und direkt zur Verbesserung der Schlafqualität beitragen können.

Botanik, Inhaltsstoffe und pharmakologische Grundlage
Ashwagandha ist eine krautige Pflanze aus der Familie der Nachtschattengewächse *(Solanaceae),* deren medizinisch relevante Substanzen hauptsächlich in der Wurzel vorkommen. Die wichtigsten bioaktiven Verbindungen sind:

- **Withanolide** (Steroidlactone, z. B. Withaferin A),
- **Alkaloide,**
- **Saponine,**
- **Flavonoide.**

Diese Substanzen zeigen adaptogene, anxiolytische, antioxidative und entzündungshemmende Eigenschaften, wobei die **Modulation der Hypothalamus-Hypophysen-Nebennierenrinden-Achse (HPA-Achse)** im Zentrum der Wirkung steht – ein zentrales System, das eng mit Schlafregulation, Cortisolrhythmik und psychischer Belastung verknüpft ist.

Wirkmechanismen: Stressreduktion, Cortisolsenkung und Schlafanstoßung
1. **Modulation der HPA-Achse:**
   Chronischer Stress aktiviert die HPA-Achse übermäßig und führt zu erhöhten Cortisolspiegeln – ein Zustand, der mit Einschlafproblemen, Fragmentierung des Tiefschlafs und nächtlichem Aufwachen einhergeht. Ashwagandha reduziert über eine **negative Rückkopplung auf Hypothalamus und Hypophyse** die Cortisolproduktion und trägt so zur **Re-Normalisierung des zirkadianen Cortisolprofils** bei (Chandrasekhar et al., 2012).
2. **GABAerge und serotonerge Effekte:**
   Tier- und Zellstudien zeigen, dass Ashwagandha die Aktivität von GABA-A-Rezeptoren erhöhen kann – ähnlich wie Baldrian oder Theanin, jedoch über andere molekulare Interaktionen. Darüber hinaus beeinflusst Ashwagandha die Serotoninverfügbarkeit und -signalübertragung, was positiv auf den Einschlafprozess und die Schlafqualität wirkt.

3. **Reduktion von oxidativem Stress:**
Chronischer Stress und gestörter Schlaf gehen mit einer erhöhten Bildung freier Radikale einher. Die antioxidativen Eigenschaften von Withanoliden können helfen, **oxidativen Stress im zentralen Nervensystem zu reduzieren,** was neuroprotektiv und schlaffördernd wirkt.

Studienlage zur Wirkung auf Schlaf und Schlafqualität
Die wissenschaftliche Evidenz zur Wirkung von Ashwagandha auf den Schlaf hat in den letzten Jahren deutlich zugenommen:

- In einer randomisierten, doppelblinden, placebokontrollierten Studie mit 60 Probanden führte die tägliche Einnahme von 300 mg Ashwagandha-Extrakt (KSM-66) über 10 Wochen zu einer signifikanten **Verbesserung der Schlafqualität,** einer Reduktion der Einschlaflatenz und einer **Steigerung der Gesamtschlafdauer** (Langade et al., 2019).
- Eine weitere Studie mit älteren Erwachsenen zeigte, dass Ashwagandha über einen Zeitraum von 12 Wochen nicht nur Schlafprobleme, sondern auch **Müdigkeit, Konzentrationsstörungen und Erschöpfung** signifikant lindern konnte (Auddy et al., 2008).
- Besonders relevant für *Sleep Food:* Die positiven Effekte traten auch bei gesunden Personen auf, die **keine klinischen Schlafstörungen,** aber **subjektive Schlafprobleme durch Stress oder Überforderung** hatten.

Ernährungsmedizinische Perspektive
Ashwagandha ist in der westlichen Ernährung nicht verbreitet, kann jedoch **gezielt supplementiert** werden. Standardisierte Extrakte (z. B. KSM-66® oder Sensoril®) bieten eine definierte Konzentration an Withanoliden und werden in Dosierungen von 250–600 mg pro Tag eingesetzt – idealerweise über einen Zeitraum von mindestens 6–8 Wochen. Eine Einnahme am Abend kann sinnvoll sein, besonders bei stressbedingten Einschlafproblemen.

Ashwagandha lässt sich gut mit anderen Substanzen kombinieren:

- **Mit Magnesium** zur Verstärkung der Muskelentspannung,
- **Mit Theanin oder Baldrian** zur GABA-Optimierung,
- **Mit Melatonin,** wenn zirkadiane Phasenverschiebungen vorliegen.

Sicherheit und Verträglichkeit
Ashwagandha gilt bei empfohlener Dosierung als gut verträglich. In Einzelfällen wurden gastrointestinale Beschwerden, leichte Sedierung oder Haut-

reaktionen berichtet. Schwangeren und Stillenden wird von einer Anwendung abgeraten. Aufgrund seiner adaptogenen Eigenschaften ist es **nicht schlaferzwingend,** sondern regulierend und stabilisierend.

Fazit: Ashwagandha als adaptogene Unterstützung für den Schlaf
Ashwagandha stellt eine wirksame pflanzliche Option zur **Stressreduktion, Cortisolsenkung und Schlafverbesserung** dar – insbesondere bei Personen, deren Schlafqualität durch mentale Überlastung, Sorgen oder dysregulierte HPA-Achsen beeinträchtigt ist. Als integraler Bestandteil eines *Sleep Food*-Konzepts kann Ashwagandha helfen, die Schlafarchitektur wiederherzustellen, die emotionale Erholung zu fördern und langfristig eine bessere Schlafqualität zu erreichen – **ohne Abhängigkeitspotenzial oder sedierende Nebenwirkungen.**

5.2.11 Omega-3-Fettsäuren

Entzündungsmodulatoren, Neuroprotektoren und potenzielle Schlafverbesserer
Omega-3-Fettsäuren, insbesondere **Eicosapentaensäure (EPA)** und **Docosahexaensäure (DHA),** gehören zu den wichtigsten mehrfach ungesättigten Fettsäuren, die eine zentrale Rolle im **Zellstoffwechsel, in der Gehirnentwicklung und in der Regulation von Entzündungsprozessen** spielen. Ihr Einfluss auf die Gesundheit des Gehirns, die Stimmungslage und das Herz-Kreislauf-System ist gut belegt – doch in den letzten Jahren rückt auch ihre **Bedeutung für die Schlafqualität und den zirkadianen Rhythmus** stärker in den wissenschaftlichen Fokus.

Biochemische Grundlagen und Bedeutung im Nervensystem
DHA ist ein struktureller Hauptbestandteil der Phospholipide im zentralen Nervensystem und macht bis zu 30 % der Fettsäuren in der grauen Substanz des Gehirns aus. EPA hingegen wirkt vor allem funktionell, etwa über die **Regulation von Entzündungsmediatoren,** die Produktion von Prostaglandinen und die Beeinflussung neuronaler Signalwege. Beide Fettsäuren sind essenziell, können also vom Körper nicht in ausreichendem Maße selbst hergestellt werden und müssen über die Nahrung aufgenommen werden – idealerweise durch fettreichen Seefisch (z. B. Lachs, Makrele, Sardine) oder hochwertige Nahrungsergänzungsmittel.

Omega-3 und Schlaf: Mechanistische Verknüpfungen

1. **Neurotransmittersynthese und Melatoninbildung**

DHA ist essenziell für die **Funktion der Zirbeldrüse** und die **Melatoninproduktion.** Studien an Tiermodellen zeigen, dass eine unzureichende Omega-3-Zufuhr mit einer verminderten Synthese von Serotonin und Melatonin in Verbindung steht – zwei zentrale Neurotransmitter im Schlaf-Wach-Zyklus. Eine verbesserte Versorgung mit DHA kann die Melatoninsekretion fördern und dadurch **Schlaflatenz und Gesamtschlafzeit positiv beeinflussen** (Lavialle et al., 2008).

2. **Zellmembranintegrität und neuronale Plastizität**

DHA beeinflusst die **Fluidität neuronaler Membranen,** was für die Signalweiterleitung, Rezeptorbindung und synaptische Plastizität entscheidend ist. Insbesondere im REM-Schlaf, der mit intensiven neurokognitiven Prozessen einhergeht, ist eine gute Membranstruktur für die **Effizienz synaptischer Reorganisation** von Bedeutung.

3. **Regulation inflammatorischer Prozesse**

Chronische systemische Entzündungen stehen in enger Verbindung zu gestörtem Schlaf und erhöhter Tagesschläfrigkeit. EPA wirkt stark entzündungshemmend über die Bildung von **Resolvinen** und **Protectinen** – lipidbasierten Mediatoren, die entzündliche Reaktionen auflösen. Eine erhöhte Omega-3-Zufuhr kann dadurch **schlafstörende Entzündungsprozesse im zentralen Nervensystem reduzieren.**

4. **Beeinflussung des Cortisolrhythmus und der HPA-Achse**

Omega-3-Fettsäuren zeigen eine **dämpfende Wirkung auf die Stressantwort,** insbesondere auf die Aktivierung der HPA-Achse. Studien berichten über eine Normalisierung des Cortisolprofils bei Omega-3-Supplementierung – ein Faktor, der indirekt die **Schlafqualität bei stressassoziierten Einschlafproblemen verbessern** kann (Kiecolt-Glaser et al., 2011).

Studienlage zur Schlafqualität

Die wissenschaftliche Evidenz für einen Zusammenhang zwischen Omega-3-Fettsäuren und Schlaf nimmt stetig zu:

- In einer placebokontrollierten Studie mit über 350 Schulkindern zeigten Montgomery et al. (2014), dass eine tägliche Supplementierung von 600 mg DHA über 16 Wochen zu einer **signifikanten Verlängerung der Gesamtschlafzeit** und einer **Reduktion nächtlicher Aufwachphasen** führte – gemessen per Aktimetrie und elterlicher Befragung.

- Eine Querschnittsstudie an Erwachsenen ergab, dass ein niedriger Omega-3-Index mit einer **verkürzten Schlafdauer und schlechterer Schlafeffizienz** assoziiert war (Delgado-Noguera et al., 2021).
- Weitere Studien zeigen **positive Effekte bei postpartaler Schlafstörung,** bei Schlafproblemen im Alter sowie bei Personen mit milden depressiven Symptomen – Zustände, die häufig mit Schlafstörungen einhergehen und sich durch eine Omega-3-gestützte Ernährung stabilisieren lassen.

Ernährungsmedizinische Empfehlungen

Eine ausreichende Versorgung mit Omega-3-Fettsäuren über die Ernährung ist für die Schlafqualität ebenso relevant wie für die allgemeine metabolische Gesundheit. Die Deutsche Gesellschaft für Ernährung (DGE) empfiehlt eine Zufuhr von **250–500 mg EPA und DHA täglich,** was etwa zwei Portionen fettreichen Fischs pro Woche entspricht.

Für Menschen mit Schlafproblemen, entzündlichen Erkrankungen oder niedrigem Fischkonsum kann eine Supplementierung sinnvoll sein. Dabei sollte auf:

- **hohe Reinheit** (z. B. Schwermetallfreiheit),
- **gute Bioverfügbarkeit** (Triglyzerid- oder Phospholipidform)
- und ein **ausgewogenes EPA:DHA-Verhältnis** geachtet werden.

In Kombination mit Magnesium, Theanin oder Melatonin kann Omega-3 eine **sanfte, systemische Unterstützung der nächtlichen Regeneration** darstellen – insbesondere bei schlafstörungsassoziierten Entzündungen oder neurokognitiver Überlastung.

Sicherheit und Verträglichkeit

Omega-3-Fettsäuren gelten als sehr gut verträglich. In Einzelfällen können Fischölprodukte leichte gastrointestinale Beschwerden (z. B. Aufstoßen) verursachen. Wichtig ist, auf die Oxidationsstabilität der Präparate zu achten, da ranzige Öle proinflammatorisch wirken können. Die Kombination mit fettlöslichen Vitaminen (z. B. Vitamin E) kann die Stabilität erhöhen.

Fazit: Omega-3-Fettsäuren als schlafunterstützende Systemmodulatoren

Omega-3-Fettsäuren sind keine klassischen Schlafmittel – und doch haben sie über ihre **vielfältigen systemischen Effekte auf Gehirn, Hormone und Entzündungsprozesse** das Potenzial, die Schlafqualität maßgeblich zu beeinflussen. Insbesondere Personen mit stressbedingten Schlafstörungen, neurokognitiver Überlastung oder metabolischer Dysregulation können durch eine gezielte Omega-3-Zufuhr profitieren. In einem ganzheitlichen *Sleep Food*-Ansatz nehmen EPA und DHA daher eine **zentrale Rolle als metabolische Schrittmacher für nächtliche Regeneration** ein.

5.2.12 Fazit

Nahrungsergänzungsmittel können gezielt eingesetzt werden, um den Schlaf zu unterstützen, insbesondere wenn durch Lebensstil, Stress oder Ernährung eine ausreichende Versorgung mit schlaffördernden Nährstoffen nicht gewährleistet ist. In diesem Kapitel wurden sowohl klassische Mineralstoffe wie **Magnesium** und **Zink,** als auch schlaffördernde Aminosäuren wie **Tryptophan, Glycin, Theanin** und **Kreatin** ausführlich beleuchtet. Zudem wurde die Wirkung von **B-Vitaminen** auf Neurotransmitterbildung und zirkadiane Prozesse dargestellt.

Besonders hervorzuheben sind die **pflanzlichen Adaptogene und Sedativa,** darunter **Ashwagandha, Melisse** und **Baldrian,** die über stressregulierende, GABAerge und entspannende Effekte verfügen. Auch **Omega-3-Fettsäuren** zeigen indirekte, aber klinisch relevante Wirkungen auf Schlafqualität und Schlafdauer durch ihre entzündungsmodulierenden und neuroprotektiven Eigenschaften.

Die wissenschaftliche Evidenz belegt zunehmend die Bedeutung eines individuell abgestimmten Mikronährstoffprofils für die nächtliche Erholung. Nahrungsergänzungsmittel sollten dabei **nicht als Ersatz für eine ausgewogene Ernährung,** sondern als gezielte Ergänzung verstanden werden – insbesondere in Lebensphasen mit erhöhtem Bedarf oder gestörter Schlaf-Wach-Regulation.

Literatur

Abbasi, B., Kimiagar, M., Sadeghniiat, K., Shirazi, M. M., Hedayati, M., & Rashidkhani, B. (2012). The effect of magnesium supplementation on primary insomnia in elderly: A double-blind placebo-controlled clinical trial. *Journal of Research in Medical Sciences, 17*(12), 1161–1169.

Abernethy, D. R., & Todd, E. L. (1985). Impairment of caffeine clearance by chronic use of low-dose oestrogen-containing oral contraceptives. *European Journal of Clinical Pharmacology, 28*(4), 425–428.

Afaghi, A., O'Connor, H., & Chow, C. M. (2008). High-glycemic-index carbohydrate meals shorten sleep onset. *The American Journal of Clinical Nutrition, 87*(2), 419–426.

Aldridge, A., Bailey, J., & Neims, A. H. (1981). The disposition of caffeine during and after pregnancy. *Seminars in Perinatology, 5*(4), 310–314.

Auddy, B., Hazra, J., Mitra, A., & Abedon, B. (2008). A standardized Withania somnifera extract significantly reduces stress-related parameters in chronically stressed humans: A double-blind, randomized, placebo-controlled study. *Journal of the American Nutraceutical Association, 11*(1), 50–56.

Awad, R., Levac, D., Cybulska, P., Merali, Z., Trudeau, V. L., & Arnason, J. T. (2009). Effects of traditionally used anxiolytic botanicals on enzymes of the gamma-aminobutyric acid (GABA) system. *Canadian Journal of Physiology and Pharmacology, 87*(7), 435–445.

Balogh, A., Klinger, G., Henschel, L., Borner, A., Vollanth, R., & Kuhnz, W. (1995). Influence of the menstrual cycle on the pharmacokinetics of caffeine. *European Journal of Clinical Pharmacology, 49*(4), 287–289.

Bannai, M., Kawai, N., Ono, K., Nakahara, K., & Murakami, N. (2012). The effects of glycine on subjective daytime performance in partially sleep-restricted healthy volunteers. *Frontiers in Neurology, 3*, 61.

Basheer, R., Strecker, R. E., Thakkar, M. M., & McCarley, R. W. (2004). Adenosine and sleep–wake regulation. *Progress in Neurobiology, 73*(6), 379–396.

Benedict, C., Vogel, H., Jonas, W., Woting, A., Blaut, M., Schürmann, A., & Cedernaes, J. (2020). Gut microbiota and sleep-wake regulation. *Current Opinion in Clinical Nutrition and Metabolic Care, 15*(6), 571–577.

Benke, D., et al. (2009). GABA-A receptor subtypes: Structure, pharmacology, and function. *Nature Reviews Neuroscience, 10*(7), 553–562.

Bent, S., Padula, A., Moore, D., Patterson, M., & Mehling, W. (2006). Valerian for sleep: A systematic review and meta-analysis. *The American Journal of Medicine, 119*(12), 1005–1012.

Berridge, M. J. (2010). Vitamin D: A custodian of cell signalling stability in health and disease. *Biochemical Society Transactions, 38*(5), 1151–1159.

Bonnet, M. H., & Arand, D. L. (1992). Caffeine use as a model of acute and chronic insomnia. Sleep, 15(6), 526–536.

Braissant, O., Henry, H., Béard, E., & Uldry, J. (2011). Creatine and creatine transporter in the brain: Biosynthesis, regulation, and function. *Amino Acids, 40*(5), 1313–1324.

Bravo, R., Matito, S., Cubero, J., Paredes, S. D., Franco, L., Rivero, M., et al. (2013). Tryptophan-enriched cereal intake improves nocturnal sleep, melatonin, serotonin, and total antioxidant capacity levels and mood in elderly humans. *Age, 35*(4), 1277–1285.

Cases, J., Ibarra, A., Feuillère, N., Roller, M., & Sukkar, S. G. (2011). Pilot trial of Melissa officinalis L. leaf extract in the treatment of volunteers suffering from mild-to-moderate anxiety disorders and sleep disturbances. *Mediterranean Journal of Nutrition and Metabolism, 4*(3), 211–218.

Chacko, S. A., Sul, J., Song, Y., Li, X., LeBlanc, J., You, Y., et al. (2011). Magnesium supplementation, metabolic and inflammatory markers, and global genomic and proteomic profiling: A randomized, double-blind, controlled trial in overweight individuals. *American Journal of Clinical Nutrition, 93*(2), 463–473.

Chandrasekhar, K., Kapoor, J., & Anishetty, S. (2012). A prospective, randomized double-blind, placebo-controlled study of safety and efficacy of a high-concentration full-spectrum extract of *Ashwagandha* root in reducing stress and anxiety in adults. *Indian Journal of Psychological Medicine, 34*(3), 255–262.

Chung, S., Yoon, S. Y. R., Lee, M. Y., & Kim, S. H. (2011). The effect of zinc supplementation on sleep quality and melatonin secretion in children: A randomized controlled trial. *Journal of Pediatric Research, 70*(1), 39–45.

de Souza, M. C., Walker, A. F., Robinson, P. A., & Bolland, K. (2021). Magnesium and sleep in the elderly: A systematic review and meta-analysis. *Nutrients, 13*(3), 923.

Delgado-Noguera, M., et al. (2021). Omega-3 fatty acids and sleep in adults: A systematic review. *Nutrients, 13*(11), 3925.

Donath, F., Quispe, S., Diefenbach, K., Maurer, A., Fietze, I., & Roots, I. (2000). Critical evaluation of the effect of valerian extract on sleep structure and sleep quality. *Pharmacopsychiatry, 33*(2), 47–53.

Drake, C., Roehrs, T., Shambroom, J., & Roth, T. (2013). Caffeine effects on sleep taken 0, 3, or 6 hours before going to bed. *Journal of Clinical Sleep Medicine, 9*(11), 1195–1200.

Durlach, J. (1995). Magnesium depletion and pathogenesis of insomnia: A review of the evidence. *Magnesium Research, 8*(3), 373–378.

Ebrahim, I. O., Shapiro, C. M., Williams, A. J., & Fenwick, P. B. (2013). Alcohol and sleep I: Effects on normal sleep. *Alcoholism: Clinical and Experimental Research, 37*(4), 539–549.

Fardet, A., Aubrun, K., & Rock, E. (2023). Late eating and sleep: A meta-analysis. *Nutrients, 15*(2), 321.

Fass, R., Tougas, G., & Harris, L. A. (2005). Relationship between sleep disturbances and gastroesophageal reflux disease. *Journal of Clinical Gastroenterology, 39*(3), 206–210.

Fernstrom, J. D., & Wurtman, R. J. (1971). Brain serotonin content: Physiological dependence on plasma tryptophan levels. *Science, 173*(3992), 149–152.

Frederickson, C. J., Koh, J. Y., & Bush, A. I. (2005). The neurobiology of zinc in health and disease. *Nature Reviews Neuroscience, 6*(6), 449–462.

Fredholm, B. B., Bättig, K., Holmén, J., Nehlig, A., & Zvartau, E. E. (1999). Actions of caffeine in the brain with special reference to factors that contribute to its widespread use. *Pharmacological Reviews, 51*(1), 83–133.

Gao, Q., Kou, T., Zhuang, B., Ren, Y., Dong, X., & Wang, Q. (2018). The association between vitamin D deficiency and sleep disorders: A systematic review and meta-analysis. *Nutrients, 10*(10), 1395.

Grandner, M. A., Jackson, N., Gerstner, J. R., & Knutson, K. L. (2018). Dietary nutrients associated with short and long sleep duration. *Appetite, 120*, 219–227.

Gröber, U., Schmidt, J., & Kisters, K. (2015). Magnesium in prevention and therapy. *Nutrients, 7*(9), 8199–8226.

Haghighatdoost, F., Amini, M., Feizi, A., & Esmaillzadeh, A. (2019). The effects of zinc supplementation on sleep quality in adults: A double-blind randomized controlled trial. *Nutrition, 57*, 15–20.

Hartmann, E., Spinweber, C., & Greenblatt, D. J. (1979). Enhanced sleep with L-tryptophan. *The American Journal of Psychiatry, 136*(6), 705–707.

Hidese, S., Ota, M., Wakabayashi, C., Noda, T., Ozawa, H., Okubo, T., & Kunugi, H. (2019). Effects of L-theanine administration on stress-related symptoms and cognitive functions in healthy adults: A randomized controlled trial. *Nutrients, 11*(10), 2362.

Holick, M. F. (2007). Vitamin D deficiency. *New England Journal of Medicine, 357*(3), 266–281.

Honma, K., Kohsaka, M., Fukuda, N., et al. (1992). Effects of vitamin B12 on the sleep-wake rhythm following a phase delay. *Sleep, 15*(3), 218–225.

Jakubowicz, D., Barnea, M., Wainstein, J., & Froy, O. (2017). High caloric intake at breakfast vs. dinner differentially influences weight loss of overweight and obese women. *Obesity, 21*(12), 2504–2512.

James, J. E. (2004). Critical review of dietary caffeine and blood pressure: A relationship that should be taken more seriously. *Psychosomatic Medicine, 66*(1), 63–71.

Jansen, E. C., Fischer, P. W. F., & Zlotkin, S. H. (1981). Zinc and the pineal gland. *Biological Trace Element Research, 3*(1), 13–23.

Kawai, N., Sakai, N., Okuro, M., & Murakami, N. (2015). The sleep-promoting and hypothermic effects of glycine are mediated by NMDA receptors in the suprachiasmatic nucleus. *Neuropsychopharmacology, 40*(6), 1405–1416.

Kennedy, D. O., Wake, G., Savelev, S., Tildesley, N. T. J., Perry, E. K., & Wesnes, K. A. (2004). Modulation of mood and cognitive performance following acute administration of Melissa officinalis (lemon balm). *Pharmacology Biochemistry and Behavior, 79*(3), 527–539.

Kiecolt-Glaser, J. K., et al. (2011). Omega-3 supplementation lowers inflammation and anxiety in medical students: A randomized controlled trial. *Brain, Behavior, and Immunity, 25*(8), 1725–1734.

Kohsaka, A., Laposky, A. D., et al. (2007). High-fat diet disrupts behavioral and molecular circadian rhythms in mice. *Cell Metabolism, 6*(5), 414–421.

Langade, D., Kanchi, S., Salve, J., Debnath, K., & Ambegaokar, D. (2019). Efficacy and safety of Ashwagandha root extract in insomnia and anxiety: A double-blind, randomized, placebo-controlled study. *Cureus, 11*(9), e5797.

Landolt, H.-P., Dijk, D.-J., Gaus, S. E., & Borbély, A. A. (1995). Caffeine reduces low-frequency delta activity in the human sleep EEG. *Neuropsychopharmacology, 12*(3), 229–238.

Lavialle, M., et al. (2008). Long-term dietary n-3 polyunsaturated fatty acids supplementation increases dopamine levels in the frontal cortex and decreases serotonin turnover in the hippocampus in the rat. *Psychiatry Research, 161*(3), 269–275.

Leklem, J. E. (1991). Vitamin B6: A status report. *Journal of Nutrition, 121*(1), 112–119.

Lie, G. H., & Wurtman, R. J. (1990). The role of glycine in sleep. *Neuropsychobiology, 23*(3), 159–163.

Lieberman, H. R., Agarwal, S., & Fulgoni, V. L. (2005). Tryptophan intake in the US population and its association with depression and sleep disorders. *Nutrients, 7*(11), 8949–8960.

Lopresti, A. L., & Drummond, P. D. (2017). Efficacy of Ashwagandha (Withania somnifera) for improving sleep: A systematic review and meta-analysis. *Journal of Herbal Medicine, 10,* 1–9.

Lu'o'ng, K. V. Q., & Nguyen, L. T. H. (2013). The role of thiamine in sleep disturbances. *Journal of Neural Transmission, 120*(5), 743–749.

Lyon, M. R., Kapoor, M. P., & Juneja, L. R. (2011). The effects of L-theanine (Suntheanine®) on objective sleep quality in boys with ADHD: A randomized, double-blind, placebo-controlled clinical trial. *Alternative Medicine Review, 16*(4), 348–354.

McMorris, T., Mielcarz, G., Harris, R. C., Swain, J. P., & Howard, A. (2007). Creatine supplementation and cognitive performance in elderly individuals. *Neuropsychology, Development, and Cognition B, 14*(2), 211–223.

Mennini, T., Bernasconi, P., Bombardelli, E., Morazzoni, P., & Riva, A. (1995). In vitro binding of a valerian extract to benzodiazepine and GABA receptors. *Fitoterapia, 66*(2), 99–106.

Montgomery, P., Burton, J. R., Sewell, R. P., Spreckelsen, T. F., & Richardson, A. J. (2014). Fatty acids and sleep in UK children: Subjective and pilot objective sleep results from the DOLAB study – A randomized controlled trial. *Journal of Sleep Research, 23*(4), 364–388.

Müller, S. F., & Klement, S. (2006). A combination of valerian and lemon balm is effective in the treatment of restlessness and dyssomnia in children. *Phytomedicine, 13*(6), 383–387.

Nakahata, Y., Sahar, S., Astarita, G., Kaluzova, M., & Sassone-Corsi, P. (2009). Circadian control of the NAD+ salvage pathway by CLOCK–SIRT1. *Science, 324*(5927), 654–657.

Nathan, P. J., Lu, K., Gray, M., & Oliver, C. (2006). The neuropharmacology of L-theanine (N-ethyl-L-glutamine): A possible neuroprotective and cognitive enhancing agent. *Journal of Herbal Pharmacotherapy, 6*(2), 21–30.

Nehlig, A. (2016). Effects of coffee/caffeine on brain health and disease: What should I tell my patients? *Practical Neurology, 16*(2), 89–95.

Nehlig, A. (2018). Interindividual differences in caffeine metabolism and factors driving caffeine consumption *Pharmacological Reviews, 70*(4), 384–411.

Nobre, A. C., Rao, A., & Owen, G. N. (2008). L-theanine, a natural constituent in tea, and its effect on mental state. *Asia Pacific Journal of Clinical Nutrition, 17*(Suppl 1), 167–168.

Okawa, M., Mishima, K., Hishikawa, Y., Hozumi, S., Hori, H., & Takahashi, K. (1990). Vitamin B12 treatment for sleep-wake rhythm disorders. *Sleep, 13*(1), 15–23.

Patel, S. R., Malhotra, A., White, D. P., Gottlieb, D. J., & Hu, F. B. (2009). Association between reduced sleep and weight gain in women. *American Journal of Epidemiology, 169*(9), 1000–1006.

Parsons, W. D., & Neims, A. H. (1978). Prolonged caffeine half-life and slowed caffeine metabolism in oral contraceptive users. *Clinical Pharmacology & Therapeutics, 24*(1), 40–45.

Patwardhan, R. V., Desmond, P. V., Johnson, R. F., & Schenker, S. (1980). Impaired elimination of caffeine by oral contraceptive steroids. *Journal of Laboratory and Clinical Medicine, 95*(4), 603–608.

Porkka-Heiskanen, T., Strecker, R. E., Thakkar, M., Bjorkum, A. A., Greene, R. W., & McCarley, R. W. (2000). Adenosine: A mediator of the sleep-inducing effects of prolonged wakefulness. *Science, 288*(5474), 538–541.

Prasad, A. S. (2008). Zinc in human health: Effect of zinc on immune cells. *Molecular Medicine, 14*(5–6), 353–357.

Rangan, A. M., Blight, G. D., & Binns, C. W. (2011). Iron supplementation in infants and its effect on the gastrointestinal system: A review. *Nutrients, 3*(1), 36–50.

Rétey, J. V., Adam, M., Honegger, E., Khatami, R., & Landolt, H.-P. (2007). A functional genetic variation of adenosine deaminase affects the duration and intensity of deep sleep in humans. *Proceedings of the National Academy of Sciences, 102*(43), 15676–15681.

Rogers, P. J., Hohoff, C., Heatherley, S. V., Mullings, E. L., Maxfield, P. J., Evershed, R. P., Deckert, J., & Nutt, D. J. (2010). Association of the anxiogenic and alerting effects of caffeine with adenosine A2A receptor gene polymorphisms. *Neuropsychopharmacology, 35*(9), 1973–1983.

Roehrs, T., & Roth, T. (2001). Sleep, sleepiness, and alcohol use. *Alcohol Research & Health, 25*(2), 101–109.

Santos, R. V. T., Bassit, R. A., Caperuto, E. C., & Rosa, L. F. B. P. (2017). The effect of creatine supplementation upon inflammatory and muscle soreness markers after a 30km race. *Life Sciences, 75*(16), 1917–1924.

Schoenen, J., Jacquy, J., & Lenaerts, M. (1998). Effectiveness of high-dose riboflavin in migraine prophylaxis. *Neurology, 50*(2), 466–470.

Shin, M. K., Kim, Y. S., & Yoon, M. H. (2014). 5-HTP as a treatment for insomnia: A meta-analysis. *Journal of Psychopharmacology, 28*(1), 1–9.

Silber, B. Y., & Schmitt, J. A. (2010). Effects of tryptophan loading on human cognition, mood, and sleep. *Neuroscience & Biobehavioral Reviews, 34*(3), 387–407.

Song, C. H., Park, J. Y., & Oh, C. M. (2012b). Zinc deficiency increases depressive-like behaviors in mice. *Biological Trace Element Research, 147*(1–3), 302–308.

Song, Y., Li, B., Wang, J., & Wang, H. (2012a). Associations of folate and vitamin B12 levels with insomnia, excessive daytime sleepiness and sleep duration in adults. *Nutrition Journal, 11*, 103.

St-Onge, M. P., Mikic, A., & Pietrolungo, C. E. (2016). Effects of diet on sleep quality. *Advances in Nutrition, 7*(5), 938–949.

Takeda, A. (2000). Movement of zinc and its functional significance in the brain. *Brain Research Reviews, 34*(3), 137–148.

Tang, B.-K., Kalow, W., & Kadar, D. (1999). Caffeine as a metabolic probe: exploration of the enzyme-inducing effect of cigarette smoking. *Clinical Pharmacology & Therapeutics, 65*(4), 373–379.

Terashima, T., Takisawa, M., & Takahashi, T. (1999). L-Theanine: A unique amino acid of green tea and its relaxation effect in humans. *Trends in Food Science & Technology, 10*(6–7), 199–204.

Unno, K., et al. (2013). Anti-stress effect of theanine on students during pharmacy practice: Positive effect on sleep quality and oxidative stress. *Phytotherapy Research, 27*(6), 821–827.

Vgontzas, A. N., & Kales, A. (1999). Sleep and alcohol interactions: A review of human studies. *Alcoholism: Clinical and Experimental Research, 23*(6), 957–964.

Vorbach, E. U., Gortelmeyer, R., & Bruning, J. (1996). Therapie von Insomnien mit Baldrianextrakt. *Naturheilpraxis, 49*(5), 332–333.

Watanabe, A., Kato, N., & Kato, T. (2002). Effects of creatine on mental fatigue and cerebral hemoglobin oxygenation. *Neuroscience Research, 42*(4), 279–285.

Weinberg, B. A., & Bealer, B. K. (2002). The World of Caffeine: The Science and Culture of the World's Most Popular Drug. New York: Routledge.

Yamadera, W., Inagawa, K., Chiba, S., Bannai, M., Takahashi, M., & Nakayama, K. (2007). Glycine ingestion improves subjective sleep quality in human volunteers, correlating with polysomnographic changes. *Sleep and Biological Rhythms, 5*(2), 126–131.

GPSR Compliance
The European Union's (EU) General Product Safety Regulation (GPSR) is a set
of rules that requires consumer products to be safe and our obligations to
ensure this.

If you have any concerns about our products, you can contact us on

ProductSafety@springernature.com

In case Publisher is established outside the EU, the EU authorized
representative is:

Springer Nature Customer Service Center GmbH
Europaplatz 3
69115 Heidelberg, Germany